医门传灯

连建伟学术经验传承录

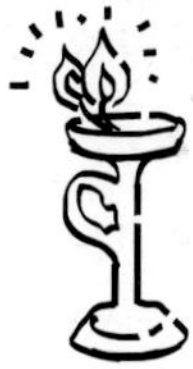

主审　连建伟
主编　胡正刚

全国百佳图书出版单位
中国中医药出版社
·北京·

图书在版编目（CIP）数据

医门传灯：连建伟学术经验传承录 / 胡正刚主编 .—北京：中国中医药出版社，2021.7

ISBN 978-7-5132-6576-8

Ⅰ . ①医… Ⅱ . ①胡… Ⅲ . ①中医学－临床医学－经验－中国－现代 Ⅳ . ① R249.7

中国版本图书馆 CIP 数据核字（2020）第 260155 号

中国中医药出版社出版

北京经济技术开发区科创十三街 31 号院二区 8 号楼

邮政编码　100176

传真　010-64405721

保定市中画美凯印刷有限公司印刷

各地新华书店经销

开本 880×1230　1/32　印张 11　彩插 0.5　字数 226 千字

2021 年 7 月第 1 版　2021 年 7 月第 1 次印刷

书号　ISBN 978－7－5132－6576－8

定价　45.00 元

网址　www.cptcm.com

服务热线　010-64405720

购书热线　010-89535836

维权打假　010-64405753

微信服务号　zgzyycbs

微商城网址　https://kdt.im/LIdUGr

官方微博　http://e.weibo.com/cptcm

天猫旗舰店网址　https://zgzyycbs.tmall.com

如有印装质量问题请与本社出版部联系（010-64405510）

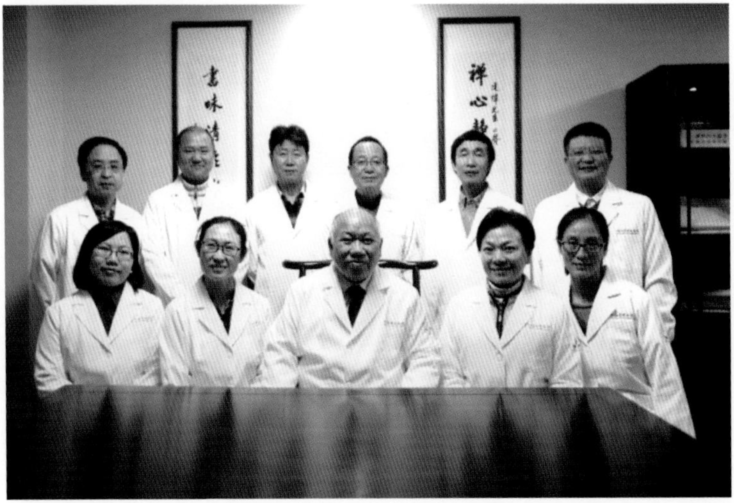

2018年12月连建伟全国名老中医药专家传承工作室成员合影

（前排居中者为连建伟教授）

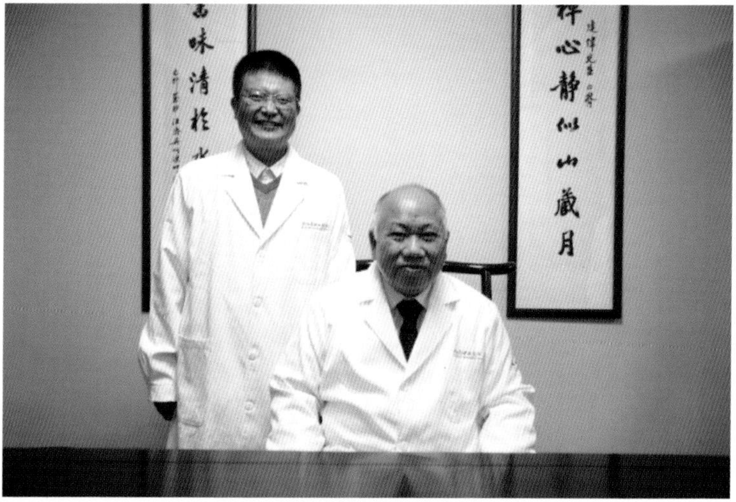

第五批全国老中医药专家学术经验继承人胡正刚与导师连建伟教授

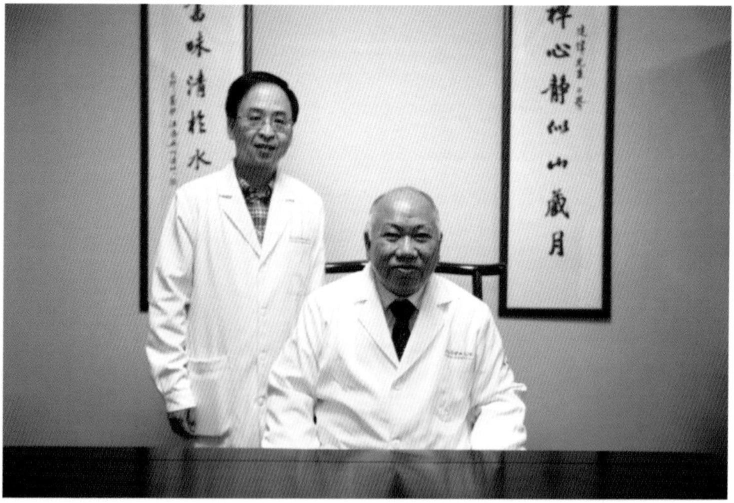

第五批全国老中医药专家学术经验继承人徐宇杰与导师连建伟教授

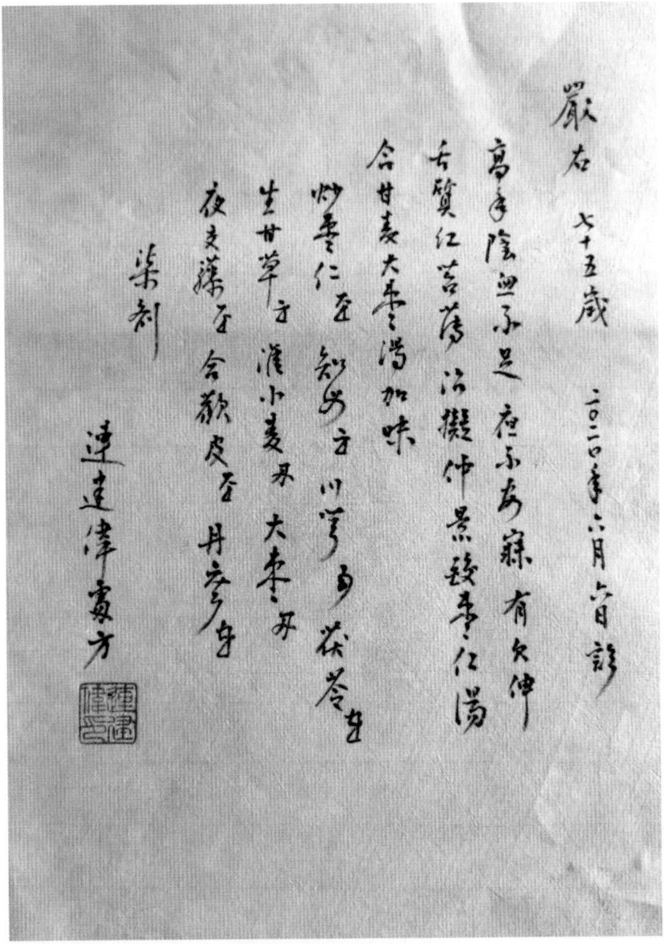
严右 七十五岁 二〇二〇年六月首诊
高年阴血不足 夜不安寐 有欠伸
舌质红苔薄 治拟仲景酸枣仁汤
合甘麦大枣汤加味
炒枣仁 知母 川芎 茯苓
生甘草 淮小麦 大枣
夜交藤 合欢皮 丹参
柒剂
连建伟处方

连建伟教授处方手迹

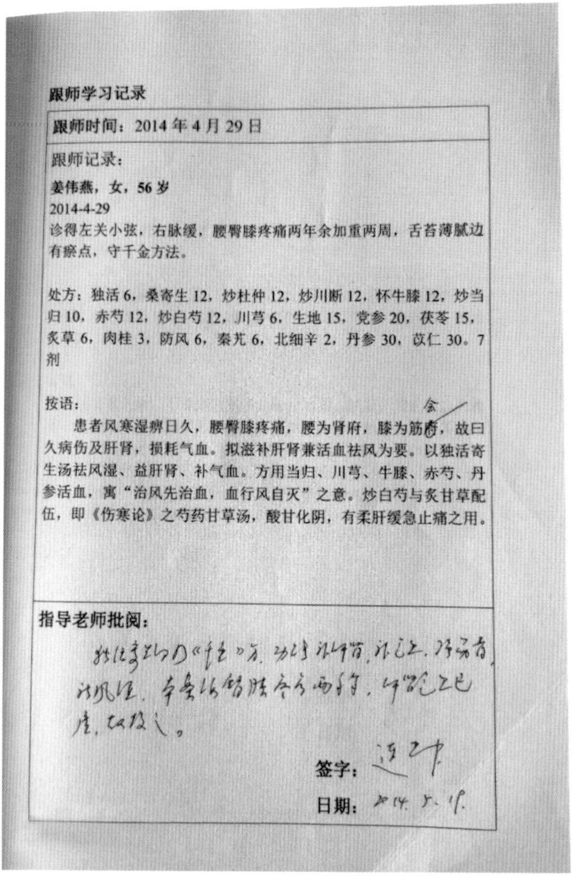
跟师学习记录

跟师时间：2014 年 4 月 29 日

跟师记录：

姜伟燕，女，56 岁

2014-4-29

诊得左关小弦，右脉缓，腰臀膝疼痛两年余加重两周，舌苔薄腻边有瘀点，守千金方法。

处方：独活 6，桑寄生 12，炒杜仲 12，炒川断 12，怀牛膝 12，炒当归 10，赤芍 12，炒白芍 12，川芎 6，生地 15，党参 20，茯苓 15，炙草 6，肉桂 3，防风 6，秦艽 6，北细辛 2，丹参 30，苡仁 30。7 剂

按语：

患者风寒湿痹日久，腰臀膝疼痛，腰为肾府，膝为筋会，故曰久病伤及肝肾，损耗气血。拟滋补肝肾兼活血祛风为要。以独活寄生汤祛风湿、益肝肾、补气血。方用当归、川芎、牛膝、赤芍、丹参活血，寓“治风先治血，血行风自灭”之意。炒白芍与炙甘草配伍，即《伤寒论》之芍药甘草汤，酸甘化阴，有柔肝缓急止痛之用。

指导老师批阅：

独活寄生汤出《千金》方，功能祛风湿，补气血，益肝肾，治风痹。本案治腰膝疼痛而效，[illegible]，故从之。

签字：

日期： 2014.5.1[illegible]

弟子跟连师抄方手记

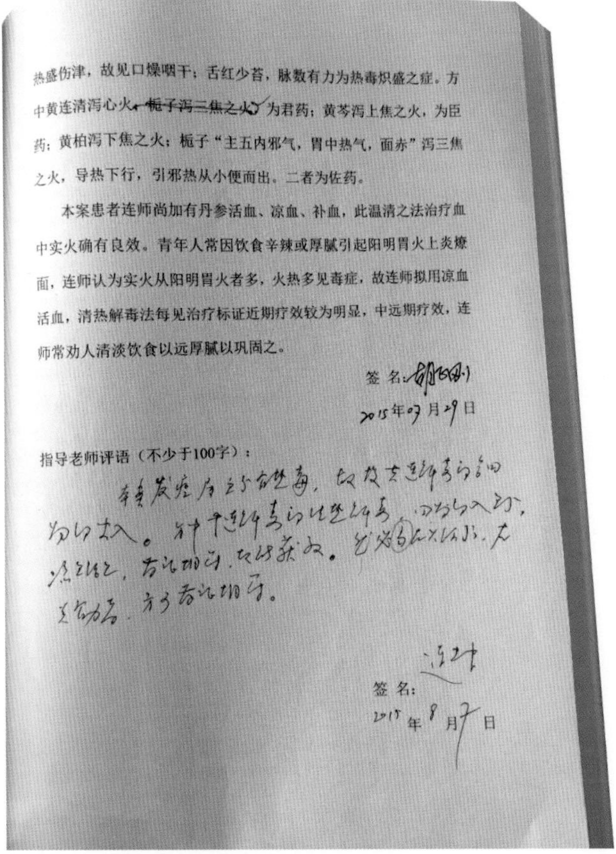

热盛伤津，故见口燥咽干；舌红少苔，脉数有力为热毒炽盛之症。方中黄连清泻心火，~~栀子泻三焦之火~~为君药；黄芩泻上焦之火，为臣药；黄柏泻下焦之火；栀子“主五内邪气，胃中热气，面赤”泻三焦之火，导热下行，引邪热从小便而出。二者为佐药。

本案患者连师尚加有丹参活血、凉血、补血，此温清之法治疗血中实火确有良效。青年人常因饮食辛辣或厚腻引起阳明胃火上炎燎面，连师认为实火从阳明胃火者多，火热多见毒症，故连师拟用凉血活血，清热解毒法每见治疗标证近期疗效较为明显，中远期疗效，连师常劝人清淡饮食以远厚腻以巩固之。

签 名：[illegible]

2015年07月29日

指导老师评语（不少于100字）：

[illegible]

签 名：[illegible]

2015年8月7日

弟子整理连师医案原稿

连建伟教授简介

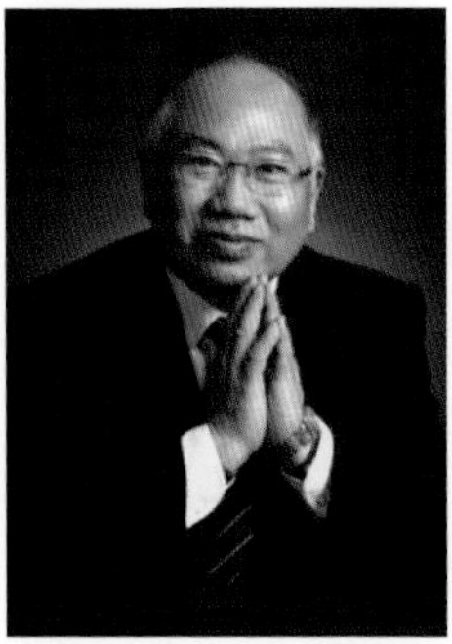

连建伟，男，1951年2月生，浙江嘉善人。1980年毕业于北京中医学院（今北京中医药大学）首届中医研究生班，浙江中医药大学教授、主任中医师、博士研究生导师，系享受国务院政府特殊津贴专家。历任浙江中医学院方剂学教研室主任，基础部副主任、主任，浙江中医药大学副校长，第七、八届浙江省政协常务委员，第三、四、五、六批全国老中医药专家学术经验继承工作指导老师，中华中医药学会方剂学分会主任委员、名誉主任委员。现任中国哲学史学会中医哲学专业委员会副会长，浙江省文史研究馆馆长，浙江省首批国医名师。

在连建伟教授50年的从医生涯中，40余年始终笔耕不辍，先后出版《历代名方精编》《金匮方百家医案评议》《古今奇效单方评议》《金匮要略校注》《新编方剂歌诀详解》《中医必读》《三订通俗伤寒论》《连建伟中医文集》（已再版）、《连建伟金匮要略方论讲稿》《连建伟中医传薪录》(已再版)、《仲景治法与方剂临证探微》《连建伟手书医案》《中华当代名中医八十家经验方集萃》《连建伟国学精要讲稿》《新编历代方论》等中医专著14部，国学著作1部，以及中医方剂学教材10种，书法著作2部，以第一作者发表中医学术论文100余篇。

连建伟教授中医学术思想与临床经验独具特色。诊断学上精于脉法：连建伟教授认为，脉诊属于“四诊”之一，虽居四诊之末，但在中医临证中具有极其重要的地位，可分为以下三点。第一，传承《内经》有关“持脉有道，虚静为保”思想。“虚”是医者心空虚灵。“静”，一是诊脉环境要安静；二是医者心要安静，连建伟教授诊脉时精神高度集中在脉诊上，以心之灵巧通于指端，指到心到意到以得脉息，以处决断。第二，重视关脉描述，双关脉对比以候肝胆脾胃之气。第三，在明了脉法常与变中，善于按寻，按分搭上即是浮取、中取、沉取、着骨推寻等以候气血津液、寒热虚实。

连建伟教授在明悉《内经》《伤寒论》《金匮要略》《温病条辨》等四大经典基础上，悉心研究中医方剂学已40余年，通读各家方论之后，研究历代代表性著名方剂300余首，并结合自己的治学和临证体会形成连氏方论。临证圆机活法，用方化裁不逾规矩且极其灵活，一点一滴皆有出处，精细入微识病证，丝丝入扣遣方药。

连建伟教授临床以看中医内科常见病及疑难杂病为主，病种涉及内、外、妇、儿各科，临证每每“扶正祛邪”取效，治疗尤以肝胆脾胃病为侧重。连建伟教授的脾胃病学术思想传承源远流长，上溯到《内经》《难经》中“有胃气则生，无胃气则死”“胃气壮则五脏六腑皆壮”“胃气亡则五脏六腑皆亡”，以及《伤寒杂病论》中“保胃气、存津液”思想；中取金元四大家之一“补土派”代表李东垣的《脾胃论》《内外伤辨惑论》中的学术思想和临床经验并多有发挥；近取叶天士“脾阴学说”，并参考著名中医学家岳美中等现代诸贤的脾胃病学见解，治疗肝胆脾胃病临床经验极为丰富，除了大量治疗肝胆脾胃病本脏腑的方法外，从脾胃调理其他脏腑疾病及疑难杂病也是连师常用之法，“自古王道无近功”，临床看似极其平淡的方药，使用一段时间，不经意便从根本上解决了问题，此“王道”之法再传东垣之旨，颇为有效，值得效法。

随着城市化进程的发展，现代生活节奏加快，情志导致身体疾病越来越多，“药逍遥则人不逍遥”时常存在，药物治疗滞后于致病病因，内因的情志因素是多个层面的，比例也呈上升之势，“调医药不如调性情”，连建伟教授近年善用国学经典，用儒、释、道三家中做人的学问、宇宙人生的道理、性命之学结合《素问·上古天真论》中“恬惔虚无，真气从之，精神内守，病安从来”的养性原则，对许多患者示以开导之法，与诸病苦为做良医，与迷心者示其觉路。善从畅情志入手，祛除沉疴，救疗身心。

序

浙江中医药大学中医临床基础教研室教师胡正刚于2008年毕业于广州中医药大学中医临床基础专业，获博士学位，同年赴浙江中医药大学任教。2012年，胡正刚作为第五批全国老中医药专家学术经验继承人，为从本人临诊学习。

在3年的继承工作中，继承人立大志、读经典、跟老师、多临证、学国学、修道德。这部《医门传灯——连建伟学术经验传承录》便是继承人3年继承学习的真实总结。

人以胃气为本，有胃气则生，无胃气则死。故本人在临证时重视脾胃，常养中气以灌四脏，因培土可以生金，培土可以荣木，宗气有赖于胃气，后天可以补先天。记得恩师岳美中教授于40年前在中国中医研究院（今中国中医科学院，全书同）西苑医院的病榻上教导我说："《周易》云'大哉乾元，万物资始，至哉坤元，万物资生'，资始在肾，资生在脾。"岳老又说："中医药乃长生不老之术，人要延年益寿，关键在调补脾胃上。"

继承人在全面继承《内经》《伤寒论》《金匮要略》《温病条辨》理、法、方、药的基础上，认真学习本人对于内科杂病尤其是脾胃病的诊治方法，体现在《医门传灯——连建伟学术经验传承录》的“抄方手记”及“师徒问答”两部分上。“抄方手记”是临证实录；“师徒问答”则是本人平时对学术继承人零星所说的话，胡正刚将其记录、整理成文，可供中医后学学习参考之用。

“学术传承”部分，系继承人及同门师兄弟们总结的本人学术思想及临床经验。所有内容，均由本人先后做了审阅。

韩昌黎云：“莫为之前，虽美弗彰；莫为之后，虽圣弗传。”

希望通过全国老中医药专家学术经验继承工作，使中医药事业不断传承发扬，结出累累硕果，造福人民。

连建伟

2020 年 8 月 29 日深夜于杭州无我斋

编写说明

本书整理了近3年来（2012年9月1日—2015年8月31日）连师中医门诊临床病案，结合平常伺诊体会，依据中医基本理论，研究连师内伤杂病学术思想及临床经验，总结出特色、具体的规律和指导性的经验，进一步用于教学和临床。

全书共分为三个部分，具体内容如下。

第一部分，抄方手记。本部分包括两组内容：第一组为连师临证精选医案，共109则。其中前28则为随师伺诊医案，后81则为连师门诊日记，大部分医案没有复诊，少部分医案有复诊，这些医案只是当天随师伺诊时的一次真实记录。但两部分所选择的内容基本保持患者就诊时连师四诊合参的原貌，由于连师比较重视脉诊，故门诊病案中脉诊内容往往放在前面，而问诊内容放在后面，分析为当时学习时比较浅显之体会，连师点评的内容也反映当时连师就随笔作业做的简短评阅，学生受益匪浅，纸质稿原案结束原有连师签字和日期，因篇幅问题现每一案皆略去，标题为原案基础上学生所加。第二组为弟子传灯精选医案。这是在学习和传承连师学术思想和临床经验基础上，学生独立诊治的医案。两种医案皆附以心得体会和临床分析，然后由老师批阅，有些医案中将自己学习老师的内容和临证思考结合起来，进行对比，增加了学习和传承的真实模拟描述，有助于了解中医学术继承中的教与学。

第二部分，师徒问答。连师部分学术思想、临床医理、个人见解及对常用药物的理解，以问答形式一一做了解答。共有63则，分为理论观点、治疗心得、用药经验、用方经验四个方面，较能概略反映连师茶余饭后的医话内容。

第三部分，学术传承。包括连师脾胃学术思想探源及分析：主要对连师脾胃病学术思想及临床经验影响较大的主要医家的著作中有关脾胃的理论及治疗方法进行较深入地探源和分析，找到其中的传承关系和发展脉络。主要涵盖了四部分内容：张仲景的温散寒湿、温补脾气、温阳利水等脾胃病治疗原则和方法、“保胃气、存津液”学说；李东垣的《脾胃论》包括补中益气法、阴火论、保养脾胃等养生思想和方法；叶天士的胃阴学说；新中国成立后著名中医学家岳美中的脾胃病学见解等。

连师临床从脾胃论治方法研究，包括两部分。一是从脾胃本脏腑治法：以调补脾气为主，以温补脾阳为主，以理养脾阴为主，以和胃为主，脾胃同调，共5个单元，15种治疗方法。二是从脾胃调治其他脏腑法：包括10种治疗方法。从临证240例医案中，选择代表性医案44例，每例下面皆有学习体会。

连师临证经验采菁，包括痤疮治验、保和丸应用经验举隅、地黄饮子应用经验撷菁、连师临证言传身教点滴4篇文章。

病案及学术经验整理突出连师临床常治疗的肝胆脾胃病，故此部分占据较大篇幅。连师临床善用经方，治疗疑难杂病疗效确切，其中从辨证方法到临床用药经验皆值得学习，故书名为“医门传灯”，意为传承中医心要，非为一病而设，譬如“一灯燃百千灯，冥者皆明，明终不尽”。

胡正刚敬呈

2021年4月6日于杭州

目 录

壹

抄方手记

一、连师临证精选医案（109例）

1. 面部丘疹案

张某，女，20岁，2012年8月25日就诊。

患者于半年前开始面部起红色丘疹，面部时有脓疱，可挤出白色豆腐渣样物质，至某医院诊断为“寻常性痤疮”，给予罗红霉素口服、维A酸软膏外用，效果欠佳。目前患者面部可见大量红色丘疹，无明显脓疱，大便干结难解，月经量少，无痛经血块，无口苦咽干等。脉缓，舌苔腻，舌尖红。中医诊断：粉刺（脾虚湿热证）。治以健脾和胃，清化湿热兼消积滞。予资生丸加减。

处方：太子参15g，炒白术6g，茯苓15g，生甘草6g，陈皮6g，山药15g，扁豆12g，薏苡仁30g，砂仁5g（杵，后入），桔梗5g，芡实12g，广藿香10g，川黄连2g，丹参20g，焦山楂10g，焦神曲12g，炙鸡内金6g。7剂，每日1剂，水煎400mL，分早晚两次餐后温服。

2012年9月8日二诊：大便尚正常，面部痤疮亦好转，时有咽痛，脉缓，舌苔腻，舌尖红，守方主之。改广藿香为6g，川黄连为3g。14剂。

2012年12月15日三诊：面部痤疮已瘥，脉缓，舌苔薄腻，舌边红，守方主之。守初诊方加大枣15g，改炙鸡内金为10g。

14剂。

2013年3月18日四诊：面部痤疮已瘥，经行量少，脉缓无力，舌苔后半部分腻，舌尖红，守方加味。守前方，太子参改为20g。21剂。

● 弟子心悟

资生丸系明代缪希雍《先醒斋医学广笔记·卷之二》中健脾养胃之名方，以参苓白术散合健脾丸化裁而来。方以参、术、苓、山药、白扁豆健脾益胃，因脾虚生湿，故健脾必兼祛湿，方用莲子健脾清心、薏苡仁甘淡渗湿，砂仁、豆蔻、广藿香芳香化湿，黄连苦寒燥湿之祛湿三法。更有谷麦芽、山楂、神曲、陈皮消除食积，兼以开胃增食。如此，脾胃强健，湿消积化，饮食增加，则中州健运，后天得养，身体强健，诸病渐消。实乃补中有消，滋中有运，温中有清。对于脾胃虚弱兼有湿热病证疗效显著。连师此处换莲子为芡实去苦寒而加强健脾之功。因市场上莲子质量良莠不齐未去心故，莲子心苦寒不适合脾胃偏弱证患者。

连师用资生丸治疗脾虚有湿、便溏腹泻者较多，常加泽泻或车前子，其中泽泻为多年沼生草本植物，味甘、性寒，利水消肿、渗湿泄热；舌苔偏腻、湿气较重者，常加半夏、茯苓或半夏、猪苓；湿热偏重者加茵陈；泄泻不止者加煨葛根、煨木香；气虚甚者加黄芪、仙鹤草、大枣。方中所含参，有时用太子参，有时用党参，而且山药、扁豆等益脾胃药剂量较足，一般15～30g，多用炒品，黄连剂量偏小，一般2g左右，更适合脾胃偏弱者有湿热者。

患者面部痤疮、脉缓，为后天脾胃虚弱易滋生湿浊，乃阳明胃脉表现于面，又胃虚易酿食积，脾胃气机升降失常，故见大便干不易解，舌苔腻、舌尖红表明湿已化热，但此时绝不能用下法，故以资生丸标本同治。二诊大便尚正常，面部痤疮亦好转，效不更方，然时有咽痛，故加重清热之川黄连剂量。三诊面部痤疮已瘥，舌苔腻转薄，边红。故守初诊方，增加炙鸡内金用量以加强消食活血之力。四诊面部痤疮已瘥，脉缓无力，然舌苔后半部分腻，为脾胃仍虚。舌尖红为脾虚兼湿热未痊愈之象，又气血化生不足则经行量少，治守前方，太子参改为20g，以增健脾补气阴之功。本案患者前后坚持服药半年有余（数诊之间在当地抄方取药），说明慢性脾胃病乃至杂病“自古王道无近功”，故能收到较好疗效。

● **连师点评**

资生丸方乃明代医家缪希雍方，既能补脾胃之气，又能清热祛湿，消食导滞。本案患者面部痤疮，经辨证乃脾虚湿热，治病求本，故用本方补脾胃，化湿热，守方服用以获痊愈，治疗慢性病应有方守方，方能奏效。

2. 干燥综合征案

陈某，女，60岁，2013年4月12日就诊。

患者乏力、口干加重半年余，并于6个月前发现多发性甲状腺结节，后行手术治疗。现乏力，口干，咽燥，纳食、睡眠可，无口苦及大便秘结。舌红有裂纹，脉略弦。西医诊断：干燥综合征。中医诊断：虚劳病（气阴不足证）。治以健脾补气，养阴补血。予参芪保元汤去肉桂合四物汤加减。

处方：太子参 20g，生黄芪 20g，茯苓 10g，炙甘草 6g，当归 10g，炒白芍 15g，生地黄 20g，枸杞子 15g，陈皮 5g，上等铁皮石斛 12g。7 剂，每日 1 剂，水煎 400mL，分早晚两次餐后温服。

2013 年 4 月 19 日二诊：守方主之。14 剂。

2013 年 4 月 26 日三诊：乏力、口干大减，太子参改为 15g，14 剂。

● 弟子心悟

参芪保元汤出自《明医指掌》十卷。组成：由人参一钱，黄芪二钱，甘草五分（初热生用，出定炙用），官桂三分。用法用量：加生姜三片，糯米一撮，水煎，入人乳温服。功能主治：气虚痘疹。参、芪、甘草味甘，性温，专补中气之虚，而又加官桂以制其血。血在内，引而出之；血在外，引而入之。参、芪非桂之逐血引导，则不能独树其功也。又加生姜、糯米，以助参、芪之力。

四物汤出自《仙授理伤续断秘方》，古书里所讲的四物汤标配是 36g。组成：当归 9g，川芎 6g，白芍 9g，熟地黄 12g。该方为妇科第一方，主要用于冲任虚损、月水不调、脐腹疼痛、崩中漏下、血瘕块硬、时发疼痛、妊娠胎动不安、血下不止，以及产后恶露不下、结生瘕聚、少腹坚痛、时作寒热。四物汤一个很大的特点是随着四味药物的不同比例而发挥广泛的作用。如重用熟地黄、当归，轻用川芎，是一个补血良方；当归、川芎轻用或不用时，可帮助孕妇保胎；重用当归、川芎，轻用白芍，则能治疗月经量少、血瘀闭经等。此外，四物汤衍生出的加减方在治疗妇科病方面也极其常见，较著名的有桃红四物汤，该方剂是由四物汤加桃仁、红花而成，专治血虚血瘀导致的月经过多，还能治疗先兆流产、习惯性流产；四物汤加艾叶、阿胶、甘草名为胶艾四物汤，用来治疗月经过多，是安胎养血止漏的要方；四物汤加四君子汤后名八珍汤，能气血双补；在八珍汤的基础上再加上黄芪、肉桂，则成为常用的十全大补汤。

本案连师解："大实有羸状""至虚有盛候"。此患者看似强壮，每日尚能带领大家打太极拳，然经手术后，气血大为虚衰，故以参芪保元汤去肉桂合四物汤加减。重用养阴之四物去川芎以补血而兼祛其燥，此"留得一分阴液，便有一分生机"为温病家所重视。参芪保元汤温补心阳允当乃复其元气，方中枸杞子、太子参出自龟鹿二仙膏。铁皮石斛为《道藏》所录七大仙草之一，石斛是一味补阴的中药，它的主要功效是养胃生津、滋阴退热，在治疗慢性的胃病及发热时，石斛均有疗效，尤其是鲜石斛，它的生津退热作用较强；从营养角度来说，石斛富含有黏胶质，属于植物多糖，植物多糖是具有生物活性的物质，它对于抑制肿瘤、抗氧化、抗衰老，都有很好的作用。此外，石斛中还含有石斛碱，对于刺激胃液分泌、促进胃肠蠕动、保护胃肠功能，都有疗效。

● 连师点评

干燥综合征的本质是气阴大伤，故治疗不易。本方用参芪保元汤补其元气，合四物汤去川芎补其阴血，并加枸杞子、石斛以益阴生津，茯苓健脾，陈皮理气，使补气血津液之功尽得其用，乃有制之师也。

3. 风热咳嗽案

周某，女，58岁，2012年11月12日就诊。

患者外感发热2周，现发热已退，仍伴有头痛、咳嗽等症，睡眠可，无口苦口干，二便正常。舌苔薄腻而干，左关脉弦。属风热外感证，拟以疏风法，清热疏风，化痰止咳。予桑菊饮加减。

处方：桑叶12g，菊花12g，杏仁10g，桔梗6g，连翘12g，薄荷6g，芦根20g，浙贝母10g，生甘草5g，瓜蒌皮12g，广郁金12g，炒当归10g。7剂，每日1剂，水煎400mL，分早晚两次餐后温服。

2012年11月19日复诊：发热、咳嗽、头痛皆已好转。

● 弟子心悟

桑菊饮出自《温病条辨》卷一，由桑叶、菊花等八味药组成，为辛凉解表之剂。该方长于宣肺止咳、疏风清热，故常用于外感风热、咳嗽初起之证，如上呼吸道感染、急性气管炎等，均可加减运用。本方使用的基本机理是风热袭肺，肺失清肃，故气逆而咳。受邪轻浅，故身热不甚，肺津不足，故口微渴。因此，治当辛以散风，凉以清肺。本方用桑叶清透肺络之热，菊花清散上焦风热，并作君药。臣以辛凉之薄荷，助桑、菊散上焦风热，桔梗、杏仁一升一降，解肌肃肺以止咳。连翘清透膈上之热，芦根清热生津止渴，用作佐药。甘草调和诸药，作使药之用。诸药配合，有疏风清热、宣肺止咳之功。但药轻力薄，若邪盛病重者，可仿原方加减法选药。

本方在临床应用中，可做如下加减。若痰稠难咳出者，以瓜蒌皮、浙贝母清肺化痰；若痰中带血，可加白茅根、生藕节以凉血止血；若津伤口渴者，加天花粉清热生津；若热邪较盛、气粗而喘者，加生石膏、知母以清肺胃之热。

本案连师尚加瓜蒌皮理气宽胸化痰。左关脉弦，故加广郁金、炒当归疏肝和血，宽胸止咳。

● 连师点评

本案的辨证要点在于左关脉弦，主风热，故用桑菊饮原方疏风清热，加瓜蒌皮、浙贝母疏风止咳，既入肺经，又入肝经，以风气通于肝也。“诸气膹郁，皆属于肺”，故用郁金以解肺金之气郁，当归和血润燥，能主咳逆之气，故加用之。

4. 痰浊阻滞胸胁痛案

童某，女，62岁，2013年3月10日就诊。

患者患肺炎1月余，胸胁痛加重2周。现胸痛，咳嗽，咳痰色白，纳食、睡眠可，无口苦，二便正常。左关脉弦，右关脉大，舌苔中部腻，边红。属气机不调，痰浊郁滞胸阳，拟调理气机，化痰宽胸。予瓜蒌薤白半夏汤合千金苇茎汤加减。

处方：瓜蒌皮12g，瓜蒌子12g，薤白10g，竹沥半夏10g，化橘红6g，橘络6g，炒枳壳10g，桔梗6g，当归10g，茯苓12g，杏仁10g，薏苡仁30g，冬瓜子12g。7剂，每日1剂，水煎400mL，分早晚两次餐后温服。

2013年3月18日二诊：胸痛已瘥，然两胁下有疼痛，不咳嗽，仍有痰。左关脉弦，右关脉大，舌苔薄腻，质红。再调气机、化痰浊。

处方：瓜蒌皮12g，瓜蒌子12g，薤白10g，竹沥半夏10g，化橘红6g，橘络6g，炒枳壳10g，桔梗6g，当归10g，浙贝母10g，旋覆花10g（包），薏苡仁30g，茯苓12g，生甘草5g。7剂，每日1剂，水煎400mL，分早晚两次餐后温服。

2013年3月25日三诊：两胁下尚有疼痛，左关脉弦，右关脉大，舌苔薄，质红。拟旋覆花汤合四物汤主之。

处方：旋覆花10g（包），当归10g，赤芍12g，川芎5g，生地黄15g，红花3g，丹参15g，炙甘草6g，茯苓12g，橘络6g。7剂，每日1剂，水煎400mL，分早晚两次餐后温服。

● 弟子心悟

《金匮要略》第九篇第四条云：胸痹不得卧，心痛彻背者，栝楼薤白半夏汤主之。栝楼实一枚（捣）、薤白三两、半夏半斤、白酒一斗。上四味，同煎，取四升，温服一升，日三服。本方有行气解郁、通阳散结、祛痰宽胸之效。本方主治痰盛瘀阻之胸痹证。症见胸中满痛彻背，背痛彻胸，不能安卧，短气，或痰多黏而白，舌质紫暗或有瘀点，苔白或腻，脉迟。

本方现代可用于治疗冠心病、心绞痛、风湿性心脏病、室性心动过速、肋间神经痛、乳腺增生、慢性阻塞性肺疾病、创伤性气胸、老年咳喘、慢性支气管肺炎、慢性胆囊炎等属上述证机者。有报道用本方加丹参、三七、檀香等治疗冠心病；加浙贝母、白芥子、乳香、没药治疗乳腺增生；加紫菀、款冬花等治疗老年咳喘；加杏仁、石菖蒲、射干、紫菀等治疗慢性支气管炎；加枳壳、大腹皮、葛根、丹参等治疗慢性胆囊炎等，均取得了良好的效果。

千金苇茎汤出自《金匮要略·肺痿肺痈咳嗽上气病脉证治》，原方组成：苇茎（二升）、薏苡仁（半升）、桃仁（五十粒）、瓜瓣（半升）。上四味，以水一斗。先煮苇茎，得五升，去滓，纳诸药，煮取二升，服一升。再服，当吐脓。本方清肺化痰，逐瘀排脓。主治：肺痈，热毒壅滞，痰瘀互结证。身有微热，咳嗽痰多，甚则咳吐腥臭脓血，胸中隐隐作痛，舌红、苔黄腻，脉滑数。（本方常用于肺脓肿、大叶性肺炎、支气管炎、百日咳等属肺热痰瘀互结者。）本方所治之肺痈是由热毒壅肺，痰瘀互结所致。痰热壅肺，气失清肃则咳嗽痰多;《内经》云:“热盛则肉腐，肉腐则成脓”，邪热犯肺，伤及血脉，致热壅血瘀，若久不消散则血败肉腐，乃成肺痈；痈脓溃破，借口咽而出，故咳吐腥臭黄痰脓血；痰热瘀血，互阻胸中，因而胸中隐痛；舌红、苔黄腻，脉滑数皆为痰热内盛之象。治当清肺化痰，逐瘀排脓。千金苇茎汤原方中苇茎甘寒轻浮，善清肺热,《本经逢原》谓其“专于利窍，善治肺痈，吐脓血臭痰”，为肺痈必用之品，故用以为君。瓜瓣清热化痰，利湿排脓，能清上彻下，肃降肺气，与苇茎配合则清肺宣壅，涤痰排脓；薏苡仁甘淡微寒，上清肺热而排脓，下利肠胃而渗湿，二者共为臣药。桃仁活血逐瘀，可助消痈，是为佐药。方仅四药，结构严谨，药性平和，共奏清热化痰、逐瘀排脓之效。本方连师常效仿蒲辅周老中医经验将桃仁改为杏仁，加强降肺下气之功；案中橘红、橘络同用以化痰止咳、通络活血，除顺气化痰外，对胸胁胀痛亦有一定疗效。久咳入络，连师用当归取《本经》“主咳逆上气”之说，此处亦取其通络和血、降气止咳之功。

● 连师点评

肺炎后胸胁痛，以其舌苔中部腻，左关脉弦，右关脉大，属痰热阻肺之实证，气机不通。故用栝楼薤白半夏汤宣畅气机，止咳化痰，合苇茎汤清化痰热，二陈汤化痰祛湿，使痰热去，气血和，则胸胁痛自瘥。此亦治病求本之法也。

5. 脾虚有湿腹痛泻案

陈某，男，47岁，2013年7月1日就诊。

患者腹痛、泄泻加重2周。因1个月前饮食不洁引起，现时有腹痛、泄泻，偶有腹胀，伴肠鸣，纳食、睡眠可，无口苦、小便正常。左关脉弦，右关脉大，舌苔黄腻。属气机不调，脾虚有湿证，治以调理气机，化湿止泻。予痛泻要方合戊己丸、香连丸加减。

处方：炒白术10g，炒白芍15g，炒陈皮6g，炒防风6g，淡吴茱萸2g，川黄连5g，焦神曲12g，煨木香6g，黄芩10g，木瓜12g。14剂，每日1剂，水煎400mL，分早晚两次餐后温服。

2013年7月15日复诊：腹痛已瘥，仍偶有腹泻。左关脉弦，右关脉大，舌苔薄腻，再守原方治之。7剂。每日1剂，水煎400mL，分早晚两次餐后温服。

● 弟子心悟

痛泻要方出自《医学正传》之“治痛泻”。本方又名白术芍药散（《古今医统》卷三十五），方药组成：白术（炒）二两，白芍药（炒）二两，陈皮（炒）一两五钱，防风一两。久泻者加炒升麻六钱。本方补脾泻肝，缓痛止泻。方中白术燥湿健脾，白芍养血泻肝，陈皮理气醒脾，防风散肝舒脾。四药相配，可补脾土而泻肝木，调气机以止痛泻。临床适用于肝旺脾虚，肠鸣腹痛，大便泄泻，泻必腹痛，舌苔薄白，脉两关不调，弦而缓者。

根据肝强与脾弱的偏颇，可调整白芍与白术的配伍比例。水湿下注，泄泻呈水样，加茯苓、车前子以利湿止泻；脾虚较甚，神疲乏力，加党参、山药以健脾益气；中焦虚寒，脘腹寒痛，加干姜、吴茱萸以温中祛寒；又有食积，呕吐酸腐，加焦山楂、神曲以消食和胃；脾胃气滞，脘腹胀满，加厚朴、木香以理气行滞；气虚下陷，久泻不止，加炒升麻以升阳止泻；舌苔黄腻者，乃湿久郁热，可加黄连以清热。

戊己丸原有黄连300g，吴茱萸（制）50g，白芍（炒）300g。炮制成梧桐子丸剂用于肝胃不和，口苦嘈杂，呕吐吞酸，腹痛泻痢。本方具有泻肝火、和脾胃之功。连师此处改丸为汤，以对应舌苔黄腻，暗含患者偶有口苦，胃中嘈杂，呕吐吞酸，本方合痛泻要方使治疗范围扩大到肝、脾、胃、肠。香连丸清热燥湿，行气止痛，用于湿热痢疾，里急后重，腹痛腹泻，便黄而黏，细菌性痢疾及肠炎等。本案由舌苔黄腻，痛泻较久，知属于湿热不化，黄芩苦寒清热燥湿，木瓜舒筋和胃化湿。连师此种组方药味不多，成方不少，组织精细，审因论治，故临床用之疗效卓著。

● 连师点评

痛泻一症，临床常见。本人习用方剂为朱丹溪的痛泻要方合戊己丸、香连丸。总的思路是调和肝脾，清热燥湿，用方仅十味，颇有效验，推广之。

6. 气虚乏力阴暑案

戴某，男，25 岁，2013 年 7 月 22 日就诊。

患者头晕乏力加重 2 周。患者体质一般，1 个月前腹痛，时有腹泻，偶有腹胀，纳食、睡眠可，经健脾化湿治疗后，症状缓解。现近暑期，患者时常感乏力、头晕汗出。舌红、苔根部略腻，右关脉略虚大。中医诊断：阴暑（元气不足、暑湿内蕴型）。治以健脾化湿，解暑补气。拟李氏清暑益气汤加减。

处方：太子参 20g，生黄芪 25g，炒白术 10g，炙甘草 5g，陈皮 6g，炒当归 10g，升麻 6g，煨葛根 10g，麦冬 10g，五味子 5g，制苍术 6g，川黄柏 5g，焦神曲 12g，广藿香 10g，泽泻 10g。21 剂，每日 1 剂，水煎 400mL，分早晚两次餐后温服。

2013 年 8 月 10 日复诊：脘胀已消失，大便已成形，偶有中暑。右关脉略虚大，舌红、苔根部略腻。拟守李氏法，原方继服，14 剂。

● 弟子心悟

李氏清暑益气汤由黄芪（汗少减五分）、苍术（泔浸，去皮）升麻（以上各一钱）、人参（去芦）、泽泻、神曲（炒黄）、橘皮、白术（以上各五分）、麦门冬（去心）、当归身、炙甘草（以上各三分）、青皮（去白，二分半）、黄柏（酒洗，去皮，二分或三分）、葛根（二分）、五味子（九枚）组成。本方亦从补中益气汤化裁而来。对应病证皆由饮食劳倦，损其脾胃，乘天暑而病作也，但药中加泽泻、猪苓、茯苓、灯心、通草、木通，淡渗利小便之类，皆从时令之旺气，以泻脾胃之客邪，而补金水之不及也。

此方当与王孟英之清暑益气汤相鉴别，王氏清暑益气汤见于《温热经纬》卷中。因本方有清暑热、益元气之功。王孟英说："暑伤气阴，以清暑热而益元气，无不应手而效。"组成：西洋参5g，石斛15g，麦冬9g，黄连3g，竹叶6g，荷梗6g，知母6g，甘草3g，粳米15g，西瓜翠衣30g。王氏方更重在清暑热、补元气，适用于体倦少气，口渴汗多，脉虚数。南方或暑、湿、热三者更明显时用之。李氏清暑益气汤更侧重健脾胃，补元气，清湿热，其健运之功过之，清暑之力不足，更适合于北方夏季暑湿类疾病。连师改党参为太子参概以取两者之长。

● **连师点评**

长夏及夏季乃湿土与火热主气，民多气虚湿热之证，李氏清暑益气汤即为此等证而设，其主方既用李氏清暑益气汤合生脉饮以补气阴，再合二妙丸加味以分清湿热，对夏季暑热耗气伤阴兼夹湿热者，最为对证。与王氏方相鉴别，颇有临床实际意义。

7. 肝郁气滞胸闷胁痛案

钱某，女，60岁，2013年7月8日就诊。

患者胸闷胁痛1个月，加重1周。近1个月开始时有胸闷胀痛伴胁痛，生气和劳累时加重，偶有腹胀。近1周时常感胸闷胁痛加重，因患者年龄偏大，怕有心脏病之虞，故来求之于中医调理。纳食、睡眠可，大小便可。舌苔薄白，边有朱点，左关脉虚弦，右脉缓。中医诊断：胸痹；胁痛。病机属于肝气不疏，木克肺金。治以疏肝健脾，活血理气止痛。拟逍遥散加减。

处方：柴胡5g，炒当归10g，赤芍12g，炒白芍12g，炒白术10g，茯苓15g，炙甘草5g，薄荷6g，陈皮6g，制香附10g，广郁金10g，丹参20g，佛手片6g，玫瑰花5g，延胡索10g。14剂，每日1剂，水煎400mL，分早晚两次餐后温服。

2013年7月22日复诊：胸闷缓解，左关脉虚弦，右脉缓，舌苔薄白，边有朱点，守方主之。原方继服，7剂。

● 弟子心悟

逍遥散为柴胡类时方中的代表性方剂。本方为肝郁血虚、脾失健运之证而设。肝为藏血之脏，性喜条达而主疏泄，体阴用阳。若七情郁结，肝失条达，或阴血暗耗，或生化之源不足，肝体失养，皆可使肝气横逆，胁痛、寒热、头痛、目眩等症随之而起。“神者，水谷之精气也。”（《灵枢·平人绝谷》）神疲食少是脾虚运化无力之故。脾虚气弱则统血无权，肝郁血虚则疏泄不利，所以月经不调，乳房胀痛。此时疏肝解郁固然是当务之急，而养血柔肝亦是不可偏废之法。本方既有柴胡疏肝解郁，又有当归、白芍养血柔肝。尤其当归之芳香可行气，味甘可缓急，更是肝郁血虚之要药。白术、茯苓健脾祛湿，使运化有权，气血有源。炙甘草益气补中，缓肝之急，虽为佐使之品，却有襄赞之功。生姜烧过，温胃和中之力益专；薄荷少许，助柴胡疏肝郁而生之热。如此配伍既补肝体，又助肝用，气血兼顾，肝脾并治，立法全面，用药周到，故为调和肝脾之名方。

张秉成云：夫肝属木，乃生气所寓，为藏血之地，其性刚介，而喜条达，必须水以涵之，土以培之，然后得遂其生长之意。若七情内伤，或六淫外束，犯之则木郁而病变多矣。此方以当归、白芍之养血，以涵其肝；苓、术、甘草之补土，以培其本；柴胡、薄荷、煨生姜俱系辛散气升之物，以顺肝之性，而使之不郁，如是则六淫七情之邪皆治而前证岂有不愈者哉。本方加牡丹皮、黑山栀各一钱，名加味逍遥散。治怒气伤肝，血少化火之证。故以牡丹皮之能入肝胆血分者，以清泻其火邪。黑山栀亦入营分，能引上焦心肺之热，屈曲下行，合于前方中自能解郁散火，火退则诸病皆愈耳。(《成方便读》)

连师常用此方治疗肝胆脾胃病、妇人经、带、胎、产病中肝郁血虚脾弱证。症见两胁胀痛，头晕目眩，口燥咽干，神疲食少，或往来寒热，或月经不调，乳房胀痛，舌淡，脉弦而虚者。加减中或加重健脾，或加重活血退黄，或加重理气和胃，或加重清宣郁热，值得效仿。

● 连师点评

临床中郁证颇为多见，尤以妇女多见，盖女子血虚者多，以月经、胎产常耗其血，血虚则气火易升，此自然之理也。本人常用加味逍遥散以治肝郁，此“木郁达之”之法也，不用清法，而用和法，使气血调畅，致其中和。

8. 肾虚血瘀之足跟痛案

白某，女，41岁，2013年7月22日就诊。

患者足跟痛加重半月。体质一般，曾流产4次，正产1次，近来畏寒，足跟痛，纳食、睡眠可，大小便可。舌苔薄白，边有齿痕及瘀点，脉沉。西医诊断：足跟腱鞘炎。中医诊断：足跟痛。证属肾虚血瘀。治以温补肾气，活血养血止痛。拟方肾气丸加减。

处方：生地黄20g，山药20g，山茱萸12g，牡丹皮10g，茯苓10g，泽泻10g，肉桂5g，制附子6g（先煎），鹿角片12g，炒当归10g，菟丝子12g，枸杞子12g，炒杜仲12g，砂仁6g（杵，后入）。14剂，每日1剂，水煎400mL，分早晚两次餐后温服。

2013年8月8日复诊：足跟痛缓解，舌苔薄白，边有齿痕及瘀点，脉沉，守方主之。原方继服，7剂。

● 弟子心悟

偏于补肾气、复肾阳的两张代表方分别是经方金匮肾气丸和时方右归丸。金匮肾气丸平补肾气，以调整水液代谢为主。金匮肾气丸由地黄、山药、山茱萸、茯苓、牡丹皮、泽泻、桂枝、附子组成，具有温补肾阳、化气行水的功效。方中以干地黄八两为君，滋阴补肾；山药、山茱萸补肝脾而益精血，加桂、附之辛热，四药为臣，助命门以温阳化气；茯苓、泽泻利水渗湿泄浊，牡丹皮清热凉血，三药为佐，寓泻于补，使邪去则补乃得力，并防滋阴药之腻滞。张仲景运用金匮肾气丸主要治疗水液代谢失常的病证，目的在于恢复“肾主水”的生理功能。肾主水液，是指肾具有蒸化和调节津液输布和排泄，以维持体内水液正常代谢的功能。如果肾的阳气不足，气化功能受到影响，水液代谢的调节发生障碍，可引起尿少、尿闭而致水肿；也可因肾阳虚而不能固摄水液，出现小便清长、夜间多尿等病理改变。金匮肾气丸便是为此而设。

右归丸最早载于张景岳先生的《景岳全书》，方中附子、肉桂、鹿角胶培补肾中之元阳，温里祛寒，为君药。熟地黄、山茱萸、枸杞子、山药滋阴益肾，养肝补脾，填精补髓，取“阴中求阳”之义，为臣药。佐以菟丝子、杜仲补肝肾，健腰膝；当归养血和血，与补肾之品相配，以补养精血。右归丸温补肾阳，以恢复藏精功能。右归丸在《景岳全书》中应用广泛，在新方八阵中，张景岳先生说它“治元阳不足，或先天禀衰，或劳伤过度，以致命门火衰，不能生土，而为脾胃虚寒，饮食少进，或呕恶膨胀，或反胃噎膈，或怯寒畏冷，或脐腹多痛，或大便不实，泻痢频作，或小水自遗，虚淋寒疝，或寒侵溪谷而肢节痹痛，或寒在下焦而水邪浮肿”。总之，真阳不足者，必有神疲气怯或阳衰无子等症。

金匮肾气丸和右归丸虽同属补肾阳的代表方剂，但因其着眼点并不同，因而临床应用也有些差别。金匮肾气丸用干地黄为君，偏于平补，多用于治疗因“肾主水”功能失常而致的水液代谢方面的疾病；而右归丸改生地黄为熟地黄，又用大队补阳药，偏于温补，多用于治疗因“肾主藏精”功能失常而致的生殖方面的疾病。

本案患者畏寒、多次流产、足跟痛，肾阳虚明显，连师两方合用，寓补中有泻，因补肾阴药多滋腻故加健脾之砂仁，运脾醒脾；久病入络，故加用活血补血之当归，丝丝入扣，与病机更为相符，学生从中深受启发。

● 连师点评

肾气丸方主温肾化气，纳桂、附于地黄丸中，体现阴中求阳之治法。右归丸为张景岳方，善补阳者，必于阴中求阳，重在葆其精血。本案足跟痛乃肾阳不足之证，故以肾气丸为主，配合右归丸中之鹿角、当归、枸杞子、菟丝子、炒杜仲等，峻补精血，乃治本之剂也。

9. 协热利案

赵某，男，57岁，2013年7月22日就诊。

患者肛门灼热伴腹泻1周。体质一般，近来因外感引起腹痛、腹泻，日二行，便后肛周灼热，睡眠可，小便可。舌苔黄腻，右关脉大，拟仲景法。西医诊断：急性肠炎。中医诊断：泄泻。属于太阳阳明合病。治以清热坚阴，理气止痛，敛肠止泻。拟方葛根黄芩黄连汤加减。

处方：煨葛根12g，黄芩10g，川黄连5g，生甘草5g，煨木香6g，焦神曲12g，焦山楂12g，砂仁6g（杵，后入）。7剂，每日1剂，水煎400mL，分早晚两次餐后温服。

2013年7月29日复诊：腹痛、泄泻基本痊愈，舌苔黄腻，右关脉大。守方主之，原方继服，7剂。

● 弟子心悟

葛根芩连汤是《伤寒论》协热利代表方。主治表证未解，邪热入里。症见身热，下利臭秽，胸脘烦热，口干作渴，喘而汗出，舌红苔黄，脉数或促等。方药组成：葛根30g，黄连5g，黄芩20g，炙甘草5g，葛根的剂量要大。

《伤寒论方解》云：本方是解热剂而不是解表剂。前贤因葛根能协助麻、桂以发汗解肌，便误认葛根为解表药。但《本经》只说它“发汗解表”。尽管《别录》曾说它“解肌发表出汗”，但根据临床经验，葛根必须在麻、桂配合之下，才可起到解肌发汗作用，否则只能解热、解毒、解渴而已。本方里的葛根不配以麻、桂，而配以芩、连，可见其主要作用是解热而非解表。如误用于发热而恶寒未罢的太阳病，非但无效，反可能撤其热而招致不良的后果。

《汉方简义》云：方以甘平之葛根，能散阳邪，兼能起阴气者，用至半斤，且先煮之，奉以为君。更以甘平之甘草，能缓中，以解风热之搏结；苦平之黄芩，能疗胃中热，且以清肺止喘；苦寒之黄连……以清其自胃及小肠与大肠三腑，亦生成相连属者之热。得胃调肠厚，以止其利，更清心以止汗。且三物平配，胥听令于既入胃又解肌、既散阳又起阴之葛根，不但误入阳明之腑邪二解，而太阳之经邪亦解……

本方用于现代疾病中之急性肠炎、细菌性痢疾、肠伤寒、胃肠型感冒等证属阳明里热甚者。对于小儿热性痢疾或外感兼宿食化热性痢疾效如桴鼓。连师变葛根为煨葛根加强止泻之功，煨木香、焦神曲、焦山楂芳香理气健胃消食，砂仁醒脾和胃，药证相符，收效满意。

● 连师点评

葛根芩连汤主治热痢。以葛根升清止泻，芩、连苦寒止痢，甘草调和诸药。本案患者亦属湿热痢，故用本方加香连丸，再加山楂、神曲、砂仁能清酒肉之积。湿热清，酒毒去，则下利自止。

10. 风疹案

张某，女，31岁，2013年3月22日就诊。

患者身痒加重3天。近来因外感引起身痒，近3天尤甚，搔之更甚，皮肤色红，偶起风团，睡眠可，小便可。舌质红、苔腻，左关脉弦，右关脉大。西医诊断：自体敏感性皮炎。中医诊断：风疹（风热犯肺卫证）。治以清热疏风，凉血养血。拟以温清饮加减。

处方：当归10g，赤芍15g，川芎6g，生地黄20g，黄芩10g，川黄连5g，川黄柏6g，黑山栀10g，丹参15g，赤小豆30g，生甘草5g。7剂，每日1剂，水煎400mL，分早晚两次餐后温服。

2013年3月29日复诊：身痒基本痊愈，舌质略红、苔薄腻，左关脉弦，右关脉大。守方主之，原方继服，7剂。

● 弟子心悟

温清饮出自《万病回春》卷六。由当归、白芍、熟地黄、川芎、黄连、黄芩、黄柏、栀子各4.5g组成。用于妇人经行不住，或如豆汁，五色相杂，面色萎黄，脐腹刺痛，寒热往来，崩漏不止。其方来源于四物汤，即四物汤加寒凉的黄芩、黄柏、黄连、栀子，成为治疗皮肤疮痘的常用方。此外，对于病毒造成的扁平疣，使用活血解毒的温清饮，清热解毒的消风散、真人活命饮等配合抗病毒中药外治，均有效，体虚者亦可搭配补养药方。

本案连师根据患者发病节气及出疹特点将熟四物汤换成生四物汤，即将白芍、熟地黄换成赤芍、生地黄，使补血变成凉血活血，黄连解毒汤清热解毒对皮肤颜色显者尤为适宜，又配以活血解毒之丹参、赤小豆以解血分热毒，二药尚有健脾利湿之功。痒者属风，本案未用桑叶、浮萍、荆芥、蝉蜕、路路通等疏风之品，系取"治风先治血，血行风自灭"之理。

● 连师点评

温清饮乃四物汤合黄连解毒汤而成。其中用四物汤凉血活血，此"治风先治血，血行风自灭"也。黄连解毒汤善解热毒，合方则凉血清热解毒，用治风热或湿热导致的皮疹多有效验。更加丹参凉血，赤小豆亦有凉血利湿之效，生甘草则清热解毒，调和诸药也，且使苦寒药不致伤及胃气。

11. 肾亏腰痛案

陈某，男，30岁，2012年12月30日就诊。

患者腰痛加重1个月。近来因劳累腰膝冷痛加重，酸重无力，屈伸不利。睡眠可，大小便可。舌有瘀点、苔薄，左关脉小弦，余部沉，再守张氏法。中医诊断：腰痛（肝肾两亏，气血不足）。治以祛风湿，止痹痛，补肝肾，益气血。拟独活寄生汤加减。

处方：独活6g，桑寄生12g，炒川断12g，炒杜仲12g，怀牛膝10g，炒当归10g，炒白芍12g，川芎6g，生地黄12g，党参20g，茯苓12g，炙甘草6g，肉桂3g，防风6g，秦艽6g，北细辛3g，生黄芪20g，赤芍12g，鹿角片12g，制附子6g（先煎）。14剂，每日1剂，水煎400mL，分早晚两次餐后温服。

2013年1月15日复诊：腰膝酸重无力，屈伸不利好转。舌有瘀点、苔薄，左关脉小弦，余部沉。守原方加炒丹参25g主之，14剂。

● 弟子心悟

独活寄生汤出自《备急千金要方》，由独活三钱（9g）、桑寄生、杜仲、牛膝、细辛、秦艽、茯苓、肉桂心、防风、川芎、人参、甘草、当归、芍药、干地黄各二钱（各6g）组成。方中用独活、桑寄生祛风除湿，养血和营，活络通痹为君药；牛膝、杜仲、干地黄补益肝肾，强壮筋骨为臣药；川芎、当归、芍药补血活血；人参、茯苓、甘草益气扶脾，均为佐药，使气血旺盛，有助于祛除风湿；又佐以细辛搜风以治风痹，肉桂祛寒止痛，使以秦艽、防风祛周身风寒湿邪。诸药合用，是为标本兼顾、扶正祛邪之剂。对风寒湿三气着于筋骨的痹证，为常用有效的方剂。主治：痹证日久，肝肾两虚，气血不足证。症见腰膝疼痛、痿软，肢节屈伸不利，或麻木不仁，畏寒喜温，心悸气短，舌淡苔白，脉细弱。现用于慢性关节炎、坐骨神经痛等属肝肾不足、气血两亏者。本方证与单独的补肾方不同，独活寄生汤属于标本同治，病因为风寒湿邪客于肢体关节，气血运行不畅，故见腰膝疼痛，久则肢节屈伸不利，或麻木不仁；肝肾不足，则见腰膝痿软；气血耗伤，故心悸气短等。本方为治疗久痹而致肝肾两虚，气血不足证之常用方。临床应用以腰膝冷痛，肢节屈伸不利，心悸气短，脉细弱为辨证要点。痹证疼痛较剧者，可酌加制川乌、制草乌、白花蛇等以助搜风通络，活血止痛；寒邪偏盛者，酌加附子、干姜以温阳散寒；湿邪偏盛者，去地黄，酌加防己、薏苡仁、苍术以祛湿消肿；正虚不甚者，可减地黄、人参。连师此案中加鹿角片、制附子等，进一步加强温阳之力，有利于病情缓解。此独活寄生汤加减用法在连师同类病案中常有效。

● 连师点评

《备急千金要方》之独活寄生汤治风寒湿痹日久，肝肾不足，气血俱虚者。故本方在大量补肝肾壮阳、补气血的基础上加祛风除湿、温经散寒之品，乃标本兼治、以治本为主的良方，临床每每收效。古云“千方易得，一效难求”。本方之效历千年不衰，可见《备急千金要方》之价值，伟哉。

12. 风热咳嗽案

周某，女，4岁，2013年5月5日就诊。

患者咳嗽流涕加重3天。五一假期因外出郊游出现身痒，后因咳嗽流涕加重3天就诊，伴咽喉略有疼痛，睡眠可，小便可。舌红、苔薄腻，左关脉弦，右寸脉浮数。西医诊断：急性咽炎。中医诊断：咳嗽（风热犯肺）。治以清热疏风，利咽止咳。拟方桑菊饮加减。

处方：桑叶6g，菊花6g，桔梗5g，生甘草5g，杏仁6g，连翘10g，薄荷5g，芦根5g，淡竹叶6g，金银花10g，黄芩3g，罗汉果1枚。7剂，每日1剂，水煎400mL，分早晚两次餐后温服。

2013年5月12日复诊：咳嗽、流涕、咽痛痊愈。

● 弟子心悟

桑菊饮为辛凉解表剂的代表方之一。由桑叶（7.5g）、菊花（3g）、杏仁（6g）、连翘（5g）、薄荷（2.5g）、桔梗（6g）、甘草（2.5g）、芦根（6g）组成。本方为辛凉解表之轻剂。由于风温之邪外伤皮毛，上犯于肺，导致肺气不宣，故以身热咳嗽为主症。方中桑叶、菊花甘凉轻清，疏散上焦风热，且桑叶善走肺络、清泄肺热为君药。臣以薄荷，助桑、菊疏散上焦之风热；杏仁、桔梗以宣肺止咳；连翘苦寒清热解毒，芦根甘寒，清热生津止渴，共为佐药；甘草调和诸药，且有疏风清热、宣肺止咳之功，为使药。本方长于宣肺止咳，疏风清热，故常用于外感风热、咳嗽初起之证。如上呼吸道感染、急性气管炎等，均可加减运用。若痰稠难咳出者，加瓜蒌皮、浙贝母以清肺化痰；若痰中带血，可加白茅根、生藕节以凉血止血；若伤津口渴者，加天花粉以清热生津；若热邪较盛气粗而喘者，加生石膏、知母以清肺胃之热。加白蒺藜、决明子、夏枯草治疗流行性结膜炎；加牛蒡子、土牛膝可治疗急性扁桃体炎。

患者发病时正为风热当令之季节，风温袭肺，肺失清肃，所以气逆而咳。受邪轻浅，所以无身热，而有流涕、咽喉微痛。因此，治当辛以散风，凉以清肺。故用桑菊饮加减以疏风清热，宣肺止咳。连师本案加金银花、黄芩、罗汉果，增强利咽消肿之功，与病机更为切合，故收全功。

● 连师点评

桑菊饮乃辛凉轻剂，用治身热不甚，但咳者。其功用为疏风散热止咳。吾地小孩多患风热外感证，用桑菊饮原方甚效，尤其是春天风木主气，用本方更宜。加金银花、黄芩清上焦之热，则功效更佳。

13. 外感发热案

黄某，女，12岁，2014年2月25日就诊。

患者高热3天，加重1天。患儿昨晚9点半又出现高热，电话初诊，距离较远，舌脉未查。先予小柴胡冲剂（无糖型）（1袋半）和复方鱼腥草口服液（1支）治疗，以观后效。次日早，体温39℃，纳食一般，余尚可。舌尖略红、舌苔中根部略腻，脉略浮数。中医诊断：高热。病机为风热外感兼食滞。治以疏风清热消食。拟桑菊饮加减。

处方：桑叶10g，菊花9g，桔梗6g，杏仁9g，连翘9g，芦根10g，甘草5g，薄荷5g，苏叶5g，浙贝母4g，焦山楂9g，炒谷芽12g，炒麦芽12g。2剂，每日1剂，水煎400mL，分早晚两次餐后温服。

此为第一作者跟诊学习处方，方中加苏叶少许，考虑患者伴有鼻微塞，因当时天气寒湿偏重，有外略散其寒之意；加浙贝母清热化痰散结，防肺热偏盛；加焦三仙类药考虑患儿近2日胃口略差，为食滞之象，故加消导。

2014年2月27日二诊：患者昨晚体温仍达41℃，夜间略烦躁。今早体温38.2℃，纳食一般，精神略差。下午到门诊请连师诊治。患者发热（额头温度偏高，体温未查），尺肤热、手足心热潮湿，精神一般，咽痒咳嗽。左关脉弦，右关脉大，舌苔黄腻，舌质红。连师诊为外感风热，拟疏风清热法。

处方：桑叶10g，菊花10g，桔梗5g，生甘草5g，杏仁10g，连翘15g，薄荷6g，芦根20g，淡竹叶10g，金银花20g，浙贝母

10g，瓜蒌皮 12g。3 剂，每日 1 剂，水煎 400mL，分早晚两次餐后温服。

2014 年 2 月 27 日傍晚用药后，当晚无烦躁，次日晨起体温正常，继续服用第 2 剂中药。第 3 剂未服。（建议第 3 剂服完，并再就诊 1 次巩固疗效，但患者家属未执行。）

2014 年 3 月 12 日三诊：近 2 日又有发热，鼻塞，咳嗽，手足心热、潮湿，纳食一般，精神一般，大便两天未解。左关脉弦，右关脉大，舌苔中部腻，守上方加瓜蒌子 12g，黑山栀 10g，淡豆豉 10g。4 剂，每日 1 剂，水煎 400mL，分早晚两次餐后温服。次日体温恢复正常，正常上学，继续服用余药，3 天后痊愈。

● 弟子心悟

本案对学生来说收获非常大，因初诊患儿发热，学生也予桑菊饮加减，看似辨证准确，然 2 剂后仍未解决发热问题，二诊时经连师调整处方后患儿当晚发热转平，处方仍为桑菊饮加减，学生对比与师之加减不同有两处特别明显，一是老师考虑到患儿高热，有胃热炽盛问题，故重用芦根加银花甘草汤，又加瓜蒌皮、浙贝母以宽胸化痰，使肺胃之热得解，亦反映出本人对清肺胃之热用药剂量的把握欠火候。二是学生加了几味消食药，根据舌苔看似可以消食，治疗患儿发热时的兼症，但细想起来这几味消食药皆属于焦药，反更使桑菊饮清热的力量不足，此真乃“失之毫厘，差之千里”。

另外，学生建议患儿第 3 剂服完，再看 1 次巩固疗效，但患儿家属未予重视，果真不出2周患儿再次发热，伴手足心热、潮湿，大便两天未解，说明胃气尚未全复，患儿稍不注意，又招病恙。此次连师加减较前次略多斟酌，加黑山栀、淡豆豉清胸膈无形邪热，对头汗、手汗偏多症，又加瓜蒌子合瓜蒌皮同用，清肺热、润肠通便，同治肺与大肠，看似平淡，实则进退有方，真当告诫自己，细心细心！

● **连师点评**

桑菊饮为辛凉轻剂，主治风温，吴鞠通在桑菊饮方下有多个加减法，加减得宜则见效甚速。一般此时用药当轻灵，乃“治上焦如羽，非轻不举”也。

14. 血热火毒痤疮案

郑某，女，20岁，2015年6月4日就诊。

患者面部起丘疹半年余，加重5天。患者于半年前开始面部起红色丘疹，时有脓疱，可挤出白色豆腐渣样物质，至某医院诊断为“痤疮”，给予罗红霉素口服、维A酸软膏外用后效果欠佳。目前患者面部可见丘疹，色红，大便干，纳食、睡眠可，无口苦等。左关脉弦，舌苔薄，舌尖红，边有瘀点。西医诊断：寻常性痤疮。中医诊断：粉刺（血热火毒证）。治以凉血活血，清热解毒。拟用温清饮加减。

处方：当归10g，赤芍15g，川芎6g，生地黄20g，黄芩10g，川黄连5g，川黄柏6g，黑山栀10g，丹参15g。14剂，每日1剂，水煎400mL，分早晚两次餐后温服。

2015年6月19日复诊：大便尚正常，面部痤疮亦好转。左关脉弦，舌苔薄，舌尖红，边有瘀点，守方14剂。

● 弟子心悟

本案所用温清饮是由四物汤合黄连解毒汤而成，而四物汤是从《金匮要略》胶艾汤化裁而来，为补血调经的基础方剂。张秉成曰："一切补血诸方，又当从此四物而化也。"(《成方便读》) 王晋三曰："四物汤，物，类也，四者相类而仍各具一性，各建一功，并行不悖……川芎郁者达之，当归虚者补之，芍药实者泻之，地黄急者缓之。"(《古方选注》) 本方皆补血入肝之品，共四味相类药物配伍，故名四物汤。本方加人参、黄芪名圣愈汤(《兰室秘藏》)，治一切失血，或血虚烦渴燥热，睡卧不宁，五心烦热，作渴等症。因其药味皆醇厚和平而滋润，服之则气血流通，内外调和，合乎圣度，又能愈病，故名之。

黄连解毒汤出自《肘后备急方》，主治"烦呕不得眠"，组成包括黄连、黄芩、黄柏、栀子。此方为清热剂，具有清热解毒之功效。主治三焦火毒证。症见大热烦躁，口燥咽干，错语不眠；或热病吐血、衄血；或热甚发斑，或身热下利，或湿热黄疸；或外科痈疡疔毒。症状每见小便黄赤，舌红苔黄，脉数有力。临床常用于治疗败血症、脓毒血症、痢疾、肺炎、泌尿系感染、流行性脑脊髓膜炎、乙型脑炎等属热毒证者。

本证多由火毒充斥三焦所致。治疗以泻火解毒为主。火毒炽盛，上扰神明，故见烦热谵语；血热妄行，故为吐血；血溢肌肤，故见发斑；热盛伤津，故见口燥咽干；舌红少苔，脉数有力为热毒炽盛之症。方中黄连清泻心火，为君药；黄芩泻上焦之火，为臣药；黄柏泻下焦之火，栀子"主五内邪气，胃中热气，面赤"，泻三焦之火，导热下行，引邪热从小便而出，二者为佐药。

本案连师尚加丹参活血、凉血、补血，用此温清之法治疗血中实火每见良效。青年人常因饮食辛辣或厚腻引起阳明胃火上炎燎面，连师认为实火从阳明胃火者多，火热多见毒证，故拟用凉血活血、清热解毒法。连师每见热毒证用此法治疗，近期疗效较为明显，为巩固中远期疗效，连师常劝人清淡饮食、远厚腻。

● 连师点评

本案痤疮属血分有热毒，故投温清饮加减。方中黄连解毒汤清热解毒，四物汤入血分，凉血活血，药证相符，故能获效。

15. 血热皮肤瘙痒案

张某，女，51岁，2015年6月4日就诊。

患者皮肤瘙痒。现双侧上臂瘙痒，痒时皮色红，睡眠可，小便可。舌质红、苔薄，左关脉弦，右关脉大。西医诊断：慢性荨麻疹。中医诊断：瘾疹（血热生风证）。治以活血凉血，清热解毒。拟以二丹四物汤加减。

处方：当归10g，赤芍15g，川芎6g，生地黄20g，牡丹皮10g，丹参20g，赤小豆30g。21剂，每日1剂，水煎400mL，分早晚两次餐后温服。

2015年6月26日二诊：双侧上臂瘙痒大减，守方主之，7剂。

2015年7月4日三诊：舌苔薄淡，守方主之，14剂。

● **弟子心悟**

《太平惠民和剂局方》载："当归（去芦，酒浸，炒）、川芎、白芍药、熟干地黄（酒蒸）各等分。"四物汤是养血活血之方，被誉为"妇科第一方"，是补血方剂之首。后人常用药物组成为熟地黄12g，当归10g，白芍12g，川芎8g。用法：水煎服。本方配方特点：补血配活血，动静相伍，补调结合，补血而不滞血，行血而不伤血。

《仙授理伤续断秘方》载："凡伤重，肠内有瘀血者用此，白芍药、当归、熟地黄、川芎各等分。每服三钱，水一盏半。"张山雷曰："本方实从《金匮要略》胶艾汤而来，即以原方去阿胶、艾叶、甘草三味。"(《沈氏妇科辑要笺正·卷下》)仲景胶艾汤本为治疗妇人冲任虚损，阴血不能内守而致的多种出血证而设，蔺氏减去其中暖宫调经、养血止血之阿胶、艾叶和甘草，将生地易为熟地、芍药定为白芍，保留原方之当归、川芎，并名之以"四物汤"，从而使养血止血、调经安胎之方变为治疗伤科血虚血滞证候之剂。

本案连师加赤小豆，味甘、酸，性平，无毒。主下水肿，排痈肿、脓血，增强活血、利水湿、解毒之功。

● **连师点评**

本案瘾疹乃血虚血热生风，古云："治风先治血，血行风自灭"，故投以四物汤养血和血，加牡丹皮、丹参凉血活血，赤小豆清热和血。方证相符，故虽用药不多，然颇具效验。正所谓方者法也，药者钥也，贵在对症用药也。

16. 风疹案

徐某，女，41岁，2015年6月4日就诊。

患者面部红疹瘙痒2周，伴经行乳胀，纳食一般，舌尖红、苔薄，左关脉弦，右脉缓。西医诊断：过敏性皮炎。中医诊断：风疹。属肝郁化火证（肝郁兼肝血略虚，脾胃偏弱）。治以调和肝脾。拟方逍遥散加减。

处方：柴胡5g，炒当归6g，赤芍15g，炒白芍15g，炒白术10g，茯苓15g，甘草5g，陈皮6g，薄荷6g，制香附6g，广郁金12g，丹参20g，太子参20g。21剂，每日1剂，水煎400mL，分早晚两次餐后温服。

2015年12月26日复诊：面部红疹、瘙痒皆已好转。

● **弟子心悟**

逍遥散为肝郁血虚、脾失健运之证而设。肝为藏血之脏，性喜条达而主疏泄，体阴用阳。若七情郁结，肝失条达，或阴血暗耗，或生化之源不足，肝体失养，皆可使肝气横逆，胁痛、寒热、头痛、目眩等症随之而起。"神者，水谷之精气也"（《灵枢·平人绝谷》)。神疲食少是脾虚运化无力之故。脾虚气弱则统血无权，肝郁血虚则疏泄不利，所以月经不调，乳房胀痛。此时疏肝解郁固然是当务之急，而养血柔肝亦是不可偏废之法。本方既有柴胡疏肝解郁，使肝气得以条达，为君药。当归味甘、辛、苦，性温，养血和血；白芍味酸苦，性微寒，养血敛阴，柔肝缓急，为臣药。白术、茯苓健脾祛湿，使运化有权，气血有源，炙甘草益气补中，缓肝之急，为佐药。加入薄荷少许，疏散郁遏之气，透达肝经郁热；烧生姜温胃和中，为使药。

《太平惠民和剂局方》载："治血虚劳倦，五心烦热，肢体疼痛，头目昏重，心悸颊赤，口燥咽干，发热盗汗，减食嗜卧，及血热相搏，月水不调，脐腹胀痛，寒热如疟，又疗室女血弱阴虚，荣卫不和，痰嗽潮热，肌体羸瘦，渐成骨蒸。"本案当归、芍药与柴胡同用，补肝体而助肝用，血和则肝和，血充则肝柔。诸药合用，使肝郁得疏，血虚得养。连师加制香附、广郁金药对增强疏解肝郁之功，丹参凉血活血治疗火郁，加太子参、炒白术以解脾胃弱问题。体用并调，肝脾同治，脾弱得复，气血兼顾，此加减用药经验值得我们学习。

● 连师点评

本案面部发疹，伴经行乳胀，左关脉弦，右脉缓，乃肝郁血虚之证，故投以逍遥散原方加味，疏肝解郁，养血健脾，使肝脾调和，郁热得清，方为治本之法也。《内经》云："治病必求于本"，故服药后诸症自却也。

17. 阴虚盗汗案

徐某，男，42 岁，2015 年 6 月 4 日就诊。

患者夜间盗汗加重 2 周。现入夜盗汗，汗出不腻，右关脉大，右尺脉虚浮，左关脉弦，舌苔薄腻，此属于相火。西医诊断：自主神经功能紊乱。中医诊断：盗汗（肾阴不足，阴虚盗汗）。治以滋阴降火。拟以六味地黄汤加减（龙骨牡蛎汤）。

处方：知母 6g，山药 15g，川黄柏 6g，生地黄 20g，牡丹皮 10g，山茱萸 12g，茯苓 12g，泽泻 12g，龙骨 30g（先煎），牡蛎 30g(先煎)，炒白芍 15g，砂仁 6g(杵，后入)。14 剂，每日 1 剂，水煎 400mL，分早晚两次餐后温服。

2015 年 6 月 19 日复诊：入夜盗汗大减，右关脉大，右尺脉虚浮，左关脉弦，舌苔薄腻。上方继服，14 剂。

● **弟子心悟**

《灵枢·经脉》云："肾足少阴之脉……其直者，从肾上贯肝膈，入肺中，循喉咙，夹舌本，其支者，从肺出络心，注胸中。"《灵枢·经脉》又云："足少阴之别……其别者，并经上走于心包下。""心不主令，相火代之"源于王冰注《素问·天元纪大论》之"君火以明，相火以位"。包络之火，即冲脉之火，因为冲脉起于胞中，所以又称相火为"包络之火"。因肾经"循喉咙，夹舌本"，故肾阴虚多表现为咽喉慢性疼痛和音哑，然何以导致口腔溃疡之心火症状，王冰之解有一定参考意义。连师云：此处砂仁一有解酒毒之功；二有护胃醒脾之用，防止服知柏地黄丸清火滋阴滞碍脾胃。又砂仁、川黄柏、甘草为封髓丹，以降肾中伏火。

● **连师点评**

本案盗汗，属肾阴虚，相火旺，孤阳外浮，迫津外泄故汗出，因其右尺脉虚浮，左关脉弦，右关脉大，故投知柏地黄汤滋阴清热降火，加龙骨、牡蛎涩可固脱，敛阴止汗。砂仁配黄柏可清相火，交心肾耳。

18. 带状疱疹案

徐某，女，64岁，2013年10月20日就诊。

患者患带状疱疹1个月，口苦，目干，左关脉弦，舌质红，苔薄白，拟清血分热。方为丹栀逍遥散加减。

处方：柴胡5g，当归10g，赤芍12g，炒白芍12g，炒白术6g，茯苓12g，生甘草6g，牡丹皮10g，黑山栀10g，夏枯草20g，丹参15g，连翘15g。21剂，每日1剂，水煎400mL，分早晚两次餐后温服。

● **弟子心悟**

带状疱疹是临床上常见的病毒性皮肤病，它的发病的部位按好发概率依次为肋间神经、颈神经、三叉神经和腰骶部神经所支配的皮肤区域，其中最常见的是肋间神经，因此中医学将带状疱疹称为“蛇串疮”“缠腰火丹”。本病好发于春秋二季。中医学认为此病病因多属于少阳火毒，初期通过疏解少阳胁肋部郁火加凉血止痛、清热解毒，也有外用针灸或膏药（如季德胜蛇药）者，疗效显著，后遗症较难处理，多视情况扶正活血，通络止痛。

本案结合西医学有更微观、更系统的认识。带状疱疹主要是由于感染水痘–带状疱疹病毒后出现的沿周围神经分布区域的簇集性水疱和剧烈疼痛。带状疱疹发病的临床特点是以老年人等免疫力低下的人群居多，而且年龄越大、疼痛越重，发生带状疱疹后神经痛的概率越大。在皮损出现前患者往往会有前驱症状，如乏力、低热，往往被误认为是感冒，进而耽误病情。皮损特点主要是沿周围神经分布区域的簇集性水疱，但是水疱之间的皮肤是正常的，并伴有剧烈的疼痛。带状疱疹的病程特点是若无特殊情况，经过2～3周，疱内的水液吸收后皮肤自然结痂，结痂后的皮肤遗留淡红色的色素沉着，经过一段时间后可自然消退。如果病毒经过血液传播，严重的患者会出现病毒性脑炎、病毒性肺炎及病毒性肝炎，因此老年患者患带状疱疹以后必须要积极治疗，避免严重并发症的发生。此外，带状疱疹有一些特殊的类型，如无疱型带状疱疹，所谓无疱型带状疱疹指的是患者仅表现为沿周围神经分布区域的单纯的、粟粒样的皮疹，无水疱形成；或是无疹型的带状疱疹，即沿周围神经分布的区域皮肤有剧烈的疼痛，但是无明显皮疹，亦无水疱形成。以上两种特殊类型的带状疱疹容易被误诊为肋间神经炎或胸膜炎，进而耽误本病的治疗，有可能导致患者出现带状疱疹后神经痛。

本案症状典型，连师用丹栀逍遥散，赤、白芍同用突显芍药甘草汤缓急止痛之功，赤芍又不失凉血活血，合丹参、牡丹皮共清血分之热，且本病中医从热毒论治，用栀子、连翘配丹参、牡牡丹皮以解之，使清热解毒、凉血治血合于一方之中。夏枯草味苦、辛，性寒，入肝经，具有清肝火、散郁结的功效。连师此案加一味夏枯草，质轻量大，入肝胆经，散少阳火结，选药精当，整个组方严谨精细，值得效法。

19. 中虚元气不足口腔溃疡案

徐某，男，45岁，2015年7月2日就诊。

患者口腔溃疡伴便溏加重半月余。患者体质一般，现近暑期，半月来时常自觉乏力，食少腹胀，偶腹泻，口腔溃疡，诊得右关脉虚大，舌苔薄腻，舌质红，苔根部略腻。西医诊断：口腔溃疡；肠易激综合征。中医诊断：口疮；腹泻。证属元气不足，上焦湿热，下焦寒湿。治以健脾化湿，补中益气。拟方李氏补中益气汤加减。

处方：党参20g，生黄芪25g，炒白术12g，炙甘草5g，陈皮6g，当归炭6g，升麻6g，煨葛根10g，砂仁6g（杵，后入），焦神曲12g。7剂，每日1剂，水煎400mL，分早晚两次餐后温服。

2015年7月10日复诊：脘胀已消失，大便示已成形，口腔溃疡亦好转。右关脉略虚大，舌红、苔根部略腻，拟守李氏法再进7剂。

● 弟子心悟

此案连师主要靠脉诊即患者右关脉略虚大来遣方用药，但上焦有火，患者却无发热，故不能以“甘温除大热”论之。本案不属于内伤发热。故患者之口腔溃疡只能从“阴火论”探讨，“阴火论”是东垣从《素问·调经论》中“阴虚则内热”之文引申而来，而“阴火”犹言“内热”。有时又作离位的“相火”解释。东垣所论之“阴火”，系由于饮食、劳倦失于调节致伤脾胃，脾胃元气下陷所导致肝肾的相火离位，上乘脾胃，干扰心包，所以谓之“阴火”；手足厥阴经脉上下相连，故又称“包络之火”。连师认为，此属于“阴火”，柴胡属少阳，煨葛根升阳止泻，合砂仁醒脾胃，对治疗口腔溃疡很有效，亦含有封髓丹之意。

总结连师治疗急慢性口腔溃疡，不管是外感还是内伤引起，从实火和虚火两端分型是比较常用的：如血热引起的实热火毒，清热凉血解毒为治疗大法，连师选用二丹四物汤较生四物汤凉血活血更胜，方中赤小豆、金银花等物加强解毒之功；肝气郁结化火也属于临床常见证型，如《内经》病机十九条之“诸逆冲上，皆属于火”，结合具体病案，连师以肝郁化火论治者居多。虚火有肾阴虚火旺者代表方六味地黄汤，天王补心丹为肺津、心气阴、心阴血俱不足；“阴火”比较特殊，在元气不足的基础上又有相火妄动现象，常见于一些慢性口腔溃疡，正如东垣所说“火与元气”不两立。

● 连师点评

本案辨证的关键在脉上。脉来右关虚大，且有腹泻便溏，故诊断为脾胃虚寒证。火与元气不两主，一胜则一负。元气虚则虚热上炎，故发为口腔溃疡。补中益气汤补气以泻火，故诸症自瘥。

20. 湿热血瘀水肿案

邵某，男，46岁，2015年7月5日就诊。

患者双下肢水肿加重半年。体质一般，今年初1月份时因骑摩托车跌下，左股骨骨折，现双下肢水肿，纳食可、睡眠可，大小便可。左关脉弦，右关脉大，右尺脉虚浮大，舌质红、苔薄。西医诊断：左侧股骨骨折术后。中医诊断：水肿（下焦湿热兼瘀血）。治以清理湿热兼活血化瘀。拟方四妙散加减。

处方：苍术12g，川黄柏6g，川牛膝15g，薏苡仁30g，炒当归10g，赤芍20g，赤小豆30g，丝瓜络12g，红花6g，川芎6g，丹参30g。21剂，每日1剂，水煎400mL，分早晚两次餐后温服。

2015年7月26日二诊：患者现双下肢水肿好转，纳食可，睡眠可，大小便可。左关脉弦，右关脉大，右尺脉虚浮大，舌质红、苔薄。守方继续治疗，21剂。

● 弟子心悟

四妙散为治疗湿热证代表性方剂。本方是在二妙散的基础上加入牛膝、薏苡仁而成，可清热利湿，舒筋壮骨。主治湿热下注之痿痹。本方组成及用量：苍术6g，黄柏7g，生薏苡仁30g，怀牛膝 12g。临床常见加减法：久病入络，加搜风活络之全蝎 4g（研末冲服），乌梢蛇 7g；疼痛较明显者，加忍冬藤 15g，天仙藤 12g 等；麻木不仁，加秦艽 10g，桑枝 15g；关节局部肿甚，加丝瓜络、大腹皮各 15g；痛甚，加延胡索、没药各 12g；局部热甚，加滑石、蒲公英各 20g 等。服药期间忌肥甘厚腻及辛辣之品。

连师常用此方治疗下焦湿热病，本案由于患者 1 月份时跌伤引起局部瘀血，故根据情况治疗湿热同时，加入血分药物，如当归、赤芍、赤小豆、红花、川芎、丹参等活血凉血，利湿解毒，丝瓜络通络止痛，此合法即利湿活血法，很适合现代人因饮食习惯所致的湿热偏重，加之病程较久的下焦及下肢疾病。个人体会若疼痛较明显者加芍药甘草汤，有膝关节肿甚者加海桐皮、冬瓜皮效果较佳。

● **连师点评**

本案乃左侧股骨骨折导致的下肢水肿，此乃《金匮要略》所云“血不利则为水”。故必当以活血化瘀为其本。本方以四妙丸合桃红四物汤、赤小豆当归散、一味丹参饮数方组合，重在祛湿热，活血化瘀，药中病机，甚为有效矣！

21. 肝阳上亢三叉神经痛案

赵某，男，59 岁，2015 年 7 月 5 日就诊。

患者右侧面部疼痛加重半月。近来右侧面部疼痛，半月来尤甚，主要表现为面部抽痛，纳食、睡眠可，大小便可。舌苔薄白，左关脉弦，尺脉虚浮，右关脉数大，舌苔薄糙。西医诊断：三叉神经痛。中医诊断：偏头痛（肝阳上亢）。治以息肝风，滋肝肾之阴。拟方以镇肝熄风汤加减。

处方：怀牛膝 20g，代赭石 20g，龙骨 30g，牡蛎 30g，炙龟甲 15g，炒白芍 30g，川楝子 6g，生麦芽 15g，生甘草 6g，玄参 15g，茵陈 20g，天冬 12g。7 剂，每日 1 剂，水煎 400mL，分早晚两次餐后温服。

2015 年 7 月 12 日复诊：右侧面部疼痛缓解，守方主之，14 剂。

● 弟子心悟

镇肝熄风汤同名方剂约有两首，其中《医学衷中参西录》上册记载者为常用方，其组成为怀牛膝 30g，生赭石 30g，生龙骨 15g，生牡蛎 15g，生龟甲 15g，生杭芍 15g，玄参 15g，天冬 15g，川楝子 6g，生麦芽 6g，茵陈 6g，甘草 4.5g，具有镇肝息风、滋阴潜阳之功效。主治类中风。病机为肝肾阴亏，肝阳偏亢，气血逆乱。症见头目眩晕，目胀耳鸣，脑部热痛，心中烦热，面色如醉，或时常噫气，或肢体渐觉不利，口角渐㖞斜；甚或眩晕跌仆，昏不知人，移时始醒；或醒后不能复原，脉弦长有力者。现代常用于治疗高血压病、血管性头痛等，属肝肾阴亏、肝阳上亢者。肝为风木之脏，肝肾阴亏，肝阳偏亢，甚则阳亢化风。风阳上扰，故头目眩晕，脑部热痛，目胀耳鸣，面色如醉。肝肾阴亏，肾水不能上济于心，故心中烦热。若肝阳过亢，血气并走于上，则出现眩晕跌仆，不知人事，或肢体不利，半身不遂等中风症状。从症状分析，仍属实证，故治以镇肝息风为主，佐以滋养肝肾。方中怀牛膝味苦酸而性平，归肝、肾经，重用以引血下行，并有补益肝肾之效，用为君药。又用代赭石镇肝降逆，龙骨、牡蛎、龟甲、白芍益阴潜阳，镇肝息风，共为臣药。玄参、天冬滋阴清热，壮水涵木；肝喜条达而恶抑郁，纯用重镇之品以强制之，势必影响其条达之性，故用茵陈、川楝子、生麦芽清泄肝热，疏肝理气，以利于肝阳的平降镇潜，均为佐药。甘草调和诸药，与生麦芽相配，并能和胃调中，防止金石类药物碍胃之弊，为使药。本方配伍特点为重用镇潜诸药，配伍滋阴之品，镇潜以治其标，滋阴以治其本，标本兼顾，以治标为主。诸药成方，共奏镇肝息风之效。

连师用此方之关键在于患者脉象弦大弹指。另外，连师改生龟甲、生白芍为炙龟甲、炒白芍，是考虑到患者肝易热易亢，脾胃易寒易弱，关照脾胃偏弱之意，连师用药顾护脾胃之气，不使损伤之意极为明确。

● 连师点评

本案三叉神经痛按其脉证，左关脉弦，尺脉虚浮，属于肝阳上亢，肾阴亏虚之证，故按《内经》“诸风掉眩，皆属于肝”之旨，投张锡纯镇肝熄风汤治之，且大致按张氏原方剂量比例，介类以潜之，厚味以滋之，使血之与气下行，则可见效矣！

22. 胆热内扰眩晕案

施某，女，38 岁，2015 年 3 月 26 日就诊。

患者眩晕 1 周。近来因失眠引起眩晕，现仍眩晕乏力，睡眠一般，大小便可。右关脉有力，左关脉弦，舌尖红、苔薄。拟守方主之。中医诊断：眩晕（胆热内扰，肝郁血热）。治以清胆热，疏肝平肝潜阳。拟方黄连温胆汤加减。

处方：竹沥半夏 10g，陈皮 10g，川黄连 3g，生甘草 5g，茯苓 15g，炒枳壳 10g，竹茹 10g，广郁金 12g，丹参 20g，珍珠母 30g（先煎），川贝母 6g，制香附 6g，当归 6g。7 剂，每日 1 剂，水煎 400mL，分早晚两次餐后温服。

2015 年 4 月 4 日复诊：眩晕好转，睡眠改善，继续守方，改丹参 25g 主之，7 剂。

● 弟子心悟

黄连温胆汤出自《六因条辨》卷上。主治：伤暑汗出，身不大热，烦闷欲呕，舌黄腻。在环太湖流域江浙一带及长江以南地区，湿热困扰胆胃者偏多。另外随着现代生活水平的提高，饮食引起的胆胃湿热亦不少，故此方作为时方代表名方之一，使用率较高。

黄连温胆汤的临床主治四大证如下。一是心惊胆怯：湿热生痰，留于手、足少阳之府，累及心包，心惊胆怯，性急善忘，多虑多思，舌苔浊腻带黄，胸脘内热。应清化为宜，予黄连温胆汤加干荷叶。二是精神狂躁：予黄连温胆汤加菊花、白蒺藜、龙骨、牡蛎等。三是不寐：予黄连温胆汤加珍珠母、夜交藤等。四是口味异常，如口淡、口甘等：方用黄连温胆汤加蔻仁、佩兰、石菖蒲等。

连师在本案胆热内扰基础上根据“右关脉有力，左关脉弦，舌尖红、苔薄”，着重肝胆同调，以制香附、广郁金药对疏肝解郁，丹参、当归活血养血，因肝以血为体。珍珠有明目退翳、解毒敛疮之效，更兼平肝潜阳、止血燥湿之能。川贝母亦助解肝郁。此案脉证合一，中医四诊可示为规范。

● **连师点评**

古人云：“无痰不作眩”，本案眩晕失眠，由谋虑太过，胆气不疏，涎郁为痰，痰又生热所致。温胆汤清胆和胃，化痰祛湿，凡十一脏皆取决于胆，胆气下降，痰化热清，不治晕而晕自止矣！

23. 肝经郁热尿血案

曹某，男，47岁，2015年3月26日就诊。

患者尿血已1周。有慢性乙型肝炎病史，近日出现尿血，经中药治疗后，尿常规检查均已正常，睡眠可，小便可。舌质红、苔薄，左关脉弦，右脉有力。中医诊断：尿血（肝经郁热）。治以疏肝清热，凉血止血。拟方丹栀逍遥散加减。

处方：柴胡5g，赤芍15g，炒白芍15g，当归炭6g，茯苓15g，甘草5g，牡丹皮炭10g，黑山栀10g，制香附6g，广郁金

12g，浙贝母10g，车前草15g，生地黄炭15g，淡竹叶10g。7剂，每日1剂，水煎400mL，分早晚两次餐后温服。

● 弟子心悟

丹栀逍遥散作为调和肝脾剂，又称为八味逍遥散、加味逍遥散，是在逍遥散的基础上加牡丹皮、栀子而成，故名之。组成：白术、柴胡、当归、茯苓、甘草、牡丹皮、山栀、芍药。主治：肝郁血虚，内有郁热证。症见日晡潮热，烦躁易怒，或自汗盗汗，或头痛目涩，或颊赤口干，或月经不调，少腹胀痛，或小便涩痛，舌红苔薄黄，脉弦虚数。因肝郁血虚日久，则生热化火，此时逍遥散已不足以平其火热，故加牡丹皮以清血中之伏火，炒山栀善清肝热，并导热下行。临床尤多用于肝郁血虚有热所致的月经不调，经量过多，日久不止，以及经期吐衄等。八味药共奏养血健脾、疏肝清热之功。

连师结合本案认为患者属劳心、思虑过度所为，劳心则伤肝血，肝火旺则小便有热，故从肝经论治。肝藏血，清肝则小便自清，右关脉大有力，提示肝火偏旺，故用丹栀逍遥散，清热疏肝方中用生地黄炭有补血止血之功，浙贝母有利尿之功。连师用逍遥散类方剂，柴胡用量比较讲究，一般很少用大剂量，以秉温病家柴胡劫肝阴之思，学生在伺诊时，发现部分患者服用此方后容易腹泻，是清肝热有余，个人体会加少量陈皮或姜枣以护胃，略增加理气护胃之品更利于全方药物之吸收。连师从肝经论治泌尿及生殖系统疾病，使学生很受启发。

● **连师点评**

肝经有火热，往往出现尿血，因足厥阴肝经绕少腹、抵阴器，肝经火热，则尿血作矣！本案以丹栀逍遥散清肝凉血，血分之热清，则血尿自然不再妄作。此亦治病求本之治也。

24. 脾肾阳虚五更泻案

钟某，男，70岁，2015年3月26日就诊。

患者大便溏泄加重半月，日三四行，每日清晨四点余即泻，脉两尺虚浮，舌质红、苔薄。西医诊断：慢性肠炎。中医诊断：泄泻（脾肾阳虚）。治以温补脾肾，补气涩肠。拟方四君子汤合四神丸加减。

处方：太子参20g，炒白术10g，茯苓15g，炙甘草5g，陈皮6g，补骨脂10g，五味子6g，淡吴茱萸3g，煨肉豆蔻6g，山药30g，芡实15g，生黄芪20g。7剂，每日1剂，水煎400mL，分早晚两次餐后温服。

2015年4月4日复诊：服上方后大便溏泄、乏力改善，守方加减。7剂，每日1剂，水煎400mL，分早晚两次餐后温服。

● **弟子心悟**

四君子汤为补益剂，具有益气健脾之效。主治脾胃气虚证，症见面色萎黄，语声低微，气短乏力，食少便溏，舌淡苔白，脉虚数。临床常用于治疗慢性胃炎、消化性溃疡等属脾胃气虚者。脾胃为后天之本、气血生化之源，脾胃气虚，受纳与健运乏力，则饮食减少；湿浊内生，脾胃运化不利，故大便溏薄；脾主肌肉，脾胃气虚，四肢肌肉无所禀受，故四肢乏力；气血生化不足，不能荣于面，故见面色萎白；脾为肺之母，脾胃一虚，肺气先绝，故见气短、语声低微；舌淡苔白，脉虚弱均为气虚之象。正如《医方考》所说："夫面色萎白，则望之而知其气虚矣；言语轻微，则闻之而知其气虚矣；四肢无力，则问之而知其气虚矣；脉来虚弱，则切之而知其气虚矣。"方中人参为君，甘温益气，健脾养胃；臣以苦温之白术，健脾燥湿，加强益气助运之力；佐以甘淡之茯苓，健脾渗湿，苓术相配，则健脾祛湿之功益著；使以炙甘草，益气和中，调和诸药。四药配伍，共奏益气健脾之功。

四神丸由肉豆蔻（煨）、补骨脂（盐炒）、五味子（醋制）、吴茱萸（制）、大枣（去核）组成。功效：温肾散寒，涩肠止泻。用于肾阳不足所致的泄泻，症见肠鸣腹胀、五更溏泄、食少不化、久泻不止、面黄肢冷。

本案为脾气虚兼肾阳虚，故脾肾双补，为临床常见治法之代表。山药、芡实、生黄芪更增补益脾气、涩肠止泻之功，加一味陈皮防补益有壅滞之嫌，药味不多，疗效甚佳。

● 连师点评

一般脾气虚弱之泄泻，可投《局方》参苓白术散，然脾肾两虚患者之五更泄泻，用参苓白术散则难以奏效，必配四神丸方有效验。加入山药、芡实者（此二味为敦煌石室之神仙粥方），专补脾肾且能涩肠止泻，加黄芪则补气升提也。

25. 脾不统血牙龈出血案

封某，男，34岁，2015年4月5日就诊。

患者牙龈出血加重1周。近来牙龈出血，本周尤甚，伴胃脘胀痛，畏寒，头痛，舌边红、苔薄。西医诊断：血小板减少症。中医诊断：齿衄（脾不统血）。治以温阳补气止血。拟方黄土汤加减。

处方：赤石脂20g，制附子6g（先煎），生地黄炭20g，黄芩10g，炙甘草6g，阿胶珠10g，炒白术15g，党参30g，生黄芪30g，当归炭6g，炒白芍15g，仙鹤草30g。7剂，每日1剂，水煎400mL，分早晚两次餐后温服。

● 弟子心悟

《金匮要略》卷中之黄土汤具有温阳健脾、养血止血之功效。其组成为灶心黄土30g，甘草9g，干地黄9g，白术9g，附子9g（炮），阿胶9g，黄芩9g。主治阳虚出血。症见大便下血，或吐血、衄血，或妇人崩漏，血色暗淡，四肢不温，面色萎黄，舌淡苔白，脉沉细无力。现代常用于治疗慢性胃肠道出血及功能性子宫出血属脾阳不足者。

本方所治各种出血证，皆因脾阳不足所致；脾主统血，脾阳不足，失去统摄之权，则血从上溢而吐衄，下走而为便血、崩漏。治当标本兼顾。方中灶心土即伏龙肝，辛温而涩，功能温中、收敛、止血，为君药。白术、附子温阳健脾，以复脾胃统摄之权，为臣药。生地黄、阿胶滋阴养血止血，既可补益阴血之不足，又可制约术、附之温燥伤血，是为佐药。生地黄、阿胶得术、附，则可避免滋腻呆滞碍脾之弊。方用苦寒之黄芩，不仅止血，且可佐制他药温热以免动血，亦为佐药。甘草为使，调和诸药并益气调中。诸药合用，标本兼顾，刚柔相济，以刚药温阳而寓健脾，以柔药补血而寓止血。共成温阳健脾、养血止血之剂。

此案连师用赤石脂代灶心黄土，因灶心黄土药源不足，为不得已而为之，仍取赤石脂之温性，《神农本草经》云："赤石脂，味甘、酸、辛，大温，无毒。主养心气，明目，益精，疗腹痛……下利赤白……女子崩中漏下，产难，胞衣不出。"仙鹤草除补气外，尚有止血之功，一般用量偏大，30g以上为常。

● 连师点评

黄土汤为张仲景治便血的良方，若能灵活化裁，可治疗多种出血证。本案牙龈出血，亦投黄土汤温中摄血，且刚柔相济，立方之意极其周到。在原方基础上加参、芪补气摄血，归、芍养血柔木，仙鹤草更为补气血之妙品。

26. 月经先期案

谌某，女，43岁，2013年9月16日初诊。

患者月经周期为23天一行，量少、色紫暗，兼面部有黄褐斑，鼻上亦有斑，情绪易怒。舌苔薄腻，边有瘀点，左关脉弦，右关脉大。拟清其瘀热。

处方：桂枝6g，赤芍15g，茯苓15g，牡丹皮10g，桃仁10g，制大黄6g，丹参15g，制香附6g。7剂，每日1剂，水煎400mL，分早晚两次餐后温服。

2014年2月17日复诊：经行已如期，量亦转多，色亦转鲜红。舌苔薄腻，边有瘀斑，右关脉实大且数，左关脉弦。再守方出入。

处方：桂枝10g，赤芍15g，茯苓15g，牡丹皮10g，桃仁10g，制大黄6g，丹参15g，制香附10g，薏苡仁30g，当归12g。7剂，每日1剂，水煎400mL，分早晚两次餐后温服。

● 弟子心悟

患者月经先期、量少、色紫暗，舌边有瘀点，可知有瘀血阻滞。左关脉弦，右关脉大，弦主肝病，大则属实，左关候肝胆，右关候脾胃，此脉象说明肝胆疏泄不利，而脾胃之气尚可，瘀血内阻，影响经行，面、鼻有黄褐斑，舌质有瘀点，皆与血瘀、血亏日久，不荣于面有一定关系。患者易怒，责之肝气郁滞；瘀血化热导致经期提前。舌苔薄腻乃提示在瘀血内停基础上，兼有湿邪。

主方选用桂枝茯苓大黄丸，此方系日本皇汉医学方，为《金匮要略》桂枝茯苓丸加大黄逐瘀通经。大黄味苦，性寒。功效：泻下攻积，清热泻火，凉血解毒，化瘀通经，此处多用酒大黄化瘀通经。此外，案中加入丹参、香附，二药皆为妇科要药，能凉血活血，又可行气解郁。

二诊在初诊基础上加用薏苡仁、当归二药，薏苡仁可健脾祛湿，针对舌苔薄腻；当归养血活血，既可祛瘀血，又可生新血。使水湿、瘀血皆能兼顾。

连师常用此方治疗子宫肌瘤，若肌瘤为多发性或时间较久，伴舌有瘀斑、舌质暗红，用桂枝茯苓大黄丸加炮山甲、炙鳖甲、丹参，加强活血散结之功。

● 连师点评

桂枝茯苓大黄丸乃日本汉方医学家结合仲景方后组成的方剂，治血分瘀热、体质属实者有效。案中加丹参凉血化瘀，香附理气活血，更妙。

27. 经行乳胀案

庞某，女，44岁，2013年10月4日初诊。

患者右胁不适，经行乳胀痛，诊得左关脉弦，右脉缓，舌苔薄腻，边有瘀点。拟调和法。

处方：柴胡5g，炒当归10g，赤芍12g，炒白芍12g，炒白术10g，茯苓15g，炙甘草5g，薄荷6g，陈皮6g，制香附10g，广郁金12g，丹参20g，旋覆花12g（包），茜草6g。7剂，每日1剂，水煎400mL，分早晚两次餐后温服。

2014年1月10日二诊：诊得左关脉弦，右脉缓，舌苔薄尖红，边有瘀点，胸痛，再守调畅气血法。

处方：柴胡 5g，炒当归 10g，赤芍 12g，炒白芍 12g，炒白术 10g，茯苓 15g，炙甘草 5g，薄荷 6g，陈皮 6g，制香附 10g，广郁金 12g，丹参 20g，延胡索 10g，红花 6g。7 剂，每日 1 剂，水煎 400mL，分早晚两次餐后温服。

2014 年 4 月 25 日三诊：胃脘胀，眩晕，右脉缓，左关脉弦，舌苔薄腻质红，边有瘀斑，拟局方参苓白术散加归、芍主之。

处方：太子参 20g，炒白术 10g，茯苓 12g，炙甘草 5g，陈皮 6g，山药 30g，扁豆 12g，炒薏苡仁 30g，砂仁 5g（杵，后入），桔梗 5g，芡实 12g，炙鸡内金 10g，炒当归 6g，赤芍 12g，炒白芍 12g。7 剂，每日 1 剂，水煎 400mL，分早晚两次餐后温服。

● 弟子心悟

患者左关脉弦，右脉缓，说明肝气郁滞且脾胃较弱，方用逍遥散加减。舌苔腻边有瘀点，可知夹有瘀、痰。故加用陈皮、制香附、广郁金行气解郁化痰；用丹参、旋覆花、茜草活血祛瘀。且旋覆花降气活血，对于胸胁气血不通效果好。

二诊，患者右胁不适及经行乳胀痛已无，故去茜草、旋覆花；针对胸痛，加用延胡索、红花以活血止痛。

三诊，此次用方以参苓白术散为主，加用归、芍，补土柔木，以补土为主，疏肝为辅，就此案而言，七分治脾，三分治肝。加入鸡内金、赤芍可活血化瘀。山药配鸡内金又可润脾开胃，补气阴，治疗脘胀。患者眩晕考虑为脾气虚所致，白术、桔梗的升提作用对此症有效。

● 连师点评

本案病机为肝郁，初诊、二诊均用逍遥散加味，三诊时以脾胃气虚为主，肝郁血虚为次，故用局方参苓白术散补气健脾，加归、芍养血柔肝。

28. 肝胃失和脘胀嗳气案

凌某，男，60岁，2013年10月10日初诊。

患者胃脘胀，嗳气，矢气，左关脉弦，右脉缓，舌苔薄，拟调和法。

处方：柴胡5g，炒当归6g，炒白芍12g，炒白术10g，茯苓15g，炙甘草5g，薄荷5g，陈皮6g，制香附6g，广郁金10g，太子参15g，佛手片6g，焦神曲12g。7剂，每日1剂，水煎400mL，分早晚两次餐后温服。

2013年11月21日复诊：脘胀、嗳气已瘥，左脉已缓，右关脉虚大，舌苔薄中有裂纹，拟补气法。

处方：太子参20g，生黄芪25g，炒白术10g，炙甘草5g，当归炭6g，陈皮6g，升麻6g，柴胡5g，仙鹤草20g，大枣15g。7剂，每日1剂，水煎400mL，分早晚两次餐后温服。

● 弟子心悟

初诊，左关脉弦，右脉缓，肝失疏泄且脾气较弱，选用逍遥散加减。另用佛手片、陈皮、香附、郁金疏肝行气。因有胃脘胀，嗳气，矢气，可知肝气犯胃，用焦神曲消酒食，太子参养胃气，虽一味之加减，实际意义较大，使方剂扩展为逍遥散合四君子汤加减（党参换为太子参）。

二诊，左脉已缓，右关脉虚大，可知此时以脾胃气虚为主。苔有裂纹为气虚的表现，故选用补中益气汤为主方，改党参为太子参，加仙鹤草、大枣可补益气血，治疗脱力劳伤，对于脾虚兼气血亏虚之人用药更为全面、精细。

● 连师点评

从本案一诊、二诊的处方可知初诊当调肝脾，二诊则重在补气。关键在辨证，因一诊时左关脉弦、右脉缓，二诊时右关脉虚大，知脾胃气虚也。

29. 胸痛案

曾某，女，37岁，2013年10月11日初诊。

诊得患者左关脉弦，右脉缓，舌苔薄腻，尖有瘀点，胸闷痛，拟调和之法。

处方：柴胡5g，炒当归10g，赤芍12g，炒白芍12g，炒白术10g，茯苓15g，炙甘草5g，薄荷6g，陈皮6g，制香附6g，广郁金10g，丹参20g，苏叶6g。7剂，每日1剂，水煎400mL，分早晚两次餐后温服。

● 弟子心悟

心肺藏于胸中，胸中闷痛多与心肺有关，但诊其左关脉弦，可知乃肝疏泄失常，气机不畅，不通则痛。肝病传脾，影响气血生化，故见右脉缓。舌苔薄腻为湿浊内停，舌尖瘀点为气滞血瘀。现代胸痹与寒湿侵犯胸阳不同，多是湿热侵犯胸阳，久入于络，或情志易动、七情过激。故仲景认为胸痹的病因病机“阳微阴弦”为寒湿引起，如今饮食丰富，膏粱厚味引起的湿热所致的胸痹证更多。选方今以温胆汤、陷胸汤多见，久而入络之胸痹轻症，合丹参饮；血瘀重者，首选王清任的血府逐瘀汤。

主方选用逍遥散治疗肝郁脾虚的主证，其中赤芍、白芍同用为养血活血。处方加入制香附、苏叶、陈皮为香苏散，既可针对湿浊内停，与广郁金同用理气和中；又可治疗胸中闷痛，行气宽胸。一味丹参活血化瘀，使气行血行。

● **连师点评**

胸闷痛，其治多种。或血瘀，用王清任的血府逐瘀汤；或痰阻，用瓜蒌薤白白酒汤；此案属气血瘀滞，故用逍遥散合香苏散加减，加入郁金、丹参，重在活血化瘀也。

30. 气血亏虚面部痤疮案

刘某，女，25岁，2013年10月13日初诊。

患者面部生痤疮，经行量少，有瘀块，大便偏干。脉缓，舌苔薄，舌尖有瘀点，拟方八珍汤。

处方：太子参20g，炒白术10g，茯苓15g，生甘草5g，陈皮6g，当归10g，赤芍10g，川芎5g，生地黄15g，丹参15g。7

剂，每日1剂，水煎400mL，分早晚两次餐后温服。

● 弟子心悟

患者经行量少、脉缓，可知气血不足。患者痤疮、经行有瘀块、舌尖有瘀点，说明气虚无力推动血行。大便干结乃血虚不能濡润肠道所致。方选八珍汤双补气血，方中用太子参（恐党参、生晒参等温燥）补气兼养阴，用赤芍活血。加入陈皮使补而不滞，丹参凉血活血。

面部痤疮颜色偏淡暗、分布较稀，与血热实证之颜面痤疮色鲜红、热痛，甚至有脓点、分布稠密有虚实之别。本案属于血虚生热，虚中夹实，与单纯实证或虚证不同，连师加陈皮防八珍汤之滋腻，予生四物汤合丹参补血凉血，治疗血虚生热。简单十味药，疗效显著，学生深受启发。

● 连师点评

八珍汤补气血，因血主濡养，故能治疗痤疮属血虚生热者。

31. 闭经案

吕某，女，45岁，2013年10月14日就诊。

患者月事5个月未行，服八珍汤合桃红四物汤后即行，经量多，色紫黑。右关脉有力，左脉缓，舌苔薄、边布瘀点，守方主之。

处方：太子参20g，炒白术12g，茯苓12g，炙甘草5g，陈皮6g，鸡内金10g，炒当归15g，赤芍12g，川芎6g，生地黄15g，桃仁6g，红花6g，丹参20g，大枣15g。14剂，每日1剂，水煎400mL，分早晚两次餐后温服。

2013年11月25日二诊：自2013年9月8日行经后，迄今未行，脉缓，舌苔薄、边有瘀点。再补其气血，行其瘀滞。守方如上，加川牛膝15g。

2013年12月30日三诊：2013年12月14日行经，色紫暗，有瘀块，量多，脉缓，舌苔薄腻、边有瘀斑，再守补气化瘀法。予一诊方加益母草20g。

● **弟子心悟**

八珍汤合桃红四物汤既可补益气血，又可活血化瘀。方中再加陈皮使补而不滞；鸡内金，张锡纯用来活血，此处用之，取其活血之力；丹参凉血活血。

连师在月经不调时会加用川牛膝、益母草，引血下行。其中牛膝能破血下瘀，但月经量多不宜使用，故量多有瘀时改为益母草。牛膝性善下行，入肝、肾二经，能补肝肾、强筋骨，又能通血脉、利关节，为治腰膝下肢病证常用药。主要用于瘀滞经闭，产后瘀痛，跌仆伤痛等症，牛膝善于活血祛瘀，对妇科、伤科各种瘀血凝滞的病证，常和红花、桃仁、当归、延胡索等药同用，既可活血调经，又能祛瘀疗伤。

益母草，味辛、苦，性凉，具有活血、祛瘀、调经、消水的功效。治月经不调、浮肿下水、尿血、便血、痢疾、痔疾。治疗气滞血瘀引起的痛经，常与延胡索、当归、白芍、香附、川牛膝等补血养血、行气止痛药物组合成方。

● 连师点评

月经闭止5个月不行，属血虚血滞，故用八珍汤加桃仁、红花、川牛膝、丹参等，血补血行则月经如期。

32. 化疗后咳嗽胸痛案

庞某，男，27岁，2013年10月25日初诊。

患者前纵隔精原细胞瘤化疗放疗已7个月，现咳嗽，胸痛，左关脉弦，右关脉大，舌苔薄腻，舌尖红，其形丰，拟清化痰热。

处方：芦根30g，薏苡仁40g，杏仁12g，冬瓜子15g，桃仁10g，竹沥半夏10g，陈皮6g，茯苓15g，生甘草6g，炒枳壳10g，竹茹10g，广郁金15g，白花蛇舌草30g，半枝莲30g，丹参20g，当归10g，赤芍15g。28剂，每日1剂，水煎400mL，分早晚两次餐后温服。

● 弟子心悟

处方以温胆汤合千金苇茎汤，患者脉左关脉弦，右关脉大，舌苔薄腻，舌尖红，知其胆郁痰扰，用温胆汤；又伴有咳嗽，故有痰热扰肺，加用千金苇茎汤（连师用此方加杏仁降肺气）。另外，阻滞气机则胸痛，加用郁金、丹参疏肝清肝，清热凉血。而白花蛇舌草、半枝莲则是抗肿瘤药物（连师结合中药现代药理研究，或吸收他医之经验用药，热毒重者用白花蛇舌草、半枝莲，湿毒重者用猪苓、薏苡仁）。肿瘤有多瘀多虚之特点，故用丹参、当归、赤芍等活血、养血、养阴。

● **连师点评**

苇茎汤合二陈汤、温胆汤加减，主在化痰热，佐以理气活血，清热解毒。

33. 直肠癌术后肝转移嗳气案

陈某，男，62岁，2013年10月27日初诊。

患者直肠癌手术后2个月，肝脏有包块，嗳气，口不苦，矢气可舒，小溲黄。左关脉弦，右关脉大，舌苔薄腻，拟疏泄之法。

处方：柴胡6g，赤芍12g，炒枳壳10g，炒当归12g，生甘草6g，川芎6g，制香附10g，青皮6g，陈皮6g，广郁金12g，丹参15g，薏苡仁30g，茯苓15g，猪苓20g，白花蛇舌草30g，半枝莲30g。28剂，每日1剂，水煎400mL，分早晚两次餐后温服。

2013年12月1日复诊：诊得左关脉虚弦，右脉缓，舌苔薄腻，边有瘀斑，嗳气、矢气已少，小溲仍黄，再守上方加减。

处方：柴胡6g，当归12g，赤芍12g，炒白芍12g，炒白术12g，茯苓15g，生甘草5g，陈皮6g，制香附10g，广郁金12g，丹参 15g，薏苡仁 30g，猪苓 20g，白花蛇舌草 30g，半枝莲 30g，佛手片 6g。28 剂，每日 1 剂，水煎 400mL，分早晚两次餐后温服。

● 弟子心悟

本案患者脉左关脉弦，右关脉大，为肝气郁滞之实证，选用柴胡疏肝散为主方。肝脏有包块，或痰（苔薄腻）或瘀，瘀用郁金、丹参、炒当归养血活血，痰用薏苡仁、茯苓、猪苓健脾化湿，三药用于肿瘤湿浊偏重者。小溲黄，故用寒凉的白花蛇舌草、半枝莲，二药既可利尿、消肿活血，又可清肿瘤瘀热之毒。

二诊时患者脉左关脉虚弦，右脉缓，表现出脾虚、肝血虚之象，故加用炒白术、炒白芍，变为逍遥散和柴胡疏肝散的合方。保留上方之广郁金、丹参、薏苡仁、猪苓、白花蛇舌草、半枝莲，舌边有瘀斑证明患者确有瘀血。薏苡仁、猪苓，白花蛇舌草、半枝莲两个药对为连师抗肿瘤之经验用药。薏苡仁、猪苓药对用于湿浊重之肿瘤患者，常常起到化湿消瘤、防治癌瘤发展之效果。

● 连师点评

二诊方去初诊方中的青皮，恐其破气太过，加入佛手片，其性平和，亦有疏肝理气祛痰之效。

34. 眼干涩案

裘某，女，68岁，2013年11月5日初诊。

患者两目干涩，血压高，左关脉弦，舌红少苔，宜清肝养血。

处方：柴胡5g，当归6g，炒白芍12g，茯苓12g，生甘草5g，牡丹皮10g，焦山栀10g，生地黄15g，制香附6g，广郁金10g，浙贝母10g，夏枯草30g。7剂，每日1剂，水煎400mL，分早晚两次餐后温服。

2013年12月5日复诊：腰酸目干，左关脉弦，两尺脉虚浮，舌红少苔，拟补肝肾。

处方：生地黄20g，山药20g，山茱萸12g，牡丹皮10g，茯苓10g，泽泻10g，枸杞子12g，菊花12g，炒当归6g，炒白芍12g，石决明20g，浙贝母10g，煅牡蛎30g。7剂，每日1剂，水煎400mL，分早晚两次餐后温服。

● 弟子心悟

此系肝郁化火之证，兼有阴血不足。选用丹栀逍遥散为主方，去炒白术，一来患者无脾虚之象，二来恐其温燥伤阴。此外，加入香附、郁金为疏肝气，浙贝母、夏枯草清肝热，散少阳热结。生地黄可凉血养阴，针对舌红少苔，肝之阴血虚也。初诊从标论治，清肝养血。

二诊，患者脉左关脉弦，两尺脉虚浮，可知肝肾不足，虚阳上越。故以杞菊地黄丸补肝肾，清肝明目。炒当归、炒白芍养阴血以柔肝。石决明、浙贝母、煅牡蛎平肝潜阳。此肝肾双补，寓肾中伏火、肝阳上亢双降之要妙，对于治疗高血压，可平上亢之阳，标本兼顾。

● 连师点评

本案初诊从清肝养血治，二诊因其左关脉弦，两尺脉虚浮，舌红少苔，考虑乙癸同源，用滋水涵木法。故初诊仅治一脏（肝），二诊虚则补其母，子脏得以安宁。

35. 肝气郁滞胸痛案

梁某，男，46岁，2013年11月11日初诊。

患者胸痛，胸闷，诊得左关脉弦，右脉缓，舌苔腻，舌质红，拟调和法。

处方：柴胡6g，当归12g，赤芍12g，炒白芍12g，炒白术10g，茯苓15g，炙甘草6g，陈皮6g，薄荷6g，制香附10g，广郁金10g，丹参20g，太子参20g。21剂，每日1剂，水煎400mL，分早晚两次餐后温服。

2014年3月31日复诊：胸痛瘥，夜寐多梦，左关脉弦，右脉缓，舌苔薄，舌尖红，再守方出入。丹参改为15g，加合欢皮15g，苏叶6g。28剂，每日1剂，水煎400mL，分早晚两次餐后温服。

● 弟子心悟

左关脉弦，右脉缓，肝气郁滞而脾胃较弱，以逍遥散疏肝补脾。针对胸闷及舌红、胸痛，用丹参、香附、郁金疏肝行气活血。太子参补气养阴，对于脾虚舌红效佳，使此案处方具有逍遥散合四君子汤之意，疏肝健脾，肝脾同调。

二诊，守方加合欢皮安神。苏叶，连师亦用于解郁安神。

● **连师点评**

经云：百病皆生于气。故调气机在治疗杂病中具有重要的临床意义。本案即为一例。

36. 脘胀案

洪某，男，64岁，2013年11月15日初诊。

患者患胰腺癌，自觉脘胀食少，右关脉虚大，右尺脉虚浮，左关脉小弦，舌苔薄腻，舌质红，拟李氏法加减。

处方：太子参20g，生黄芪25g，炒白术12g，炙甘草5g，陈皮6g，当归10g，升麻6g，柴胡5g，炒白芍15g，茯苓15g，白花蛇舌草30g，半枝莲30g，炒枳壳10g，生薏苡仁30g。21剂，每日1剂，水煎400mL，分早晚两次餐后温服。

2013年12月26日二诊：诊得脉缓，舌苔腻，脘胀，大便难解，拟香砂六君子汤加减。

处方：太子参20g，炒白术12g，茯苓15g，炙甘草5g，陈皮6g，制半夏10g，广木香6g，砂仁6g（杵，后入），炒薏苡仁50g，猪苓20g，炒当归10g。21剂，每日1剂，水煎400mL，分早晚两次餐后温服。

2014年4月6日三诊：白昼小便少，夜间小溲六七行，大便难解，尺脉沉，舌苔腻，拟仲师法。

处方：熟地黄20g，山药12g，山茱萸12g，牡丹皮10g，茯苓12g，泽泻10g，桂枝6g，制附子10g（先煎），怀牛膝12g，薏苡仁40g，猪苓30g，野生灵芝20g，车前子15g（包），当归12g。21剂，每日1剂，水煎400mL，分早晚两次餐后温服。

● 弟子心悟

初诊，患者自觉脘胀食少，右关脉虚大，示脾胃偏弱，故以补中益气汤健脾益气为主方，舌质红故选用太子参补气养阴。左关脉小弦，则加用炒白芍、茯苓，与补中益气汤中的当归、柴胡、炒白术、炙甘草构成逍遥散，补脾柔肝。白花蛇舌草、半枝莲、薏苡仁都有抗肿瘤的作用，此处用生薏苡仁在于舌红（有热），且生薏苡仁渗湿作用更强，与茯苓、白术健脾祛湿。炒枳壳能够针对脘腹胀满。处方中含有四逆散调理肝脾气机，实为补中益气汤合逍遥散、四逆散三方加减，此案为补脾柔木之典型范例。

二诊，患者虽有脘胀、大便难解，但诊其脉缓，可知为体虚无力推动。处方改为香砂六君子汤加减，意在补气行气，针对苔腻（有湿），加入炒薏苡仁（炒用健脾力胜）、猪苓，另用炒当归养血兼润肠，可使肠道不致干结。

三诊，患者现夜尿频多，尺脉沉，可知已久病及肾，且舌苔腻，故选用济生肾气丸为主方。加用薏苡仁、猪苓、当归，与前方意义相似，改炒当归为生当归（当归炒后润肠作用减弱），因脾虚不显而大便难解之故。野生灵芝，《神农本草经》列其为上品，谓紫芝“主耳聋，利关节，保神益精，坚筋骨，好颜色，久服轻身不老延年”。临床对此药报道颇多，称其可治疗失眠、白细胞减少症，还可保肝护肝，解蕈毒，促进和调整免疫。连师常用此药治疗肿瘤患者气虚睡眠障碍之症。

● 连师点评

此案患者胰腺炎辨证为脾气虚、肝木旺、肾阳虚，故用药补养脾胃兼柔肝。因五脏之损，穷必及肾故也，故之后补肾。

37. 心悸案

陈某，男，51岁，2013年11月25日初诊。

患者时心悸，睡眠差，易醒，做噩梦，左关脉小弦，右脉缓，舌苔薄腻，舌尖有瘀滞色，拟温胆汤。

处方：制半夏12g，陈皮10g，茯苓20g，炙甘草5g，炒枳壳10g，竹茹10g，党参25g，丹参25g，石菖蒲6g，远志6g，广郁金12g，煅龙骨30g，煅牡蛎30g。21剂，每日1剂，水煎400mL，分早晚两次餐后温服。

● 弟子心悟

患者系心胆气虚，湿热内停，胆热内扰，影响心神，心中悸动，甚至心惊肉跳。左关脉小弦乃肝胆失于疏泄之脉，舌尖有瘀滞色说明有心血瘀滞之象。

处方以温胆汤加煅龙骨、煅牡蛎为主，制半夏、陈皮、茯苓暗含二陈汤之意，为痰湿病的基础方，炒枳壳可行气宽中，使气行痰化，竹茹清热化痰。方中加用煅龙骨、煅牡蛎以安神定悸，石菖蒲化痰开窍，远志定心气，止惊悸，广郁金行气解郁。用党参是针对右脉缓以补气健脾，丹参可治疗心血瘀滞之象。此案有三点可鉴：一是温胆汤中加少量的党参有扶正之功，健脾有助于二陈汤化痰；二是石菖蒲、远志有助于透湿而开心气；三是煅龙骨、煅牡蛎潜阳安神，有利于治疗胆热内扰、噩梦纷纷或心悸较重者。

● **连师点评**

温胆汤调畅气机，化痰化瘀，针对心胆气虚者用之最宜。

38. 腰酸案

卢某，女，23岁，2013年3月28日初诊。

患者2013年1月患病，畏寒，腰酸，夜尿多，西医诊断为慢性肾炎，尿酸525μmol/L，尿素氮21.5mmol/L，血清肌酐280μmol/L，尿蛋白（++）。脉沉，舌淡苔白，拟温补肾气法。

处方：熟地黄20g，山药15g，山茱萸12g，茯苓10g，泽泻10g，制附子6g（先煎），肉桂5g，菟丝子12g，枸杞子12g，炒杜仲10g，怀牛膝10g，鹿角片10g。14剂。

● 弟子心悟

肾为先天之本，中寓命门之火，肾阳不足，不能温补下焦，故腰酸、畏寒。肾与膀胱相为表里，肾阳虚衰，不能约束水液，则小便增多，入夜尤甚。脉沉，舌淡苔白，皆属于肾阳虚衰之象。故应以补肾助阳为主，拟温补肾气法。熟地黄、山药、山茱萸补肾填精，制附子、肉桂温肾助阳，茯苓、泽泻利水降浊等。

本案含金匮肾气丸和《景岳全书》之右归饮及鹿角丸、五子衍宗丸之意，案中用金匮肾气丸恢复肾气同时，用右归饮之枸杞子、杜仲、甘草进一步加强复阳之功；又川牛膝配鹿茸（案中用怀牛膝代川牛膝）治骨虚极，面肿垢黑，脊痛不能久立，气衰发落齿槁，腰脊痛，甚则喜唾。(《济生方》鹿角丸：鹿角二两，川牛膝（去芦，酒浸，焙）一两半。上为细末，炼蜜为丸，如梧桐子大。每服七十丸，空心盐汤送下。）又五子衍宗丸补肾益精。用于肾虚精亏所致的阳痿不育、遗精早泄、腰痛、尿后余沥未净。原方由五味药物组成：枸杞子、菟丝子（炒）、覆盆子、五味子（蒸）、车前子（盐炒）。本案未取全故，然意在其中，患者为女子，可见五子衍宗丸不仅仅为男子而设，深有妙意。

● 连师点评

慢性肾炎属肾阳虚者，多脉沉，舌苔淡白，畏寒，当“益火之源以消阴翳”，肾气丸乃阴中求阳以助气化之良剂，然须常服方有功。

39. 胆结石案

陈某，男，47 岁，2014 年 1 月 3 日初诊。

患者有脂肪肝、胆囊多发结石病史，右关脉大，左关脉弦，舌苔薄，边有瘀斑，拟疏泄之法。

处方：柴胡 10g，赤芍 15g，炒枳壳 10g，生甘草 5g，川芎 6g，制香附 10g，广郁金 15g，丹参 20g，金钱草 30g，海金沙 15g（包），鸡内金 12g，青皮 6g，陈皮 6g。7 剂，每日 1 剂，水煎 400mL，分早晚两次餐后温服。

2014 年 3 月 21 日复诊：近日有咽痒，咳嗽，左关脉弦，右关脉大，舌苔薄，舌质红，边有瘀点，予桑菊饮。

处方：桑叶 12g，菊花 12g，桔梗 6g，生甘草 5g，杏仁 10g，连翘 12g，薄荷 6g，芦根 30g，浙贝母 10g，当归 10g，瓜蒌皮 12g，南沙参 12g，丹参 15g。7 剂，每日 1 剂，水煎 400mL，分早晚两次餐后温服。

● 弟子心悟

本病为肝气郁滞夹有痰瘀，加之右关脉大，知脾胃尚好，选柴胡疏肝散为主方，青皮、陈皮同用加强行气，使气行则血行、津行；用丹参、郁金能行气活血；针对胆囊多发结石，用金钱草、海金沙、鸡内金，取三金排石汤之意。其中鸡内金有活血、消食之功。

二诊，患者咽痒，咳嗽，舌苔薄，舌质红，可知近日外感，咽为肺之门户，咳嗽为肺失宣降，故证属风热犯肺，以桑菊饮为主方，并用南沙参养肺阴，瓜蒌皮清肺热。患者素有肝气郁滞，以丹参、当归养血活血，浙贝母平肝。

● **连师点评**

患者有胆囊多发结石，故用柴胡疏肝散加利胆之品。若兼外感，当先治其外感，再治其结石也。

40. 胁痛案

陈某，女，61岁，2014年1月3日就诊。

患者右胁疼痛，均以入夜为甚，病起10年，左关脉弦，右脉涩，舌苔薄，边有瘀斑。辅助检查：（2013年8月14日，海宁市人民医院）腹部彩超示肝内胆管结石。拟调和之法。

处方：柴胡6g，炒当归10g，赤芍15g，炒白术10g，茯苓15g，炙甘草5g，陈皮6g，制香附10g，广郁金15g，丹参30g，延胡索10g，玫瑰花5g，炮山甲6g，红花6g。14剂，每日1剂，水煎400mL，分早晚两次餐后温服。

2014年2月28日二诊：2月24日夜又发右胁疼痛，嗳气多，左关脉弦，右关脉大，舌苔薄，边有瘀斑，再守调气活血法。

处方：柴胡6g，赤芍15g，炒枳壳10g，炙甘草6g，川芎6g，制香附10g，青皮6g，陈皮6g，广郁金12g，丹参30g，红花6g，炮山甲粉3g，炙鸡内金12g，炒当归10g，延胡索10g。

28剂，每日1剂，水煎400mL，分早晚两次餐后温服。

2014年5月30日三诊：5个月来晨起泄泻，左关脉弦，右关脉尚有力，舌苔薄腻，边布瘀点，拟王氏法。

处方：炒当归10g，赤芍12g，川芎6g，红花6g，台乌药10g，延胡索10g，五灵脂6g（包煎），桃仁6g，牡丹皮6g，甘草9g，制香附6g，炒枳壳5g。21剂，每日1剂，水煎400mL，分早晚两次餐后温服。

● 弟子心悟

初诊，患者系肝郁脾虚，肝经瘀血。方选逍遥散为主，去薄荷因无肝郁化热之象且久病之人正气亏虚。肝经瘀血则加入炮山甲、红花，二药与柴胡、当归、甘草暗含复元活血汤之意。陈皮、香附、郁金为连师常用理气药，气行则血行；丹参、延胡索活血止痛；玫瑰花既可入血分，又可疏肝。

二诊，患者此时右关脉大，虚象不明显，且伴有嗳气多，张景岳曰："若外邪未解而见气逆胁痛者，宜柴胡疏肝散主之"，故主方改逍遥散为柴胡疏肝散。加用青皮，一来疏肝破气，二来针对嗳气。保留初诊方中广郁金、丹参、红花、炮山甲粉、炒当归、延胡索，功用同上。

三诊，选用膈下逐瘀汤原方治疗，活血祛瘀兼疏肝解郁。患者虽有晨起泄泻，但右关脉尚有力且舌边布瘀点，可知病机在瘀血而非正虚。临床上应四诊合参，不可因晨起泄泻而妄投四神丸之类。

● 连师点评

久病入络，其右胁疼痛，当用活血化瘀通络法，后五更泻，据其舌、脉，仍从瘀血考虑，不拘泥于结石症也。

41. 纳少便干案

毛某，女，43岁，2014年1月26日初诊。

患者脉缓，舌苔薄白，边有瘀斑，食少，畏寒，大便干，拟予十全大补汤。

处方：党参20g，炒白术12g，茯苓12g，炙甘草5g，陈皮6g，当归10g，赤芍10g，川芎3g，生地黄15g，生黄芪20g，肉桂3g，大枣15g。14剂，每日1剂，水煎400mL，分早晚两次餐后温服。

2014年3月10日二诊：大便已不干，脉缓，舌苔薄，舌质红，再守方加减。改党参20g为太子参25g。21剂。

2014年5月5日三诊：大便日解，排出顺畅，恶寒，手心汗出，脉缓，舌苔薄，再守原方。改肉桂3g为桂枝5g。

● 弟子心悟

初诊，脉缓为脾胃不足，气血生化乏源。气虚不能运化则食少，阴血虚则大便干。舌边有瘀斑为气虚不能运血。畏寒说明除气血不足外，尚有阳虚。方选十全大补汤，补益气血，补气助阳。

二诊，改党参20g为太子参25g，因舌质转红。三诊，改肉桂3g为桂枝5g，与芍药、大枣、甘草同用，暗含桂枝汤之意。患者恶寒，手心汗出，为表阳不足，可用桂枝汤调和营卫。

此案表里同病，先治其里，予十全大补汤扶正以助祛邪，后因舌质转红，改党参为太子参，改温补脾气为补益气阴，肉桂温里改为桂枝和表，后治其表。

● 连师点评

此案补气血，温阳气，针对气血虚寒之体有效，后因有手心汗出，故合桂枝汤调和阴阳也。

42. 风热咳嗽案

潘某，女，13岁，2014年1月30日初诊。

患者咳嗽，扁桃体肿大，右关脉实大，左关脉弦，舌苔薄，舌质红，拟桑菊饮。

处方：桑叶10g，菊花10g，桔梗6g，生甘草5g，杏仁10g，连翘12g，薄荷6g，芦根30g，浙贝母10g，瓜蒌皮12g，金银花20g。7剂，每日1剂，水煎400mL，分早晚两次餐后温服。

2014年5月25日：昨晚出现鼻衄，咳嗽已瘥，左关脉弦，右关脉大，舌苔薄，舌质红，守方加减。

处方：桑叶10g，菊花10g，桔梗6g，生甘草5g，杏仁10g，连翘12g，薄荷6g，芦根30g，金银花20g，淡竹叶10g，白茅根20g，生地黄炭15g。14剂，每日1剂，水煎400mL，分早晚两次餐后温服。

● 弟子心悟

初诊，患者感受风热之邪，搏结于咽喉则见“乳蛾”（扁桃体肿大），侵袭入肺，影响肺之宣降，则咳嗽。左关脉弦，可知风气通于肝，右关脉实大说明邪气盛、正不虚。方用桑菊饮疏风清热，加浙贝母，既可与瓜蒌皮清热化痰，又能平肝；针对乳蛾，用金银花清热解毒。

复诊，患者出现鼻衄，舌质红，可知为热盛破血妄行所致。加用淡竹叶清热利尿，使热从小便去，白茅根、生地黄炭可凉血止血。此鼻衄乃肺系热郁所引起。外感风热犯肺引起之鼻衄，桑菊饮不失为良剂。

● 连师点评

本案患者咳嗽、扁桃体肿大、鼻衄，可知属实，属热，故用桑菊饮清其风热而取效。

43. 口苦案

吴某，男，48岁，2013年3月8日初诊。

诊得左关脉弦，右脉缓，舌苔薄黄腻，嗳酸，口苦，拟方调和之。

处方：柴胡5g，炒当归10g，炒白芍12g，炒白术10g，茯苓15，炙甘草5g，薄荷6g，陈皮6g，制香附10g，广郁金10g，浙贝母10g，佛手片6g，焦神曲12g，生麦芽15g。14剂，每日1剂，水煎400mL，分早晚两次餐后温服。

● 弟子心悟

患者肝火犯胃，肝胃不和，故有口苦、呕吐酸水等不适，予逍遥散加减，疏肝和胃。实际上口味异常可因感受外邪、饮食所伤、七情失调等导致脏腑功能失调，引起脏气上溢于口。故临床上治疗不同的口味异常需辨证论治，小结如下：

（1）口苦、口酸一般为肝的问题。口苦为肝火，口酸为肝郁，味酸属肝，多为木乘土之象。口酸为“嗳气吞酸”，木乘土，要用左金丸（合逍遥散），左金丸有“火郁发之”之意，轻者用逍遥散合乌贝散。

（2）口淡、口甜一般关系到脾胃。口淡为脾虚，口甜为湿重，应用芳香化湿的方法。

（3）口咸为肾虚。有些老年人咳嗽，往往伴有口咸，可用金水六君煎。

● 连师点评

木乘土的胃病往往可见口苦、嗳酸。口淡多为脾胃气虚，口甜多见于脾胃湿浊重者，口咸则多见肾虚者，临床宜四诊合参，尤当重脉、舌，求辨证。

44. 面部痤疮案

王某，女，40岁，2013年2月28日初诊。

患者面部可见丘疹，脉缓，舌苔薄白，拟八珍汤。

处方：党参20g，炒白术10g，茯苓15g，生甘草6g，陈皮 6g，当归 10g，炒白芍 10g，川芎 5g，生地黄 12g，生薏苡仁 15g，熟薏苡仁 15g。7 剂，每日 1 剂，水煎 400mL，分早晚两次餐后温服。

2013 年 3 月 14 日复诊：面部丘疹，右脉缓，左关脉弦，舌苔薄白，拟守方出入。

处方：太子参 20g，炒白术 10g，茯苓 12g，生甘草 6g，陈皮 6g，当归炭 6g，赤芍 10g，炒白芍 10g，生地黄 12g，丹参 12g，制香附 6g。7 剂，每日 1 剂，水煎 400mL，分早晚两次餐后温服。

● 弟子心悟

患者气血两虚，不能上荣于面，以致面部起丘疹，但其脉无火，故连师初诊用八珍汤治之，其中甘草生用而不炙用，因生甘草性微寒，有清热解毒的功效。临床上若脉中有火热的表现，则可选用银花甘草汤。对于面部痤疮，连师有以下经验：阳明主面，可用异功散（甘草生用）；若有血热，加用凉血法，方用生四物汤（方中用赤芍、生地黄）加丹参主之。

● 连师点评

阳明经行于面颊部，女子气血不足，不能上荣于面，也会导致痤疮。故不能一味用清热解毒之法，可用补益气血法，略佐凉血解毒之品，如生甘草、丹参。

45. 痔疮出血案

连某，男，36岁，2012年9月9日就诊。

患者痔疮出血，色红，疼痛，诊得右关脉大，左关脉弦，舌苔黄腻，边有瘀斑，拟乙字汤法。

处方：当归炭6g，赤芍15g，升麻6g，柴胡6g，黄芩12g，制大黄6g，生甘草6g。7剂，每日1剂，水煎400mL，分早晚两次餐后温服。

● 弟子心悟

乙字汤据说乃日本原南阳氏治疗各种痔疮的良效验方，主治痔疮出血。加减如下：便秘，加大大黄用量，再加枳实；痔疮疼痛，加大赤芍、甘草用量；痔核，合桂枝茯苓丸；脱肛便血，加黄连、生地黄、黑栀子、黑地榆；如出血多时，加地榆、仙鹤草、槐花；炎症严重者，加金银花、连翘、蒲公英等。

● 连师点评

乙字汤乃日本人所创，余40年前见嘉兴市老中医龚某用此方有效，故余临床用此方治疗痔疮实热证，均有显效，其特色在升清降浊，凉血活血止痛。

46. 气喘案

卜某，男，40岁，2013年3月14日初诊。

患者气喘20余年，脉沉，舌苔腻，拟金水六君煎。

处方：炒当归 15g，熟地黄 20g，制半夏 12g，陈皮 10g，茯苓 15g，炙甘草 6g，肉桂 3g，炒白术 12g。21 剂，每日 1 剂，水煎 400mL，分早晚两次餐后温服。另配百令胶囊 5 盒分服。

● 弟子心悟

结合患者的临床表现及病史、舌脉，可知患者为肺肾两虚引起的气喘，故选金水六君煎加苓桂术甘汤以固肾降逆，温阳化饮，健脾利湿。方中当归、熟地黄滋补肾阴，半夏、陈皮燥湿化痰，茯苓、白术健脾渗湿利水，肉桂温阳化气利水，甘草调和诸药。另配百令胶囊以补肺肾，益精气，起辅助治疗作用。

气喘，是呼吸系统最常见的症状之一，中医学认为其病因病机与肺、脾、肾三脏关系最为密切。痰之生，由于脾气不足，不能散精于肺而灼津为痰。“治痰宜先补脾，脾复健运之常，而痰自化矣”(《证治准绳》)，故有“脾有生痰之源”之说。又“喘由外感者治肺，由内伤者治肾”(《类证治裁》)。虽气喘治疗有肺、脾方面的侧重，然穷必及肾，或肺肾阴亏，或脾肾阳虚，或肾阴不足，或命门衰微，终不离乎治肾。因此，对于反复发作的气喘，重用熟地黄，生精补血，峻补肾阴，确为浇水灌根、治病求本之道。气喘若偏肾精亏损，以金水六君煎为主方治之。

● 连师点评

张景岳新方八阵之金水六君煎为治肾精不足，痰湿不化之虚喘。可见气喘日久，动辄更甚，尺脉沉或虚浮，舌苔白腻或白润，对证投之，每可奏效。

47. 消渴案

施某，男，73岁，2013年1月13日初诊。

患者有高血压病史，西医学检查：24小时动态心电图提示早搏，一昼夜3万余次。消渴，心悸，胸闷，夜不安寐，舌干有裂纹、朱点，拟仲师法。

处方：炙甘草12g，生地黄30g，麦冬10g，阿胶珠10g，炒枣仁15g，太子参20g，桂枝6g，大枣30g，丹参20g。21剂，每日1剂，水煎400mL，分早晚两次餐后温服。

● 弟子心悟

炙甘草汤治疗心之阴阳气血俱虚，阴血不足则心失所养，阳气不振则鼓动无力。临床一般不必加用其他药物，或偶加丹参、当归、茯苓（安神、利尿）治疗水钠潴留。按原方药物剂量比例（生地黄30g，炙甘草12g，大枣30枚），方中可重用生地黄，以酒煎煮，则不至于滋腻损伤脾胃，而养血滋阴之功益著。柯韵伯曰："此证当用酸枣仁，肺痿用麻子仁可也。"据连师临证体会，若患者大便不干而心悸失眠，确实可用酸枣仁代麻仁。但在一般情况下，还是用麻仁疗效为好，对大便干结者尤为适宜。另外，有医家考证麻仁可用黑芝麻代替。炙甘草汤原方煎服方法为水酒各半煎服（即九味药以清酒七升，水八升，先煮八味，取三升，去滓，纳胶烊消尽，温服一升，日三服），中医泰斗岳美中经验用二锅头两汤勺代原方中清酒。

● 连师点评

本案患者消渴、高血压、早搏多、胸闷，其重点在早搏（脉结）上。仲师云："心动悸，脉结代，炙甘草汤主之。"故用仲景方原方，加丹参以养血安神。按仲师药物比例及煎煮法，疗效较好。

48. 风热发热咳嗽案

凌某，女，45岁，2017年7月17日初诊。

患者近三四天外感风热之邪，咳嗽，小便欠多，左关脉弦，右寸脉浮，舌苔腻，舌尖红，拟祛其风、清其暑。

处方：桑叶10g，菊花10g，桔梗6g，杏仁10g，生甘草5g，连翘12g，芦根20g，淡竹叶10g，薄荷6g，广郁金10g，浙贝母10g，金银花30g，飞滑石20g，白通草6g。7剂，每日1剂，水煎400mL，分早晚两次餐后温服。

● 弟子心悟

此案患者系外感风热咳嗽，发病季节在小暑、大暑之间，又兼有暑湿，右寸脉浮，舌尖红，当清其风热，舌苔腻，应祛其暑湿，连师用银花甘草汤解暑热，金银花用较大剂量，飞滑石、白通草使暑热从下焦而解，淡竹叶清心除烦。此案桑菊饮之加减法比较少见。

本案患者病在卫分，外邪未清，主症为咳嗽，部分患者仍会有发热（此案发热与否，案中未具体交代），从连师合用银花甘草汤，金银花用至30g，防患者病情进入阳明之加减经验中，推断患者仍有发热或伴有风热火毒咽痛。

● **连师点评**

银花甘草汤清阳明实热，解暑热，临床有温热外感卫分向气分发展之高热，从火毒论治。

49. 噩梦多汗案

高某，女，55岁，2018年2月5日。

患者夜寐有噩梦，多汗，左关脉弦，右关脉有力，舌苔薄，边有瘀点，拟调和法。

处方：柴胡6g，炒当归10g，赤芍15g，炒白芍12，炒白术10g，茯苓15g，生甘草5g，陈皮6g，制香附6g，广郁金12g，丹参20g，炒枣仁20g。21剂，每日1剂，水煎400mL，分早晚两次餐后温服。

● **弟子心悟**

左关脉弦，右关脉有力，知肝气郁滞而脾胃较强，以逍遥散疏肝补脾为主治之法。用陈皮、香附、郁金疏肝行气；舌边瘀点提示患者血分有郁热，用丹参凉血活血。丹参合酸枣仁可凉血、养血、安神。

连师凉肝之法常用制香附、广郁金、丹参三味药物合用，集理气、疏肝、凉肝养肝于一体。又《神农本草经》中记载：“补中益肝，坚筋骨，助阴气，皆酸枣仁之功也。”明代李时珍在《本草纲目》中记载枣仁“熟用疗胆虚不得眠，烦渴虚汗之症；生用疗胆热好眠，皆足厥阴少阳药也”。本案用炒酸枣仁补肝阴助安眠的同时，酸枣仁酸甘之性又可敛汗，收养肝、宁心安神、敛汗之功，一举三得。

● **连师点评**

清净是福，平安是福，思虑过多就会消耗气血，并容易导致气血瘀阻，治拟养血活血，凉血宁神。

50. 胆热呕吐案

林某，女，29岁，2014年2月14日初诊。

患者不欲食，欲呕吐，手握拳困难，脉缓，舌苔黄腻，舌尖红，拟二陈出入。

处方：制半夏12g，陈皮10g，茯苓15g，炒枳壳10g，竹茹10g，川黄连3g，苏叶6g，薏苡仁30g，丹参15g，当归10g。7剂，每日1剂，水煎400mL，分早晚两次餐后温服。

2014年2月28日复诊：已能食半碗饭，未再呕吐，手能握拳，然右肩胛骨下有块，质软，右关脉尚有力，舌苔黄腻，舌质红，再守方主之。

处方：竹沥半夏12g，陈皮10g，茯苓15g，炒枳壳10g，竹茹10g，川黄连3g，苏叶6g，薏苡仁40g，丹参15g，当归10g，胆南星10g，丝瓜络12g。7剂，每日1剂，水煎400mL，分早晚两次餐后温服。

● 弟子心悟

初诊，脉缓、舌苔黄腻、舌尖红，为痰热内扰，以黄连温胆汤加减；去姜、草、枣以防滋腻；用苏叶针对不欲食，欲呕吐；丹参凉血活血。经云"掌受血而能握"，故用当归养血活血，薏苡仁健脾祛湿，舒筋活络。

二诊，改制半夏为竹沥半夏，更偏于清热，加入胆南星以治疗痰热。患者右肩胛骨下有块，质软，可知为气滞，故用丝瓜络通络行经。

● 连师点评

怪病多属痰作祟，故此案不欲食，欲呕吐，握拳困难，投以清化痰热之品而获效。

51. 胃脘疼痛案

姜某，女，32岁，2014年2月14日初诊。

患者胃脘疼痛，脉缓，舌苔薄，舌质红，拟养胃阴法。

处方：太子参20g，炒白术10g，茯苓12g，炙甘草5g，陈皮6g，山药30g，炒扁豆12g，炒薏苡仁20g，砂仁6g（杵，后入），桔梗5g，芡实12g，大枣15g，炙鸡内金6g。7剂，每日1

剂，水煎400mL，分早晚两次餐后温服。

● **弟子心悟**

患者胃脘疼痛为因虚致痛，脉缓，苔薄、舌红可知为气阴两虚之证。有形之血不能速生，无形之气所当急固；且“脾为胃行其津液”，故脾气足则胃阴得养得固。处方选用异功散及参苓白术散，两方相合，虽重在补脾，亦可兼顾胃阴。方中太子参补阴，山药、大枣皆能养胃，炙鸡内金消食和胃，助脾运化，芡实炒香可健脾益气，又可开胃祛湿。

此处连师改莲子为芡实，因市面莲子有心未去尽（莲子心苦寒，脾胃虚者不宜），属连师个人用药经验与体会。

● **连师点评**

胃之气阴两虚，用局方参苓白术散最为妥帖，因此方既补气又养阴，甘缓之品，方是神奇之品。

52. 脾约证案

刘某，女，26岁，2014年2月21日初诊。

患者大便干结，小溲多，右关脉大，舌干，舌尖红，拟仲师法。

处方：制大黄6g，制川朴6g，炒枳壳6g，炒白芍12g，杏仁10g，火麻仁15g（研），当归10g，丹参15g。7剂，每日1剂，水煎400mL，分早晚两次餐后温服。

2014年2月28日：大便隔2日一行，身上起荨麻疹，瘙痒，右关脉大，左关脉弦，舌干，舌尖红，再守方合四物汤主之。

处方：制大黄6g，制川朴6g，炒枳壳6g，炒白芍12g，杏仁10g，火麻仁15g（研），当归10g，丹参15g，生地黄20g，川芎5g。7剂，每日1剂，水煎400mL，分早晚两次餐后温服。

● 弟子心悟

初诊，患者大便干结，右关脉大，舌干，舌尖红，是肠燥津亏之证。方选麻子仁丸以润肠泄热行气。方中大黄攻下泄热，厚朴、枳壳下气，乃保留小承气汤顺承大便排出，芍药可养阴血，火麻仁补脾润肠，杏仁降气润肠。此外，加当归，加强养阴血、润肠的作用。丹参凉血。麻子仁丸对于虚实交替失常之便秘疗效佳。

二诊，患者出现荨麻疹之瘙痒，为血虚生风，“治风先治血”，故在前方基础上合四物汤以凉血、养血疏风。

● 连师点评

本案初诊系脾约证，故用仲景麻子仁丸，二诊时发荨麻疹，故合四物汤治风先治血。

53. 疝气案

陈某，男，62岁，2014年3月16日初诊。

诊得患者右关脉大有力，左关脉平，舌苔腻，有疝气，夜寐欠安，拟《内经》方半夏秫米汤。

处方：制半夏15g，薏苡仁50g。14剂，每日1剂，水煎400mL，分早晚两次餐后温服。

2014年3月30日复诊：夜寐已较安，右关脉虚大，舌苔薄白，边紫暗，拟补气法。

处方：党参30g，生黄芪30g，炒白术12g，炙甘草5g，陈皮6g，炒当归10g，升麻6g，葛根10g，荔枝核15g，橘核12g。14剂，每日1剂，水煎400mL，分早晚两次餐后温服。

● 弟子心悟

初诊，患者右关脉大而有力，大则病进，结合舌苔腻，可知为胃中痰湿停滞。胃不和则卧不安，故夜寐欠安。方选半夏秫米汤，以薏苡仁代秫米，一可和胃化湿，二可治疗疝气。

二诊，患者用前方后邪去正虚，夜寐已安，但右关脉虚大。此时主要要解决疝气这一问题，结合脉象可知为中气下陷所致，故处方以补中益气汤为主，将柴胡换成葛根为右关脉虚大、左关脉不弦之故。患者舌苔薄白、边紫暗，可知疝气已影响气血运行，故在处方中加入荔枝核、橘核，理气散结止痛。足厥阴肝脉过阴器，抵小腹，布胁肋，肝脉受邪，经气不利，则胸胁胀满，少腹疼痛，疝气。故连师常用补气托陷（补中益气）加疏肝散结（橘核、荔枝核、猫爪草）之法治疗疝气。

● **连师点评**

《内经》之半夏秫米汤专治胃不和则卧不安，待睡眠问题解决后，因右关脉虚大，改李氏法补气为主，兼治疝气。

54. 脱肛案

罗某，女，82岁，2014年4月3日就诊。

患者服药后脱肛已上收，然近日骨折。

处方：太子参25g，生黄芪30g，炒白术12g，甘草5g，陈皮6g，炒当归12g，升麻6g，柴胡5g，炒枳壳10g，三七粉3g（吞服），丹参15g，仙鹤草30g。7剂，每日1剂，水煎400mL，分早晚两次餐后温服。

● **弟子心悟**

患者原有脱肛症状，辨证为中气下陷，因脾胃气虚，清阳下陷。连师拟补中益气汤升阳举陷，主方以四君子汤为本，健脾益气；清阳下陷，不宜用下渗的茯苓，而应用升提的黄芪、升麻、柴胡；补气要理气，故用陈皮、枳壳；气不足则血也不足，故用当归、丹参；因近日骨折，故加三七粉吞服，与丹参共奏活血化瘀之效；患者年纪较大，加仙鹤草补养气血。

《现代实用中药》记录仙鹤草："为强壮性收敛止血剂，兼有强心作用。适用于肺病咯血，肠出血，胃溃疡出血，子宫出血，齿科出血，痔血，肝脓疡等症。"连师除单用外，常用仙鹤草与大枣配伍，以补养气血，增长气力。

● **连师点评**

患者年高正虚，又近日骨折，故在用补气剂的同时加入活血化瘀之品。

55. 子宫下垂案

蒋某，女，65岁，2014年4月21日初诊。

患者子宫下垂，时有脘胀，右关脉虚大，左关脉弦，舌苔薄，舌质红，守方。

处方：太子参30g，生黄芪30g，炒白术12g，炙甘草5g，陈皮6g，炒当归6g，升麻6g，柴胡6g，炒枳壳6g，仙鹤草30g，大枣15g。7剂，每日1剂，水煎400mL，分早晚两次餐后温服。

● **弟子心悟**

患者子宫下垂，时有脘胀，右关脉虚大，是脾胃气虚，中气下陷，脾虚运化无力，气机阻滞，拟补中益气汤升阳举陷，加枳壳以加强理气之力，加仙鹤草、大枣以补益气血。

连师记忆补中益气汤的方法：四君子汤为本；清阳下陷，不宜用下渗的茯苓，而应用升提的黄芪；补气要理气，故用陈皮；气不足则血也不足，故用当归；清阳下陷要升提，故用升麻、柴胡。案中之枳壳，于补气中理气行气，静药中增加动药，以助药物吸收。

● 连师点评

继承人对补中益气汤证及方解有较深刻的理解，甚得我心。

56. 乳腺增生案

姜某，女，38岁，2014年4月27日初诊。

诊得左关脉弦，右关脉大，舌苔薄腻，边有瘀点，胸闷，经行有瘀块，乳胀有块，拟调气血。

处方：柴胡6g，赤芍15g，炒枳壳10g，生甘草5g，川芎6g，制香附10g，青皮6g，炒陈皮6g，广郁金12g，丹参20g，浙贝母12g，牡蛎30g，炮山甲6g，薏苡仁30g。21剂，每日1剂，水煎400mL，分早晚两次餐后温服。

● 弟子心悟

左关脉弦，右关脉大，肝气郁滞而脾胃尚好，宜柴胡疏肝散疏肝解郁。肝气郁滞则肝经循行之处气机不畅，故见胸闷、乳胀。女子月事与肝相关，故可见经行瘀块。处方中浙贝母、牡蛎、炮山甲可软坚散结，针对女子乳胀有块。浙贝母、牡蛎又可平肝，炮山甲还可活血祛瘀，软坚散结。连师常以郁金、丹参行气活血，疏肝解瘀，调节月经。薏苡仁健脾渗湿，治疗舌苔薄腻。

炮山甲就是炒穿山甲的鳞片。炮，在中药学中是一种药材加工方法，基本就是炒，一般用沙炒或者用盐炒。穿山甲的鳞甲长久以来一直是传统中药的重要成分，穿山甲味咸，性微寒，入肝、胃二经。中医的穿山甲鳞片分为山甲片、炙山甲、炮山甲。功效：消肿化脓，散瘀通络，通经下乳，活血镇痛。主治：痈疽疮肿、风寒湿痹、经闭、乳汁不通、癥瘕积聚。连师较少用动物药，而且用量较小，常用于肿瘤患者。

● 连师点评

本案胸闷，经行有瘀块，乳胀，系气血不调所致，故用李氏方加软坚散结之品而获效。

57. 咽痒咳嗽案

赵某，男，67岁，2014年4月28日初诊。

患者咽痒咳嗽，左关脉弦，右寸脉浮，舌苔薄腻而糙，拟止嗽散。

处方：百部10g，白前10g，化橘红6g，桔梗6g，甘草5g，炙紫菀10g，杏仁10g，桑叶10g，菊花12g，浙贝母10g，连翘12g，芦根30g。7剂，每日1剂，水煎400mL，分早晚两次餐后温服。

● 弟子心悟

止嗽散出自《医学心悟》卷三。原方桔梗（炒）、荆芥、紫菀（蒸）、百部（蒸）、白前（蒸）各1kg（各二斤），甘草（炒）375g（十二两），陈皮（水洗去白）500g（一斤）。共研细末，每服9克，食后，临卧时开水调服，初感风寒者，用生姜汤调下。

主治外感咳嗽，症见咳而咽痒，咯痰不爽，或微有恶风发热，舌苔薄白，脉浮缓。方中紫菀、百部、白前止咳化痰；桔梗、陈皮宣肺理气；荆芥祛风解表；甘草调和诸药。七味相配，共奏止嗽化痰、宣肺解表之功。个人理解，对于外感未痊愈遗留下来的见风即咽痒咳嗽，寒热偏性不明显者更为适宜。

案中患者咽痒咳嗽，右寸脉浮，为风邪犯肺，肺失清肃，虽经发散，因表解不彻而其邪未尽，故仍咽痒咳嗽，拟止嗽散以宣利肺气，疏风止咳。因外感不明显，遂去荆芥；杏仁苦降，肃降肺气；桑叶、菊花轻清灵动，直走上焦，协同为用，以疏散肺中之热；连翘透邪解毒；苔薄腻而糙，故用浙贝母清热化痰，芦根清热生津，且有清中兼透风热之功。

● **连师点评**

此方为止嗽散合桑菊饮出入也。治咽痒咳嗽属外感风邪者，疗效卓著。以风气通于肝，故合桑叶、菊花之属。

58. 气虚痰湿案

沈某，女，47岁，2014年4月4日就诊。

患者自觉咽中有痰，诊得右关脉虚大，左关脉弦，舌苔薄腻。

处方：太子参20g，生黄芪25g，炒白术10g，生甘草5g，陈皮6g，当归10g，升麻6g，柴胡5g，竹沥半夏10g，茯苓

12g，川贝母5g，佛手片6g。7剂，每日1剂，水煎400mL，分早晚两次餐后温服。

● **弟子心悟**

患者右关脉虚大、舌苔薄腻，是脾胃气虚，脾虚无以运化水湿，湿聚则成痰饮，痰饮上犯则自觉咽中有痰，连师拟补中益气汤益气健脾，竹沥半夏可利咽化痰，加茯苓与陈皮、甘草暗合二陈汤之意，健脾化痰，川贝母、佛手片加强化痰理气之功，且左关脉弦，佛手片合柴胡可疏肝理气。

● **连师点评**

本案既有（气）虚，还有（气）滞，又有痰，故本方补气虚，行气滞，化痰湿，药少而对症。

59. 胸痛案

倪某，女，59岁，2014年4月18日就诊。

患者胸痛，下肢疼痛，诊得左关脉弦，右关脉大，舌苔薄，舌尖有瘀点，拟王氏法。

处方：柴胡6g，赤芍15g，炒枳壳10g，生甘草5g，当归10g，川芎9g，生地黄15g，桃仁6g，红花6g，桔梗6g，怀牛膝12g，丹参30g。21剂，每日1剂，水煎400mL，分早晚两次餐后温服。

● 弟子心悟

胸中为气之所宗，血之所聚，肝经循行之分野。患者舌苔薄、舌尖有瘀点、左关脉弦、胸痛，是瘀血内阻胸中，气机郁滞，即王清任所称“胸中血府血瘀”之证。拟王氏血府逐瘀汤活血祛瘀，行气止痛。方中桔梗引药上行，牛膝引邪下行，甘草和中调药，其余药物均入肝经。如当归、生地黄、柴胡养血活血，清热疏肝；桃仁、赤芍、红花逐瘀活血；血不得气不活，气不得血不行，川芎为血分气药，枳壳擅长理气疏肝，二者合用，助本方理气活血，并有调理肝脾作用，诸药配伍，共成活血逐瘀、理气疏肝之剂。又见舌尖瘀点，遂入丹参活血凉血。连师认为胸痛症中右关脉虚大可用升陷汤，而右关脉有力则用血府逐瘀汤。

● 连师点评

胸痛属实证，属瘀血者，当祛之，宜血府逐瘀汤。

60. 产后乳腺炎案

王某，女，32岁，2014年3月28就诊。

产后乳腺炎，拟清热解毒法。

处方：金银花30g，当归15g，忍冬藤30g，赤芍12g，连翘15g，瓜蒌皮15g，瓜蒌子12g，生甘草6g，天花粉15g，浙贝母10g，丹参15g，蒲公英30g，炮山甲9g。21剂，每日1剂，水煎400mL，分早晚两次餐后温服。

2014年4月18日复诊：乳腺炎出脓后现流出乳汁，色白，倦怠乏力，脉缓，舌淡苔白，拟补其气血为主。

处方：太子参20g，炒白术10g，茯苓12g，生甘草6g，当归12g，炒白芍10g，川芎3g，生地黄15g，生黄芪30g。14剂，每日1剂，水煎400mL，分早晚两次餐后温服。

● **弟子心悟**

该案为乳腺炎，患者开始未出脓，且处于急性期，故以清热解毒为主，后期出脓后，气血虚弱，要补益气血，故用八珍汤，加黄芪托疮生肌。且哺乳期间，气血更虚。（该患者本来乳腺炎已痊愈，后又复发。）

● **连师点评**

产后乳痈，一般多用清热解毒、理气散结法，便可消散。若消不了，则在成痈时使用托法，托毒外出，促使其溃脓，溃脓后用补益气血、托疮生肌之剂，自可收口而愈。

61. 胃脘胀痛案

胡某，女，51岁，2014年5月8日初诊。

患者脘胀痛，口苦，嗳酸，诊得左关脉弦，右关脉大，舌苔薄腻，予柴胡疏肝散加减，去当归，加生麦芽15g。

处方：柴胡6g，赤芍12g，炒白芍12g，炒枳壳10g，炙甘草5g，川芎6g，制香附10g，青皮6g，陈皮6g，广郁金10g，川楝子6g，延胡索10g，丹参15g，佛手片10g，生麦芽15g。14

剂，每日1剂，水煎400mL，分早晚两次餐后温服。

● 弟子心悟

患者脘胀痛为肝气郁滞证，气郁血滞而致脘胀痛，肝气犯胃可见口苦，嗳酸，左关脉弦，右关脉大，舌苔薄腻，偏于实证，故拟柴胡疏肝散疏肝行气，活血止痛。广郁金、佛手片、生麦芽可加强疏肝理气之功，脘胀痛者加川楝子、延胡索行气活血止痛。连师认为现代人压力大，该患者舌质暗红，为肝气郁滞之证，故加丹参、郁金疏肝解郁活血，而此案之生麦芽具有消食和疏肝两种功效。

● 连师点评

不通则痛，本案脘胀痛由肝气犯胃所致，故用柴胡疏肝散疏其肝气，合金铃子散理气止痛。

62. 胸胁不适案

洪某，男，40岁，2014年5月1日初诊。

患者口苦，咽干，畏寒，胸胁不适，嗳气，左关脉弦，右脉缓，舌苔薄白，拟仲师法和解之。

处方：柴胡12g，制半夏10g，黄芩10g，党参15g，炙甘草5g，大枣15g，制香附6g，广郁金12g，佛手片9g。7剂，每日1剂，水煎400mL，分早晚两次餐后温服。

● **弟子心悟**

患者口苦，咽干，畏寒，胸胁不适，嗳气，左关脉弦，右脉缓，是伤寒少阳证。少阳经脉循胸布胁，位于太阳、阳明表里之间；伤寒邪犯少阳，病在半表半里；邪犯少阳，经气不利，郁而化热，胆火上炎，而致口苦，咽干，胸胁不适，嗳气。今邪既不在表，又不在里，而在表里之间，故非汗吐下所宜，宜和解之法，拟小柴胡汤和解少阳。左关脉弦，右脉缓，为脾虚肝旺，加制香附、广郁金、佛手片，加强疏肝解郁理气之力。

● **连师点评**

仲景之小柴胡汤，临床上当“但见一证便是，不必悉具”。本案口苦，咽干，胸胁不适，左关脉弦，均符合小柴胡汤证，故投之取效。

63. 大便溏泄案

楼某，男，25岁，2014年5月2日初诊。

患者大便溏，日一行，脉缓，舌苔黄腻，舌尖红，拟局方参苓白术散主之。

处方：党参20g，炒白术12g，茯苓15g，甘草5g，陈皮6g，山药20g，扁豆12g，生薏苡仁15g，熟薏苡仁15g，砂仁6g（杵，后入），桔梗5g，芡实12g，煨木香6g，川黄连2g。14剂，每日1剂，水煎400mL，分早晚两次餐后温服。

● **弟子心悟**

患者大便溏，脉缓，苔腻，是脾虚湿盛之证，脾胃虚弱，纳运乏力，水谷不化，清浊不分，故见大便溏。拟局方参苓白术散补中气，渗湿浊，行气滞，使脾气健运，湿邪得祛。本方在四君子汤的基础上加了山药、扁豆、薏苡仁、砂仁、桔梗，既可治疗脾虚湿盛，又体现“培土生金”之意。《古今医鉴》中所载参苓白术散，较局方多陈皮一味，适用于脾胃气虚兼有湿阻气滞者。入芡实可补脾止泻；因舌苔黄腻，舌尖红，用煨木香、川黄连成香连丸清热化湿，行气止泻。

● **连师点评**

本案便溏，脉缓，舌苔黄腻，舌尖红，符合脾虚夹湿热之证，故用参苓白术散健脾化湿，合香连丸理气清热止泻，故服之即瘥。

64. 湿热尿黄肾结石案

王某，男，51岁，2014年5月4日初诊。

患者小溲易黄，自觉不畅，且有肾结石，左关脉弦，右关脉大有力，舌苔薄腻，拟局方加味。

处方：炒龙胆草6g，黄芩10g，黑山栀10g，车前子15g（包），木通6g，泽泻12g，生甘草5g，柴胡6g，炒当归10g，炒生地黄12g，鸡内金12g，海金沙15g（包），金钱草30g，广郁金12g。14剂，每日1剂，水煎400mL，分早晚两次餐后温服。

● 弟子心悟

患者小溲易黄，自觉不畅，左关脉弦，右关脉大有力，舌苔薄腻，是肝经湿热下注证；拟龙胆泻肝汤加减，清肝经湿热。方中龙胆草大苦大寒，清下焦湿热；黄芩、栀子具有苦寒泻火之功；泽泻、木通、车前子清热利湿，使湿热从水道排出；肝主藏血，肝经有热，本易耗伤阴血，加用苦寒燥湿，再耗其阴，故用生地黄、当归滋阴养血，以使标本兼顾；方用柴胡，是为引诸药入肝胆而设；甘草有调和诸药之效。肝经绕阴器，湿热循经下注则小溲易黄，自觉不畅；又见患者患有肾结石，故以鸡内金、海金沙、金钱草、郁金，即“四金”汤清热利尿，通淋排石。

● 连师点评

本案属于辨证与辨病相结合，因有下焦湿热故用龙胆泻肝汤；因有肾结石，故合“四金”汤通淋排石。

65. 肝癌术后脾胃虚弱案

余某，男，55 岁，2014 年 1 月 9 日就诊。

2007 年患者诊断为右肝小肝癌，2012 年 6 月于浙江大学医学院附属第一医院行肝移植手术，2013 年 3 月患者右肝小肝癌转移到两肺。现肠鸣，大便溏，日一二行，嗳气，鼻衄，右脉缓，左关脉弦，舌苔薄腻，边有瘀滞色，拟补土生金，柔木和血。

处方：太子参 20g，炒白术 10g，茯苓 15g，生甘草 5g，陈皮 6g，山药 20g，炒扁豆 12g，生薏苡仁 20g，熟薏苡仁 20g，砂仁5g（杵，后入），桔梗5g，芡实12g，当归炭6g，赤芍12g，炒白芍12g，白花蛇舌草30g，半枝莲30g，猪苓30g，泽泻12g，车前子15g（包）。21剂，每日1剂，水煎400mL，分早晚两次餐后温服。

● 弟子心悟

患者为肝癌肺转移患者，先表现为肠鸣，大便溏，日一二行，嗳气，鼻衄，右脉缓，苔薄腻，是脾虚湿盛证，拟参苓白术散补土生金，渗湿止泻。方中芡实加强健脾止泻之功，久病致瘀，当归炭、赤芍、炒白芍补血调血而柔肝，白花蛇舌草、半枝莲、猪苓可抗肿瘤，且前两者可清肝火，猪苓、泽泻、车前子渗湿止泻，取利小便而实大便之意。

● 连师点评

《金匮要略》有云："见肝之病，知肝传脾，当先实脾。"本案肝癌肺转移，且有脾虚便溏症状，故用局方参苓白术散补其脾土而生肺金，配合现代药理研究证明具有抗肿瘤功效的药物以标本兼治。

66. 痛经咽痛便秘案

陶某，女，45岁，2014年5月15日初诊。

患者咽痛，痛经，便秘，左关脉弦，右关脉大，舌苔薄腻，舌尖红，拟大黄黄连泻心汤合四物汤出入。

处方：黄芩10g，川黄连6g，制大黄9g（后入），当归10g，赤芍15g，川芎6g，生地黄15g，丹参20g。21剂，每日1剂，水煎400mL，分早晚两次餐后温服。

● 弟子心悟

患者咽痛，便秘，左关脉弦，右关脉大，舌苔薄腻，舌尖红，是上、中、下三焦火盛之象，拟大黄黄连泻心汤泻火解毒，泄上焦热，其中黄芩泻上焦火，黄连泻中焦火，大黄泻下焦火。又因患者痛经，故加四物汤补血调血，舌尖红为有热象，遂用生地黄代熟地黄，赤芍代白芍，在四物汤中加一味丹参，合赤芍、大黄可活血凉血。连师用丹参经验：少量补血常用12g，量大活血常用20g。原则上大黄黄连泻心汤不用久煎，当取麻沸汤法，建议患者自煎掌握火候。

● 连师点评

本案患者咽痛，便秘，舌尖红。《经》云："诸痛痒疮，皆属于心。"故投泻心汤合四物汤主之。血分之热得清，大便通则咽痛愈也。

67. 鸡鸣泻案

屠某，男，59岁，2013年10月3日初诊。

患者鸡鸣泻，日二行，倦怠嗜卧，脉缓尺沉，舌苔薄腻，拟四神四君出入。

处方：补骨脂12g，五味子6g，淡吴茱萸6g，煨肉豆蔻6g，党参20g，炒白术12g，炮姜6g，炙甘草6g，茯苓12g，大枣15g。21剂，每日1剂，水煎400mL，分早晚两次餐后温服。

● 弟子心悟

案中四神丸改丸为汤合四君子汤，主治脾肾虚寒，不思饮食，食不消化，五更泄泻或腹痛肢冷，舌质淡苔薄白，脉沉迟无力。患者鸡鸣泻（晨3～5点），日二行，倦怠嗜卧，脉缓尺沉，为脾肾阳虚之肾泻证。鸡鸣泻又称五更泄泻、晨泻、肾泻，多由命门火衰，火不暖土，脾失健运所致。故拟四神丸合四君子汤共奏温肾暖脾、固肠止泻、益气健脾之功。炮姜温中散寒，大枣补中益气，共助暖脾健脾。

四神丸选自《内科摘要》。《素问·金匮真言论》载："鸡鸣至平旦，天之阴，阴中之阳也，故人亦应之。"方中补骨脂味辛、苦，性大温，重用补命门之火，以温养脾土，为君药；肉豆蔻味辛，性温，温脾暖胃，涩肠止泻与补骨脂固涩止泻之功相得益彰，故为臣药；五味子味酸，性温，固肾益气，涩精止泻，吴茱萸味辛、苦，性大热，温暖脾胃，以散阴寒，共为佐药；生姜温胃散寒，大枣补脾养胃，共为使药。

四神汤合四君子汤主治病证与太阴少阴脾肾虚寒，寒湿偏重略有不同，前者偏于补益脾气，温肾止泻；后者偏于温散寒湿，宜理中、附子理中、四逆辈，故时方之法与经方相得益彰又各有侧重。

● 连师点评

本案鸡鸣泻，属肾阳虚弱，火不生土，故投四神丸合四君子汤补火生土。

68. 眩晕案

阙某，女，61岁，2013年11月7日初诊。

患者眩晕，高血糖，脉缓，舌红少苔，拟八珍出入。

处方：太子参20g，茯苓15g，生甘草5g，陈皮6g，当归10g，赤芍10g，炒白芍10g，川芎5g，生地黄15g，山药30g，鸡内金10g，丹参12g。21剂。每日1剂，水煎400mL，分早晚两次餐后温服。

● 弟子心悟

患者血糖偏高，眩晕，脉缓，舌红少苔，是气阴两虚之证，拟八珍汤益气补血。其中四君子汤益气健脾，加陈皮使补气而不壅滞，因舌红少苔，故去白术以防其过于温燥伤阴。四物汤补血调血，因舌红，故用生地黄代熟地黄，赤芍、白芍各半，添鸡内金、山药可补脾肾，适用于舌偏红且属气阴虚患者。因其舌红则在四物汤的基础上加丹参补血凉血。关于芍药的运用，根据连师经验，血虚时用白芍（炒白芍偏补脾，生白芍偏平肝），血瘀、血热时用赤芍。

本案提示学生，虽然患者血糖偏高，然治疗方药里仍有太子参、生地黄等含糖较高的中药。这也是略懂一些中医知识的糖尿病患者常担心而问及的问题，连师此案具体回答仍是“有是证用是方”。

● 连师点评

对高血糖者辨证属虚证多。本案脉缓，舌红少苔，当为气阴不足，故在补气养阴的基础上化裁成方。

69. 脘胀案

施某，男，65岁，2013年11月28日初诊。

患者脘胀，口苦，左关脉弦，右关脉大，舌苔腻，拟调其气血，化其湿浊。

处方：柴胡6g，赤芍12g，炒枳壳10g，生甘草3g，川芎6g，制香附10g，青皮6g，陈皮6g，制苍术10g，黑栀子10g，焦神曲12g，生麦芽20g，广郁金12g。7剂，每日1剂，水煎400mL，分早晚两次餐后温服。

● 弟子心悟

患者左关脉弦，右关脉大，又见脘胀，口苦，舌苔腻，为肝郁气滞证。肝气郁结，横逆犯脾胃则脘胀；脾虚有湿，浊气上逆则口苦，舌苔腻，遂应兼顾化其湿浊。拟柴胡疏肝散疏肝和胃，理气解郁。苍术、栀子可燥湿清热；生麦芽疏肝健脾，主土壅木郁，助神曲消食化湿；郁金理气解郁，配合并加强柴胡疏肝散的作用。本案处方为柴胡疏肝散合丹溪越鞠丸，增加了疏肝解郁之力。

这里顺带补充连师对柴胡疏肝散、逍遥散、归芍六君子汤的使用原则：一般肝郁实证，用柴胡疏肝散；虚证，用逍遥散（以虚为主，其中有实）；更虚，用归芍六君子汤（血虚重而气郁轻）。柴胡疏肝散，主治肝气，双手脉均有力；逍遥散，主治肝郁，脉虚弦，脉已虚；归芍六君子汤，主治肝血虚土弱（气血虚、脾虚甚），脉更虚，但是脉反而不太弦。归芍六君子汤证不可用柴胡，因恐其劫肝阴。归芍六君子汤中，六君子汤主治脾虚夹湿，舌脉多表现为苔腻，右关缓弱无力。归、芍在此处因肝血虚，脉多表现为左关脉弦（虚弦）。此处胁隐痛不是肝气郁结，而是血不养肝，故不用逍遥散。另外，归芍异功散与归芍六君子汤也有细微区别：归芍六君子汤为舌苔腻，归芍异功散则舌苔不太腻，故不用法半夏燥湿和胃。

● **连师点评**

本案属肝胃气滞，故用柴胡疏肝散合越鞠丸。侗诊同学善于学习，将本人使用柴胡疏肝散、逍遥散、归芍六君子汤与归芍异功散数方的辨证要点列出，颇有见地。

70. 久利案

姚某，女，60岁，2014年7月31日初诊。

患者3个月来大便溏泄，日二三行，口淡且苦，自觉有气从少腹上冲，舌苔薄腻，尖边红，右脉沉，左关脉小弦，拟乌梅丸法。

处方：乌梅15g，桂枝10g，川黄柏5g，制附子10g（先煎），干姜10g，党参20g，当归炭6g，川黄连5g，川椒5g，北细辛3g。14剂，每日1剂，水煎400mL，分早晚两次餐后温服。

● **弟子心悟**

乌梅丸为《伤寒论》厥阴病典型代表方。原文338条：蛔厥者，其人当吐蛔。令病者静，而复时烦者，此为脏寒，蛔上入其膈，故烦，须臾复止，得食而吐，又烦者，蛔闻食臭出，其人常自吐蛔。蛔厥者，乌梅丸主之。又主久利。常用于治疗上热、中虚、下寒证背景下的蛔厥。又主久利容易被忽略。乌梅丸证辨证要点：与肝有关之上热中虚下寒；出现肝及肝经的一些症状；脉弦不任重按、弦而无力；舌质红或暗红或坚老暗红。本方集调和肝胃、寒热并用、扶正祛邪于一体，可以用于多种疾病晚期（如恶性肿瘤），皮肤病的收尾（阴尽阳升阶段）。

本人结合《伤寒论》原文相关病案及连师经验，常用此方治疗一些内伤疾病。

早醒：入睡没有问题，一般在凌晨1～3点再难入睡，取乌梅丸调和阴阳之意，使人在厥阴病欲解时，“阳入于阴”。

复发性口腔溃疡，表现为口内烧灼感、疼痛。内科之胃脘痛、呕吐、奔豚、心悸，妇科郁冒，治以酸苦坚阴，辛甘通阳，敛肝息风，和胃降气。

久利腹泻、慢性腹痛，可见面色发黄、神情烦躁，舌质坚老，色暗红，脉弦大硬。外则手足四肢冰冷甚至腹部冰冷，内烦往往表现为烦热、失眠、抑郁、焦虑轰热、出汗，胸背部灼热感。久利属于阴虚腹泻，故加当归、蜂蜜滋养阴液。肠鸣为风邪激荡使然。

本案患者“口苦”“自觉有气从少腹上冲”即是“消渴，气上撞心”的近似表现，又脉沉主里虚，下寒久利，舌边尖（暗）红，亦诊断属于上热、中虚、下寒之乌梅丸证，改丸为汤，补中虚止泻之功更为迅速。连师对党参、当归炭用药很讲究，这两味药既补了中虚，又有健脾止泻之功。

71. 右胁胀痛案

余某，女，34 岁，2013 年 11 月 29 日就诊。

患者右胁胀痛，左关脉弦，右关脉大，舌苔薄，舌质红，拟调气血。

处方：柴胡 6g，赤芍 12g，炒枳壳 6g，生甘草 5g，川芎 6g，制香附 6g，青皮 6g，陈皮 6g，广郁金 12g，丹参 15g，浙贝母 10g，佛手片 6g，生麦芽 15g，炒当归 6g。7 剂，每日 1 剂，水煎 400mL，分早晚两次餐后温服。

● 弟子心悟

患者右胁胀痛，左关脉弦，右关脉大，舌苔薄，舌质红，为肝气郁滞证，气郁血滞而致右胁下痛，故拟柴胡疏肝散疏肝行气，活血止痛。方用四逆散去枳实，加陈皮、枳壳、川芎、香附，增强疏肝行气、活血止痛之效；浙贝母味苦，性寒，归肺、心经，具有清热化痰、开郁散结等功效，常与知母、瓜蒌等药物配伍使用，治疗风热咳嗽及痰热咳嗽。浙贝母还有治疗疮痈肿毒、肺痈等疾病的作用，常与牡蛎、玄参等药物同用治疗瘰疬痰核；与昆布、海藻等配伍治疗瘿瘤；与蒲公英、连翘等药物配伍治疗疮痈；与芦根、鱼腥草等配伍治疗肺痈。本案浙贝母与郁金、佛手片同用，加强理气解郁功效。《神农本草经》载贝母具有利小便之功，多取川贝母，如当归贝母苦参丸。案中丹参、当归可活血补血；生麦芽疏肝健脾，两全其功。

● 连师点评

本案弟子心悟中突出方解。在方解中引用了《神农本草经》之贝母利小便，贝母能入厥阴肝经，乃解郁结之妙品。

72. 气虚便溏案

王某，女，54岁，2013年12月2日初诊。

患者经常便溏，已数年，右关脉虚大，左关脉弦，舌苔薄腻，拟李氏法。

处方：党参20g，生黄芪20g，炒白术12g，炙甘草5g，陈皮6g，炒当归6g，升麻6g，柴胡5g，炒白芍12g，仙鹤草20g，大枣15g，茯苓12g。21剂，每日1剂，水煎400mL，分早晚两次餐后温服。

● **弟子心悟**

患者常便溏，已数年，右关脉虚大，是脾胃气虚，清阳下陷所致。脾胃为营卫气血生化之源，其气虚则无力运化水湿，故见舌苔薄腻，便溏；脾胃为气机升降的枢纽，拟补中益气汤升脾气以补中益气，升阳举陷。左关脉弦，加白芍柔肝，有轻剂逍遥散之意；仙鹤草可止泻补虚；仙鹤草、大枣是补益气血的常规药对；茯苓健脾和胃，渗利水湿，是利小便以实大便也。

● **连师点评**

便溏一证，亦有虚实之分，实者多属湿热食滞，其虚者，多为中气不足，故用李东垣补中益气汤加味主之。

73. 下部潮湿案

戎某，男，34岁，2013年12月23日就诊。

患者脾虚湿盛，下部潮湿，脉缓，舌苔薄腻，拟资生法。

处方：太子参20g，炒白术15g，茯苓15g，生甘草5g，陈皮6g，山药20g，炒扁豆12g，生薏苡仁15g，熟薏苡仁15g，砂仁6g（杵，后入），白豆蔻6g（杵，后入），桔梗5g，芡实12g，广藿香10g，川黄连2g，焦山楂10g，焦神曲12g，炒谷芽12g，炒麦芽12g，葛根12g。21剂，每日1剂，水煎400mL，分早晚两次餐后温服。

● 弟子心悟

资生丸为治久病、脾胃虚弱兼有湿热食滞之证，可见脉缓无力，苔厚腻或黄腻。本案患者脾虚湿盛，下部内侧潮湿，脉缓，舌苔薄腻，是脾失健运，运化水湿无力而湿盛，拟资生丸。资生丸是在参苓白术散的基础上加减而成，可主治脾胃虚弱、食少倦怠之证。其用法要点小结如下：

山楂解肉食；神曲解酒（平素喝酒之患者）；麦芽解面食（生麦芽能疏肝健脾消食）；谷芽用于舌质红患者，若开胃就用生谷芽，舌苔白，开胃用炒谷芽；苏叶可解鱼蟹之腥味。

● 连师点评

资生丸方最为岳美中先生所推崇，因“至哉坤元，万物资生”。方中在补气健脾化湿的基础上加清热消导之品，对脾虚不能运化兼有湿食中阻者最为有效。

74. 形瘦嗳气案

王某，男，14岁，2014年1月19日初诊。

患者形瘦，嗳气，诊得右关脉虚大，舌苔薄白，拟李氏法。

处方：太子参20g，生黄芪20g，炒白术10g，炙甘草5g，陈皮5g，炒当归6g，升麻6g，煨葛根6g，仙鹤草20g，大枣15g，苏叶6g。7剂，每日1剂，水煎400mL，分早晚两次餐后温服。

● 弟子心悟

患者右关脉虚大，形瘦，嗳气，是脾虚不运之象。脾胃为气血生化之源，脾胃虚则后天不足，导致形瘦；嗳气，是气机上逆之象，其病机主要是脾胃不和，胃气上逆。拟李氏补中益气汤出入。患者左关脉无明显弦脉，连师用葛根而不用柴胡（耳鸣如要用李氏法治疗，则不用柴胡用葛根，乃聪明益气汤尔）。仙鹤草、大枣补脾和中，补益气血；苏叶可行气宽中，和胃止呕，气行胃和则嗳气自消。

● 连师点评

当今社会虽生活条件较好，但饮食没有规律，饥饱失常，不能定时、定量饮食。“脾主信”，属土，土生万物。今饮食失时、失节，则土虚之证作矣。

75. 胸闷案

楼某，女，38岁，2013年5月12日就诊。

患者白细胞低，眩晕已瘥，胸闷，夜尿频，脉缓，左关脉虚弦，苔薄白，边有齿痕，守方人参养荣汤出入。

处方：党参30g，炒白术15g，茯苓15g，炙甘草10g，陈皮6g，炒当归10g，炒白芍15g，熟地黄15g，炙黄芪30g，肉桂3g，远志5g，五味子5g，大枣30g，炮姜6g，炒枣仁15g，山药30g。28剂，每日1剂，水煎400mL，分早晚两次餐后温服。

● 弟子心悟

对于白细胞减少症，连师主张以补益气血为主，可选用人参养荣汤或十全大补汤或补中益气汤等。人参养荣汤（理血之剂），主治脾肺气虚，荣血不足，惊悸健忘，寝汗发热，食少无味，身倦肌瘦，色枯气短，毛发脱落，小便赤涩；亦治发汗过多，身振振摇，筋惕肉瞤。组成：人参、白术、茯苓、甘草、陈皮、黄芪、当归、白芍、熟地黄、五味子、桂心、远志等。归经：此手少阴、手足太阴气血药也。方义：熟地黄、归、芍，养血之品；参、芪、苓、术、甘草、陈皮，补气之品，血不足而补其气，此阳生则阴长之义；参、芪、五味，以补肺；甘、陈、苓、术，以健脾；归、芍以养肝；熟地黄以滋肾；远志能通肾气上达于心；桂心能导诸药入营助温化生血；五脏交养互益，故能统治诸病，而其要则归于养荣；煎服法：加姜、枣煎。本案用炮姜，取温脾阳、恢复统血功能。

连师经验：肝主藏血，脾主统血。若肝脾调理好，则精血也自然会随之充足。若脾虚肝木旺（左关脉弦，右关脉虚大，又有脘胀，舌红少苔），则应补土柔木，炒白芍用15～20g（与当归共奏养血之功），亦可加入佛手、郁金、香附之类。

● 连师点评

气血极虚，可用人参养荣汤。此方乃十全大补汤加减而成，以十全大补汤去川芎加陈皮、五味子、远志。因血虚甚者，不可再用川芎以活血。气虚甚者，可加入理气之陈皮，使补气药能更好地发挥作用，所谓补而不滞。加入五味子、远志者，可交通心肾。

76. 盗汗案

吴某，男，62岁，2014年1月20日就诊。

诊得患者脉缓，舌苔薄腻边有瘀斑，直肠癌术后，放疗25次，化疗6个月，现盗汗多，夜寐不安，守补气法。

处方：太子参20g，炒白术10g，茯苓15g，炙甘草5g，陈皮6g，山药30g，炒扁豆12g，生薏苡仁20g，熟薏苡仁20g，砂仁6g（杵，后入），桔梗5g，芡实12g，猪苓20g，野生灵芝15g，鸡内金10g，大枣15g，生黄芪30g，炒当归6g，丹参15g。21剂，每日1剂，水煎400mL，分早晚两次餐后温服。

2014年2月21日复诊：盗汗，夜寐不安，右脉缓，左关脉弦，舌苔薄腻，守方出入。守上方，生黄芪改为15g，加桑叶12g。14剂，每日1剂，水煎400mL，分早晚两次餐后温服。

● 弟子心悟

患者直肠癌术后，放疗25次，化疗6个月，可见其伤阴而出现盗汗多、夜寐不安等症，又损伤中焦脾胃，以致脾胃气虚，脾虚不能运化水湿而出现苔腻之象，久病必有舌边瘀斑等血瘀现象。拟参苓白术散健脾补益，健脾渗湿。连师用芡实补脾益肾；有湿（舌苔腻）可用猪苓、薏苡仁等（舌红少苔，阴伤者，不用），且二药可抗肿瘤；野生灵芝可扶正、补气安神，治疗失眠等症；张锡纯认为鸡内金可活血化瘀，配合当归、丹参活血补血；生黄芪可益卫固表敛汗，亦可助补气健脾之用。

二诊，原方加一味桑叶，桑叶归肺经，对肺热汗出疗效显著，儿童肺热汗出，有用一味大剂量桑叶代茶饮治疗自汗证者，桑叶配黄芪益气清热治疗自汗、盗汗，在连师的病案中此种药对较少见。案中另外一对药对，连师认为猪苓、野生灵芝能益气扶正，适合做某一证型肿瘤患者专病专药。

连师用参苓白术散经验：参苓白术散，若舌苔不腻，则只用砂仁；若舌苔厚腻，砂仁、白豆蔻同用。参苓白术散也可补肾，但要去桔梗（肾虚不宜升提）。参苓白术散亦止带，多加四乌鲗骨一藘茹丸。不发热，也不咳嗽，但苔腻纳呆，多用参苓白术散，主要是调理。

● 连师点评

至哉坤元，万物资生。肿瘤后期有胃气则生，无胃气则死。本案直肠癌术后，放化疗多次，仅有一丝生机，当补胃气。故投补气之参苓白术散出入，方中加猪苓、灵芝等抗肿瘤，亦顾正气，非苦寒克伐之剂也。

77. 腹泻案

武某，女，61岁，2014年2月28日初诊。

诊得患者右关脉虚大，左关脉弦，舌苔薄白，边有齿痕，腹泻，时有痛泻，拟李氏法。

处方：党参20g，生黄芪25g，炒白术12g，炙甘草5g，陈皮6g，当归炭6g，升麻6g，柴胡5g，炒白芍12g，炒防风6g。7剂，每日1剂，水煎400mL，分早晚两次餐后温服。

● 弟子心悟

患者腹泻，舌苔薄白，有齿痕，右关脉虚大，是脾虚气陷证。脾胃气虚，清阳下陷，纳运乏力，拟李氏补中益气汤合痛泻要方出入。又见左关脉弦，加入炒白芍，是连师自拟“补土柔木法”；患者时有痛泻，故加炒防风，其可散肝舒脾而胜湿。连师用痛泻要方，考虑脾虚有湿，故用炒熟药较多，这也是浙江地方用药注重炮制，较为精细的特点之一斑。

● 连师点评

本方乃补中益气汤合痛泻要方。补中益气汤补气升提以止泻，痛泻要方健脾柔肝，止痛止泻。二方合用适用于脾气大虚而肝木乘之者。

78. 自汗、盗汗案

朱某，男，10岁，2014年2月7日初诊。

诊得右关脉虚大，舌红苔薄，有自汗盗汗，拟李氏法。

处方：太子参15g，生黄芪15g，炒白术6g，炙甘草5g，陈皮3g，当归6g，升麻5g，柴胡3g，糯稻根15g，大枣15g。21剂，每日1剂，水煎400mL，分早晚两次餐后温服。

● **弟子心悟**

患者有自汗、盗汗，又诊得右关脉虚大，为气虚腠理不固，阴液外泄则自汗，舌（淡）红为有热之象，拟李氏补中益气汤，改党参为太子参，养其气阴，加甘平之糯稻根固表止汗，退虚热，大枣加强补中益气之功。此案柴胡用量仅3g，体现江浙一代自清代以来重视柴胡劫肝阴问题，对气阴不足者不用柴胡或少用柴胡，或视具体情况以葛根代柴胡，类似法在李东垣《脾胃论》的清暑益气汤中亦能见到。

自汗、盗汗虽属于常见症状，临床也需要具体鉴别，大致分类：营卫失调，风邪外侵，卫气失于固摄；湿热内蕴；肺热壅盛；阴火内扰等。临床各当根据具体情况，予以遣方用药。此案属于阴火内扰，借用甘温除热祛阴火之法。

● **连师点评**

自汗、盗汗属虚证居多。本案右关脉虚大，舌红苔薄，属气虚发热，腠理不固而汗出，故用补中益气汤而愈。

79. 足心热案

张某，男，39岁，2014年3月16日初诊。

诊得患者右关脉大，左关脉弦，舌苔薄，舌尖红，自觉足心热，手心出汗，小便黄，拟泻肝火。

处方：炒龙胆草6g，黄芩10g，黑山栀10g，车前子15g（包），木通6g，泽泻12g，生地黄15g，炒当归6g，生甘草6g，柴胡6g。7剂，每日1剂，水煎400mL，分早晚两次餐后温服。

● 弟子心悟

患者小便黄，右关脉大，左关脉弦，舌苔薄，舌尖红，是肝胆火热之证，且患者自觉足心热，有火热伤阴之象，宜先清肝胆火热之邪，拟龙胆泻肝汤原方出入，吴谦等认为龙胆草泻肝胆之火，以柴胡为肝使，以甘草缓肝急，佐以芩、栀、通、泽、车前利小便，使诸湿热有所出。然皆清肝之品，若使病尽去，恐肝亦伤也，故又加当归、生地黄补血以养肝，盖肝为藏血之脏，补血即所以补肝也。而妙在泻肝之剂反佐补肝之药，寓有战胜抚绥之义矣。

因龙胆草过于苦寒，故连师最多用6g，且用炒龙胆草。连师认为方中应加木通，不能用通草代替。因方中有导赤散，所谓“实则泻其子”，肝旺要泻心，患者舌尖红，乃心火旺之象。方中药多苦寒，易伤脾胃，故对脾胃虚寒和阴虚阳亢之证皆非所宜。

● 连师点评

学术继承人对龙胆泻肝汤有较深刻的理解，并认真学习了吴谦的《医宗金鉴·删补名医方论》中的方解，有自己的心得。

80. 常跌仆案

江某，男，60岁，2014年9月8日初诊。

患者10个月来行走常跌仆，腰酸，两尺脉虚浮，舌红，根部腻，此属痱证之渐也。

处方：熟地黄25g，山茱萸12g，上等铁皮石斛12g，肉桂3g，巴戟天12g，麦冬15g，五味子6g，肉苁蓉12g，远志5g，茯苓12g，怀牛膝12g。14剂，每日1剂，水煎400mL，分早晚两次餐后温服。

● **弟子心悟**

“地黄饮子”出自刘河间的《黄帝素问宣明论方》，其中载有“主治喑痱，肾虚弱厥逆、语声不出、足废不用者”，喑痱证乃因下元虚衰，虚阳上浮，痰浊随之上泛，堵塞窍道所致，方中熟地黄、山茱萸滋补肾阴；肉苁蓉温补精血、巴戟天温壮肾阳，均为君药。附子、肉桂之辛热，以助温养真元，摄纳浮阳；麦冬、石斛、五味子滋阴敛液，使阴阳相配，均为臣药。石菖蒲、远志、茯苓交通心肾，开窍化痰，是为佐药。少用姜、枣、薄荷为引，和其营卫，均为使药。连师常用此方防治中风后遗症。本例患者证属痱而无喑，有腰酸、两尺脉虚浮等症状，乃下元虚衰，阴阳两亏，筋骨失养，筋骨软弱无力所致之足废不能用。对于本例，连师在地黄饮子的基础上化裁，减少开窍化痰之品的用量，而增益肾阴阳两虚之本，补阴、补阳并重，使下元得以补养。此外，连师常加一味薄荷宣上开窍疏郁，效果极佳；若其人无风，则不用薄荷。

● 连师点评

此阴阳俱虚，故治宜刘河间的地黄饮子补肾之阴阳，肾之阴阳渐充，则腰痛自瘥。

81. 脘胀案

陈某，女，46岁，2014年10月28日初诊。

患者近来脘胀，右脉缓，左关脉虚弦，舌苔薄腻，尖有朱点，拟归芍六君法。

处方：党参20g，炒白术10g，茯苓15g，炙甘草3g，陈皮6g，制半夏10g，炒当归10g，赤芍10g，炒白芍10g，丹参15g，制香附6g，广郁金10g，佛手片6g。14剂，每日1剂，水煎400mL，分早晚两次餐后温服。

● 弟子心悟

归芍六君子汤是肝脾同调的代表方。本案选用归芍六君子汤，主治肝血虚而土弱（气血虚、脾虚甚）。

归芍六君子汤小结：苔腻，右关脉缓弱无力，属于脾虚夹湿，六君子汤主之。左关脉虚弦提示肝血虚，予归、芍养肝血；脘胁隐痛不是肝气郁结，是血不养肝，故不用逍遥散。归芍异功散与归芍六君子汤的区别：归芍六君子汤为舌苔腻，归芍异功散则舌苔不太腻，故不用半夏。

本案舌有朱点，属血分有郁热，故用丹参、制香附、广郁金、佛手等理气活血。

补充说明：金水六君煎养阴化痰。治肺肾虚寒，水泛为痰，或发病日久，年迈阴虚，血气不足，外受风寒，咳嗽呕恶，喘逆多痰，标本同治，意义较大。临床根据江西伤寒名家陈瑞春经验，也可制作成膏方，对有肺系基础病的老年患者，对证者可作为保健良方。

● 连师点评

归芍六君子汤主治肝血不足，且脾气亦不足者，故方用归、芍养肝血，合六君子汤补脾化痰湿，功效显著。

82. 五更泻案

林某，女，51岁，2014年11月10日初诊。

患者停经1年余，经服中药后月事即按月畅行，晨泻即瘥。然近半月来又出现晨泻，两尺脉沉，舌苔薄腻，再守四神四君法。

处方：补骨脂12g，五味子6g，淡吴茱萸6g，煨肉豆蔻6g，党参20g，炒白术12g，茯苓15g，炙甘草5g，山药30g，芡实15g，炙鸡内金10g，炮姜炭6g，大枣15g，肉桂5g。21剂，每日1剂，水煎400mL，分早晚两次餐后温服。

● 弟子心悟

本证当属脾肾两脏阳虚之五更泻。尺脉沉乃肾阳不足，阳虚阴寒重，连师在四神丸温肾固涩、四君子汤健脾扶正的基础上再加上山药20～30g，芡实12～15g（此两味组成神仙粥，乃敦煌石窟出土之方），可补脾肾，兼纳气归肾。取少量肉桂者（3～5g为宜），引火归原，炮姜炭温脾止泻，治疗火不暖土证。

● **连师点评**

五更泻，多为脾肾两虚、火不生土之证，本案亦然。故在四神丸、四君子汤补脾肾的基础上合神仙粥补肾止泻，肉桂温肾散寒。

83. 经行腹痛案

华某，女，38岁，2014年12月20日初诊。

经行腹痛，经有少量瘀块，右关脉实大，舌苔薄，根部腻，边有朱点，再拟仲师方。

处方：桂枝10g，茯苓15g，赤芍10g，牡丹皮10g，桃仁10g，炮山甲5g，煅牡蛎30g，薏苡仁30g，丹参20g。14剂，每日1剂，水煎400mL，分早晚两次餐后温服。

● **弟子心悟**

患者行经腹痛伴瘀块，且右关脉实大，乃气血瘀滞，癥瘕积聚所致。连师用桂枝茯苓丸化裁治之，以桂枝温通血脉，桃仁、赤芍、牡丹皮活血化瘀。加薏苡仁助茯苓化湿利水，可治疗水血互结；炮山甲、牡蛎软坚消癥；丹参活血消瘀（朱点为化热，宜丹参、郁金类）。

《金匮要略·妇人妊娠病脉证并治》云："妇人宿有癥病，经断未及三月，而得漏下不止，胎动在脐上者，为癥痼害。妊娠六月动者，前三月经水利时，胎也。下血者，后断三月衃也。所以血不止者，其癥不去故也。当下其癥，桂枝茯苓丸主之。"主方为消法典型代表方之一。临床可用于治疗产后恶露不净、瘀积血崩、癥病及不孕症等。本方能生新血而养胎元。然本症之因，必因寒湿，方中桂枝辛甘而温，通利血脉；茯苓甘淡渗湿，且补正气，瘀久则化热，则有牡丹皮、芍药凉血散血，化瘀消癥；桃仁性善破血，祛瘀生新。合而成方，寒温并施，邪正兼顾，以植物活血药为主，为化瘀消癥之平剂。原方炼蜜和丸，目的在于缓和药力，使癥消而不伤胎。

连师常于案中加炮山甲、牡蛎等动物、矿物药消癥散结，或合用下瘀血汤以增强疗效。

● 连师点评

《金匮要略》之桂枝茯苓丸可化癥瘕害，即肌瘤也。本案以桂枝茯苓丸加活血化瘀、软坚散结之品，使瘀去则新生。

84. 妇人带下案

许某，女，62岁，2014年11月30日初诊。

近有白带色黄，右脉缓，左关脉弦，舌苔薄腻，边有瘀斑，拟傅青主方（完带汤）。

处方：山药30g，炒白术30g，赤芍15g，炒白芍15g，党参15g，制苍术10g，荆芥炭6g，柴胡5g，陈皮6g，车前子10g（包），炙甘草3g，茜草炭6g，乌贼骨20g。21剂，每日1剂，水煎400mL，分早晚两次餐后温服。

● 弟子心悟

完带汤出自《傅青主女科》卷上，为白术一两（土炒）、山药一两（炒）、人参二钱、白芍五钱（酒炒）、车前子三钱（酒炒）、苍术三钱（制）、甘草一钱、陈皮五分（约2g）、黑芥穗五分、柴胡五分等10味药物组成，具有补脾疏肝、化湿止带之功效。临床常见带下色白，清稀如涕，面色㿠白，倦怠便溏，舌淡苔白，脉缓或濡弱。本方为治脾虚肝郁、湿浊带下之常用时方。

方中重用白术、山药为君，意在补脾祛湿，使脾气健运，湿浊得消，山药并有固肾止带之功。人参补中益气，以助君药补脾；苍术燥湿运脾，以增祛湿化浊之力；白芍柔肝理脾，使肝木条达而脾土自强；车前子利湿清热，令湿浊从小便而出，共为臣药。陈皮之理气燥湿，既可使补药补而不滞，又可行气以化湿；柴胡、荆芥穗之辛散，得白术则升发脾胃清阳，配白芍则疏肝解郁，为佐药。甘草调药和中为使药。诸药相配，使脾气健旺，肝气条达，清阳得升，湿浊得化，则带下自止。

完带汤体现了“脾、胃、肝”三经同治之法，寓补于散之中，寄消于升之内，升提肝木之气，则肝血不燥，何致下克脾土；补益脾土之元，则脾气不湿，何难分消水气。

连师常用荆芥炭、薏苡仁健脾治白带偏多，色清如涕。本案症状典型，辨证不难。乌贼骨与茜草配伍应用出自《内经》，二药配以雀卵、鲍鱼汁治疗血枯经闭，称“四乌鲗骨一藘茹丸”。乌鲗骨，即乌贼骨，又名海螵蛸。藘茹即今之茜草。

乌贼骨，《神农本草经》记载：“主女子赤白漏下，经汁血闭，阴蚀肿痛，寒热癥瘕，无子。”《大明本草》载：“疗血崩。”《本草纲目》载：“主女子血枯病，伤肝，唾血下血。”

茜草，《名医别录》记载：“止血，内崩下血。”《大明本草》载：“止鼻洪尿血，产后血晕，月经不止，带下，扑损瘀血。”《本草纲目》载：“通经脉，治骨节风痛，活血行血。”二药相配，既能行血通经，又能止血固经，在临床上应用广泛。张锡纯认为此二药能固涩下焦，为治妇科病之主药。连师每每于原方中另加茜草炭、乌贼骨两味对药。

85. 肺热壅盛证案

陈某，女，39岁，2018年2月5日初诊。

患者患甲状腺癌，3天来咳嗽气急，恶寒（发热），右寸脉浮，右关脉大，左关脉弦，舌苔薄，舌质红，拟仲师法。

处方：麻黄6g，杏仁10g，生石膏40g，生甘草6g，浙贝母10g，瓜蒌皮12g，金银花30g，连翘12g，芦根30g。7剂，每日1剂，水煎400mL，分早晚两次餐后温服。

● 弟子心悟

本案非为治疗甲状腺癌而设，而是就患者当下外感，治疗其恶寒发热，为肺热实证，右寸脉浮而右关脉大，为肺热欲入阳明之势，唯高热为火毒之象，故连师用治疗肺热壅盛之麻杏甘石汤合银花甘草汤大清气分之热，瓜蒌皮、芦根清痰热化痰止咳，防止肺热进一步灼液成痰，并有清热止痰之功。

本案患者虽然为癌症患者，但当前只是外感发热，以治疗外感为先，故生石膏剂量偏大，痰热也偏重，用浙贝母、瓜蒌皮、芦根以清热化痰，祛湿生津。

● 连师点评

此案为治疗当下外感病发热恶寒而设，就其舌脉诊断为肺热壅盛证，主方麻杏石甘汤，高热时生石膏剂量要大。

86. 咳痰案

王某，女，38 岁，2018 年 2 月 2 日初诊。

患者咽喉中有痰，左关脉弦，右关脉有力，舌苔薄腻，拟清化法。

处方：川黄连 3g，制半夏 10g，陈皮 10g，生甘草 6g，茯苓 15g，炒枳壳 10g，竹茹 10g，薏苡仁 30g，广郁金 12g，丹参 15g，猪苓 20。14 剂，每日 1 剂，水煎 400mL，分早晚两次餐后温服。

● 弟子心悟

本案处方以黄连温胆汤为主，非为治疗失眠，而是治疗胆热壅盛，肝经血分另有伏热（舌质一般暗红或殷红），故予丹参、郁金活血凉肝疏肝，肝胆同调；因舌苔薄腻，加薏苡仁、猪苓健脾化湿清热。连师认为此案属于“五志过极皆化火”之属。

现代人生活方式特点有两点。一是饮食偏于油腻，多零食及各种风味饮食，并且饮食时间不规律，与过去农业社会传统的一日三餐，主食（米、面之食）为主，且定时规律用餐不同。又加上从事体力劳动少，反而更容易形成脾胃偏弱、湿热或痰湿体质。二是夜生活丰富，电子产品、网络信息和游戏及快节奏的城市生活，使人们感觉生活压力大，考虑的多，暗耗气血又容易阴伤，故现代城市生活病使人们容易形成肝热脾寒体质，从而出现“五志过极皆化火”现象，即“肝（火偏重）常有余，脾常不足”。

本案为典型案例。患者胆热内扰心神，脾胃偏弱有湿，肝郁化火，血分有轻度瘀热，连师遣方用药，丝丝入扣。另外，连师诊疗之余，常劝导“放下执着，和谐家庭关系”，助以良效，值得效法。

● 连师点评

此案为思虑多，气郁化火成痰，由夫妻关系不和引起，家庭是讲情的地方，不是讲理的地方，家庭和顺对人身心健康意义极大。

87. 中脘灼热案

王某，女，59岁，2018年2月12日初诊。

患者中脘灼热，嗳气吞酸，左关脉弦，右关脉大，舌苔薄腻，边有朱点，拟调气机。

处方：柴胡6g，赤芍15g，陈皮10g，生甘草5g，浙贝母10g，青皮15g，炒枳壳10g，川芎6g，薏苡仁30g，乌贼骨20g，广郁金12g，丹参20g，猪苓20g，白花蛇舌草30g，半枝莲30g。14剂，每日1剂，水煎400mL，分早晚两次餐后温服。

● 弟子心悟

本案中脘灼热为肝胃不和，气机阻滞，胃中湿热浊毒偏重。患者嗳气反酸比较明显，肝脉偏旺，故予柴胡疏肝散疏肝解郁，郁金、丹参凉血开郁，浙贝母、乌贼骨增强散结制酸之功，加薏苡仁、猪苓健脾化湿浊，白花蛇舌草、半枝莲清热解毒，薏苡仁、猪苓、白花蛇舌草、半枝莲四味药为中药抗肿瘤药对，乃连师经验药对。活血、利湿、清热同用，为患者病机较复杂故。

● 连师点评

此案为肿瘤术后，病案中未具体交代，当前脉象未提示虚象，故据脉予柴胡疏肝散调理气机为主，肿瘤患者舌苔多厚腻，考虑其病因为痰、湿、浊、毒、寒凝、瘀血等多种叠加混合而成，本案湿、浊、毒、瘀明显，故加减较常见之内科杂病不同。

88. 下肢红肿丹毒案

顾某，男，45岁，2014年11月30日复诊。

患者下肢红肿有消退，仍有疼痛，右关脉大，左关脉弦，舌苔根部腻，舌尖红，守方主之。

处方：制苍术15g，川黄柏10g，川牛膝12g，薏苡仁40g，车前草30g，炒当归10g，赤芍15g，茯苓15g，连翘15g，生甘草5g，赤小豆30g，金银花30g，丹参20g，丝瓜络15g。21剂，每日1剂，水煎400mL，分早晚两次餐后温服。

● 弟子心悟

本案以四妙散清下焦湿热为主方，薏苡仁用量足（30～60g），又加车前草、茯苓，淡渗利湿之性更强，合用芍药甘草汤缓急止痛；当归赤小豆汤活血利湿止痛；连翘、金银花解下肢丹毒，内含银花甘草汤，丝瓜络通络止痛，仅14味药合用4张方，使利湿通络、活血止痛、清热解毒诸法合为一体，而不显繁杂，实方剂化裁精到，非气、血、津、液条理层次清晰在胸者，不易丝丝入扣组方。

连师加减经验：湿毒偏盛者，加土茯苓；寒偏重者，加桂枝；痛极者，加大芍药甘草汤用量；偏于血热重者，加忍冬藤、鸡血藤；妇人有水湿瘀血，另加益母草利水活血。

本案除清下焦湿热外，加强清湿热（车前草、赤小豆）、缓急止痛（芍药甘草汤）、通络止痛（丝瓜络）、活血解毒（当归、丹参、金银花、连翘），使偶方小剂加减变化成有效大剂。

● 连师点评

四妙散是以二妙散为基础方。连氏方论：久居湿地或冒雨涉水，湿热郁蒸，浸淫筋脉，以致筋脉弛缓不用，故下楼时痿软无力，乃成痿证。方中黄柏苦寒，清热燥湿，苍术苦温燥湿，两味合用，具有清热燥湿之效，对于湿热下注而正气未虚者，最为合拍。

89. 外感凉燥案

叶某，女，47岁，2014年12月18日初诊。

患者受寒后咳嗽，脉缓，舌苔薄腻，拟杏苏散法。

处方：杏仁10g，苏叶12g，制半夏12g，陈皮10g，茯苓15g，炙甘草3g，枳壳6g，桔梗6g，前胡10g，炒薏苡仁30g，冬瓜子15g。21剂，每日1剂，水煎400mL，分早晚两次餐后温服。

● 弟子心悟

杏苏散为治燥剂，具有轻宣凉燥、理肺化痰之功效。主治外感凉燥证。症见恶寒无汗，头微痛，咳嗽痰稀，鼻塞咽干，苔白脉弦。临床常用于治疗上呼吸道感染、慢性支气管炎、肺气肿等证属外感凉燥（或外感风寒轻证），肺失宣降，痰湿内阻者。

本方证为凉燥外袭，肺失宣降，痰湿内阻所致。凉燥伤及皮毛，故恶寒无汗、头微痛。所谓头微痛者，不似伤寒之痛甚也。凉燥伤肺，肺失宣降，津液不布，聚而为痰，则咳嗽痰稀；凉燥束肺，肺系不利而致鼻塞咽干；苔白脉弦为凉燥兼痰湿佐证。遵《素问·至真要大论》“燥淫于内，治以苦温，佐以甘辛”之旨，治当轻宣凉燥为主，辅以理肺化痰。原方中苏叶辛温不燥，发表散邪，宣发肺气，使凉燥之邪从外而散；杏仁苦温而润，降利肺气，润燥止咳，二者共为君药。前胡疏风散邪，降气化痰，既协苏叶轻宣达表，又助杏仁降气化痰；桔梗、枳壳一升一降，助杏仁、苏叶理肺化痰，共为臣药。半夏、陈皮燥湿化痰，理气行滞；茯苓渗湿健脾以杜生痰之源；生姜、大枣调和营卫以助解表，滋脾行津以润干燥，是为佐药。甘草调和诸药，合桔梗宣肺利咽，功兼佐使。

本方出处见吴瑭《温病条辨》之“燥伤本脏，头微痛，恶寒，咳嗽稀痰，鼻塞，嗌塞，脉弦，无汗，杏苏散主之”，对本方的理解吴瑭又云:“燥伤皮毛，故头微痛恶寒也，微痛者，不似伤寒之痛甚也。阳明之脉，上行头角，故头亦痛也。咳嗽稀痰者，肺恶寒，古人谓燥为小寒也；肺为燥气所搏，不能通调水道，故寒饮停而咳也。鼻塞者，鼻为肺窍；嗌塞者，嗌为肺系也。脉弦者，寒兼饮也。无汗者，凉搏皮毛也。按杏苏散，减小青龙汤一等。若伤凉燥之咳，治以苦温，佐以甘辛，正为合拍。若受重寒夹饮之咳，则有青龙；若伤春风，与燥已化火无痰之证，则仍从桑菊饮、桑杏汤例。此苦温甘辛法也。外感燥凉，故以苏叶、前胡辛温之轻者达表……”

故运用本方不被凉燥限制，怎样理解“杏苏散，减小青龙汤一等”显得尤为重要。北京张文选医生总结杏苏散特征性表现主要有三个方面：一是风寒兼湿，舌苔以白腻为特点；二是咳嗽多兼咽喉不利；三是呛咳，部位较浅，咽痒或者咽喉刺激则咳。

连师临床治疗外感寒湿、内有痰湿之外感轻证，也用此方加减，本案即属此例，案中加炒薏苡仁、冬瓜子合《备急千金要方》苇茎汤之意，更适合痰湿偏重口不甚渴者。

● 连师点评

本方证乃因凉燥外袭，肺气不宣，痰湿内阻所致。方中杏仁苦温而润，宣肺止咳化痰，《神农本草经》谓其“主咳逆上气”，苏叶味辛，性温，解肌发表，开宣肺气，使凉燥从表而解，二味共为君药；前胡味苦、辛，性微寒，疏风降气化痰，助杏、苏轻宣达表化痰，桔梗味苦、辛，性平，枳壳味苦，性微寒，一升一降助杏仁以宣肺气，共为臣药；半夏、橘皮、茯苓理气化痰，甘草合桔梗宣肺祛痰，为佐药；生姜、大枣调和营卫，为使药。诸药合用，共收发表宣化之功，以使表解痰化，肺畅气调。杏苏散乃苦温辛甘之法，正合《素问·至真要大论》“燥淫于内，治以苦温，佐以甘辛”的理论。由此观之，凉燥之病，实乃秋令“小寒”为患，与寒邪所不同者，受邪较轻，且易于伤津化热耳。

90. 湿热脘胀案

裴某，男，65岁，2013年6月23日复诊。

患者实验室检查结果示总胆红素、直接胆红素、间接胆红素偏高，脘胀，左关脉弦，右关脉大，舌苔根部腻，拟仲师法。

处方：茵陈30g，黑山栀10g，制大黄9g，猪苓20g，车前子15g（包），制苍术12g，泽泻15g，茯苓20g，滑石20g，生甘草5g，平地木20g，赤芍20g，丹参20g，广郁金12g。21剂，每日1剂，水煎400mL，分早晚两次餐后温服。

● 弟子心悟

茵陈五苓散有利水渗湿、清热退黄的作用。临床上主要适用于寒湿发黄所导致的阴黄证治疗，也就是由于寒湿阻滞中焦，肝胆疏泄不利，胆汁外溢而形成的黄疸。临床应用时，如果寒湿重的患者也可以加用附子、干姜等温热药物来调理。临床常用于黄疸性肝炎、梗阻性黄疸、溶血性黄疸、新生儿黄疸等的治疗。

本案处方为茵陈蒿汤合猪苓汤化裁而来，方中未用阿胶补血，而换用丹参活血凉血，另方中赤芍、郁金具有凉肝疏肝作用；舌苔根部腻，加制苍术化湿以增强疗效。

平地木，具有化痰止咳、利湿、活血之功效。适用于新久咳嗽，痰中带血，黄疸水肿，淋证，白带，经闭痛经，风湿痹痛，跌打损伤，睾丸肿痛。平地木的别名较多，《本草纲目拾遗》载："俗呼矮脚樟，以其似樟叶而木短也。"珠果赤色，生于叶下，故又有叶下红、叶底红、叶下珍珠等名；某一时方值得参考：达肺草：矮地茶150g，仙鹤草90g，杏仁12g，麻黄12g，诃子肉12g（炒），栀子炭12g，青黛12g，白及12g，商陆12g，海浮石12g，蛤壳12g（煅）。以上11味，矮地茶、仙鹤草切碎，混匀。其余备药研成细粉，过60目筛，分别装袋，每袋装36g（细粉12g，药草24g），即得。该品药草部分为切碎的茎叶；细粉部分呈灰绿色；味咸后带苦。功效：止血，化痰，顺气，定喘，止汗，退热。用于吐血，咯血，痰中带血，咳嗽，痰喘，气急，劳伤肺痿等。煎服。每日1袋。（《上海市药品标准》1980年）

● **连师点评**

伤寒论涉及发黄证，从病机角度看，湿热发黄占一大类，阳明病篇出了三张方证，一张是湿热并重，阳黄典型代表方茵陈蒿汤；另外两张为外风寒内湿热成瘀热的麻黄连翘赤小豆汤，以及热大于湿的栀子柏皮汤。除湿热发黄外，还有寒湿发黄、瘀血发黄和火劫发黄，临床寒湿发黄也不少，且寒湿发黄往往为内伤杂病乃至疑难病（如部分消化道肿瘤患者）常见症状之一。

91. 关节疼痛案

代某，女，42岁，2013年5月12日初诊。

患者手指、肩关节等均疼痛，舌苔薄，脉涩左关弦，拟温阳止痛法。

处方：制川乌5g，制附子10g（先煎），炙麻黄6g，北细辛3g，桂枝10g，炙甘草10g，干姜10g，当归15g。久煎。21剂，每日1剂，水煎400mL，分早晚两次餐后温服。

2013年10月27日二诊：寒痛，诊得脉沉细，舌苔薄白，关节疼痛，拟仲师法。

处方：制川乌6g，生黄芪30g，炒白芍15g，炙麻黄6g，桂枝10g，炙甘草6g，大枣15g，生姜10片，当归15g，蜂蜜适量。久煎。28剂，每日1剂，水煎400mL，分早晚两次餐后温服。

2014年1月19日三诊：近一段纳食、面色均好转，然仍关节肿痛，脉沉，舌苔薄，守方加减。

处方：熟地黄25g，鹿角胶12.5g，麻黄6g，肉桂6g，白芥子6g，炮姜6g，炙甘草10g，当归30g，党参30g，生黄芪30g，炒白术12g，茯苓12g，陈皮6g，炒白芍15g，川芎5g。28剂，每日1剂，水煎400mL，分早晚两次餐后温服。

● 弟子心悟

《外台秘要》之乌头汤，治寒疝腹中绞痛，贼风入攻五脏，拘急不得转侧，发作有时，使人阴缩，手足厥逆。

本案一诊、二诊用乌头，因制川乌止痛作用较好，制川乌是中药川乌的炮制加工品。制川乌具有祛风除湿、温经止痛的功效。可用于治疗风寒湿痹、关节冷痛、寒疝作痛及麻醉止痛。性味、归经：味辛，性热，归心、肝、肾、脾四经。制川乌药用部位为植物干燥的母根。制川乌一定要经过炮制方能内服，因为川乌是毒性比较强的中药，稍不小心可能会引起患者中毒。外用时也要注意，生用时容易起泡。

三诊用阳和汤，阳和汤为温里剂，具有温阳补血、散寒通滞之功效。主治阴疽。症见漫肿无头，皮色不变，酸痛无热，口中不渴，舌淡苔白，脉沉细或迟细。或贴骨疽、脱疽、流注、痰核、鹤膝风等属于阴寒证者。临床常用于治疗骨结核、慢性骨髓炎、骨膜炎、慢性淋巴结炎、类风湿性关节炎、无菌性肌肉深部脓肿、坐骨神经炎、血栓闭塞性脉管炎、慢性支气管炎、慢性支气管哮喘、腹膜结核、妇女乳腺增生、痛经等证属阳虚寒凝者。

● 连师点评

阴疽多由于气血虚寒，寒凝痰滞，阻于肌肉、筋骨、血脉之中而成。阳和汤方中重用熟地黄滋养精血，《本草纲目》载其“填骨髓，长肌肉，生精血，补五脏内伤不足，通血脉”，故为君药；鹿角胶助阳补髓，强壮筋骨，《本草纲目》谓其又治“疮疡肿毒”，为臣药；佐以肉桂补命门之火，消散阴寒，温通血脉，姜炭破阴回阳，以解寒凝，更有少量麻黄发越阳气，开其腠理，使寒凝之毒从外而解，白芥子祛痰散结，治皮里膜外之痰，非此不达。使以生甘草甘以缓之，调和诸药，不使诸辛热之性一发而过，且能解毒。本方虽有熟地黄、鹿角胶之滋腻，但得姜、桂、麻黄之宣通，则补而不滞；虽有姜、桂、麻黄之辛散，但得大量熟地黄、鹿角胶之滋补，则宣发而不伤正，相辅相成，其效益彰。全方配伍奇妙，具有温阳补血、宣通血脉、散寒祛痰之功，使阴疽得以消散，犹如阳和一转，寒凝悉解。

92. 痰瘀并治案

吴某，女，36岁，2014年10月30日就诊。

患者2014年10月10日经行，形丰，左关脉弦，右关脉大，舌苔薄腻，边有瘀点，再守痰瘀并治法，予苍附导痰汤。

处方：制苍术 12g，制香附 10g，川芎 9g，胆星 10g，制半夏 12g，陈皮 10g，茯苓 15g，炒当归 10g，炒枳壳 10g，赤芍 15g，丹参 25g，焦神曲 12g，焦山楂 12g，鸡内金 10g。久煎。21 剂。每日 1 剂，水煎 400mL，分早晚两次餐后温服。

● 弟子心悟

苍附导痰汤源自于《万氏女科》或《广嗣纪要》的苍附导痰丸，组成：苍术二两（制），香附二两（童便浸），陈皮一两半（去白），南星一两（炮，另制），枳壳一两（麸炒），半夏一两，川芎一两，滑石四两（飞），白茯苓一两半，神曲一两（炒）。制法上为末，姜汁浸蒸饼为丸，如梧桐子大。淡姜汤送下。此方具有开痰散结、行气解郁之功效，主要治疗妇人形盛多痰，气虚，至数月而经始行；形肥痰盛经闭；肥人气虚生痰多下白带。《广嗣纪要》记载亦可治疗肥盛女人无子者。

方中香附素有“气病之总司，女科之主帅”之美誉，古方童便浸后则入血分，行气解郁和血，苍术燥湿健脾，治生痰之源，共为君药；陈皮、半夏、茯苓、甘草燥湿化痰，理气和中；再配枳壳下气散结，南星燥湿化痰，辅佐苍术、香附，可气顺痰消，并且瘀滞均除，气血调和，而轻脉通利。

苍附导痰汤，简便效廉，患者多肥胖，腰酸浮肿，胸闷恶心，心悸气短，纳谷少馨，乏力倦怠，舌苔白腻，脉滑。临床上除了治疗绵绵不断的白带，亦可治疗因痰湿闭阻的月经量少，甚至闭经、不孕症及多囊卵巢综合征等，是妇科很好用的一个方剂。

本案合四物汤使痰瘀同治，加焦神曲、焦山楂、生鸡内金增消食活血之功。若腹痛者，加当归芍药散；若气血虚，合八珍益母丸。治疗现代不孕症疗效值得肯定。

93. 外用皮肤病洗方

案1：胡某，男，49岁，2013年1月20日初诊。

患者左手掌鹅掌风，脉缓，舌苔黄腻，拟浸手法。

处方：生草乌10g，川草乌10g，羌活10g，防风10g，石菖蒲10g，白鲜皮10g，土荆皮10g，生首乌10g，当归10g，浮萍草10g，猪牙皂10g，土贝母10g，威灵仙10g，百部10g，醋1.5kg，白凤仙花全草1枝。3剂。外搽剂备用。

案2：徐某，男，8个月，2015年2月15日初诊。

新生儿8个月，胎毒未净，身痒。

处方：金银花20g，连翘12g，生甘草5g，蒲公英15g。煎汤外洗。14剂，水煎服，外洗，每日1剂，一般入睡前外洗，洗后休息。

● 弟子心悟

案1为连师常开之外用方，此外用方为浙北已故名医张宗良老中医验方。方中川乌、草乌、羌活、防风祛风除湿；土荆皮、百部杀虫止痒；白鲜皮、猪牙皂清热解毒，祛风除湿；当归消肿止痛，排脓生肌；石菖蒲芳香化湿；威灵仙祛风除湿，通络止痛；白凤仙花祛风除湿，外用亦可解毒；食醋与诸药同用可以活血、消肿、止痛。内外合治，共奏清热解毒、祛风除湿、活血消肿之功效。

案2为新生儿胎毒未尽，或母乳及哺乳食物（牛奶、奶粉等）引起热毒外发，由于胎儿内服中药不理想，常以疏风、清热、解毒、祛湿、活血等中药外洗或配合内服药，内外同治，以增疗效。

94. 安胎案

柳某，女，33岁，2015年1月29日初诊。

患者怀孕8周，彩超检查：未见胚芽，脉缓无力，舌苔薄腻，拟泰山磐石散法。

处方：太子参25g，炒白术10g，茯苓12g，炙甘草5g，陈皮6g，炒白芍10g，熟地黄12g，炒当归6g，砂仁6g（杵，后入），炒杜仲10g，山药20g，菟丝子12g。7剂，每日1剂，水煎400mL，分早晚两次餐后温服。

● 弟子心悟

本方出自《古今医统大全》，为治妇女妊娠胎动不安之名方。组成：人参、黄芪、白术、炙甘草、当归、川芎、白芍、熟地黄、续断、糯米、黄芩、砂仁等。本方证是由气血虚弱，胞宫不固，胎元失养所致。泰山磐石散中重用白术益气健脾安胎，为君药。人参、黄芪助白术益气健脾以固胎元；当归、熟地黄、芍药、川芎养血和血以养胎元，共为臣药。君臣相伍，双补气血以安胎元。佐以续断补肾安胎；黄芩清热安胎；砂仁理气安胎，且醒脾气，以防诸益气补血药滋腻碍胃；糯米补脾养胃以助安胎。炙甘草益气和中，调和诸药，为佐使药。

《景岳全书》载："妇人凡怀胎二三月，惯要堕胎，名曰小产。此由体弱，气血两虚，脏腑火多，血分受热，以致然也。医家又谓安胎多用香附、砂仁，热补尤增祸患，而速其堕矣。殊不知，血气清和，元火煎烁则胎自安而固，气虚则提不住，血热则溢妄行。欲其不堕得呼？香附虽云快气开郁，多用则正气；砂仁快脾气，多用亦耗真气。况香燥之性，气血两伤，求以安胎，适又损胎而反堕也。今惟以泰山磐石散、千金保孕丸二方，能夺化工之妙，百发百效，万无一失，甫故表而出之，以为好生君子共知也。"

案中没用糯米，用山药代之，若自煎药建议加糯米补元气。本方是八珍汤化裁方，方歌有证：泰山磐石八珍全，去茯加芪芩断联；再益砂仁及糯米，妇人胎动可安痊。

95. 暖肝煎案

张某，女，54岁，2015年3月5日初诊。

患者左侧腹股沟处拘挛，舌苔薄腻，边有紫气，左关脉小弦，再守拟张氏法。

处方：炒当归20g，肉桂3g，枸杞子15g，广木香6g，小茴香6g，茯苓12g，淡吴茱萸3g，台乌药6g，生姜3片。7剂，每日1剂，水煎400mL，分早晚两次餐后温服。

●弟子心悟

暖肝煎出自《景岳全书》，方药组成：当归二三钱，枸杞子三钱，小茴香二钱，肉桂一二钱，乌药二钱，沉香一钱，茯苓二钱。主治：肝肾阴寒、小腹疼痛、疝气等证。本方温补肝肾，散寒行气。秦伯未在《谦斋医学讲稿》中云："本方以温肝为主，兼有行气、散寒、利湿作用，主治小腹疼痛和疝气等证。它的组成，以当归、枸杞子温补肝脏；肉桂、茴香温经散寒；乌药、沉香温通理气，茯苓利湿通阳。凡肝寒气滞，症状偏在下焦者，均可用此加减。"

案中吴茱萸归肝经，助散肝寒，因厥阴肝经循经沿着大腿内侧（阴包、足五里、阴廉），进入阴毛中，环绕阴部，至小腹（急脉、会冲门、府舍、曲骨、中极、关元），夹胃旁边，属于肝，络于胆。生殖系统疾病连师多从肝经论治。

连氏方论云：素体肝肾不足，复因阴寒内盛，下焦受寒，厥阴经气失于疏泄。暖肝煎中当归、枸杞温补肝肾，为君药；小茴香、肉桂温经散寒，为臣药；佐以乌药、沉香温通理气，茯苓淡渗利湿；使以生姜温散水寒之气。本方温补肝肾以治其本，散寒行气以治其标，标本兼顾，以奏暖肝之效，故方名"暖肝煎"。本案用木香代替沉香，概考虑沉香价格偏贵，木香与台乌药合，物美价廉亦能收功。如丹参饮中连师亦有用降香代替沉香者。

96. 癫痫案

范某，男，13岁，2014年9月28日复诊。

患者癫痫发作（强度、次数）已好转，大便干，左关脉弦，右关脉大，舌苔腻，舌尖红，再守方主之。

处方：竹沥半夏10g，陈皮10g，茯苓15g，甘草5g，炒枳壳10g，竹茹12g，广郁金12g，丹参20g，胆南星10g，制僵蚕10g，黄芩10g，制大黄10g，青礞石20g（先煎）。21剂，每日1剂，水煎400mL，分早晚两次餐后温服。

● 弟子心悟

礞石滚痰丸，中成药名。由金礞石40g（煅），沉香20g，黄芩320g，熟大黄320g组成丸剂。为清热化痰剂，具有降火逐痰之功效。主治痰火扰心所致的癫狂惊悸，或喘咳痰稠、大便秘结。临床常用于治疗单纯性肥胖症（胃湿热阻证），精神分裂症，抑郁症，中风。

《本草经疏》云："礞石禀石中刚猛之性，体重而降，能消一切积聚痰结，消积滞，坠痰涎，诚为要药。"

涤痰汤，风痰之剂，主治中风痰迷心窍、舌强不能言，来源于《奇效良方》卷一。组成：茯苓、人参、甘草、陈皮（橘红）、胆星、半夏、竹茹、枳实、菖蒲等。主治：治中风痰迷心窍，舌强不能言。方解：人参、茯苓、甘草补心益脾而泻火；陈皮、南星、半夏利热燥而祛痰；竹茹清胆热开郁；枳实破痰利膈；菖蒲开窍通心。诸药加姜煎，使痰消火降，则经通而舌柔。癫痫发作时，患者痰迷心窍，多表现为语言不清。

本案用制僵蚕代沉香、石菖蒲，是患者并非急性发作期，僵蚕味咸、辛，归肝、肺经，有息风止痉、祛风止痛、化痰散结的作用。所以对惊风癫痫儿夹痰热者特别适合。

● 连师点评

实热老痰，久积不去，变幻多端。方中青礞石味甘、咸，性平，其性下行，功专镇坠，善能攻逐陈积伏匿之老痰，为君药；臣以大黄苦寒，荡涤实热，以开痰火下行之路；佐以黄芩苦寒，清热泻火，《名医别录》谓其“疗痰热”，大黄、黄芩用量独重，此治痰必须清火也；使以少量沉香辛苦温，降泄下气，助诸药攻逐积痰，此治痰必须理气也。四药合用，确具降火逐痰之效，因其攻逐实热顽痰之力峻猛，服后其痰下滚，从大便而出，故名之曰“滚痰丸”。

97. 口腔溃疡案

金某，女，65岁，2015年5月27日初诊。

患者舌上多处溃疡，饮食刺激时，疼痛明显，夜寐欠安，伴有咳嗽，左关脉弦，舌红少苔，拟天王补心丹改丹为汤。

处方：太子参25g，玄参20g，丹参20g，麦冬20g，当归6g，生地黄20g，炒枣仁20g，远志5g，柏子仁10g，桔梗5g，茯苓15g，甘草6g，五味子6g。14剂，每日1剂，水煎400mL，分早晚两次餐后温服。

2015年6月4日复诊：患者舌上溃疡已好转，夜寐欠安，有时咳嗽，左关脉弦，舌红少苔，守方加知母6g，川贝母6g。14剂。

● 弟子心悟

天王补心丹出自《世医得效方》卷七。处方：熟干地黄（洗，焙）120g，白茯苓（去皮）、茯神（去木）、当归（洗，焙）、远志（去心）、石菖蒲、黑参、人参（去芦头）、麦门冬（去心）、天门冬（去心）、桔梗（去芦头）、百部、柏子仁、杜仲（姜汁炒）、甘草（炙）、丹参（洗）、酸枣仁（炒）、五味子（去梗）各30g。制法：上药为细末，炼蜜为丸，每两做10丸，金箔为衣。功能：宁心保神，益血固精，壮力强志，清热化痰。主治：失眠，惊悸，咽干口燥。用法用量：每次1丸，食后、临卧煎灯心、枣汤化下。

本案连师认为患者心肝血虚，以滋阴养血、补心安神为法。天王补心丹常用于心阴不足，心悸健忘，失眠多梦，大便干燥。容易与本方混淆的是柏子养心丸。柏子养心丸具有补气、养心、安神之功效。主治心气虚寒、心悸易惊、失眠多梦、健忘。柏子养心丸主要针对脾虚失眠，多表现为气短、出汗、乏力、食欲不振等，口腔溃疡不多见。

参考连师天王补心丹方论有较大启发。

《素问·灵兰秘典论》载："心者，君主之官也，神明出焉。"天王补心丹中大量生地黄入心、肾经，滋阴清热，水盛则足以伏火，故为君药。玄参、天冬、麦冬助君药滋阴清热，其中玄参、天冬入肾经，状水制火，使肾水上升则心火不亢；麦冬入心经，甘寒清润，长于滋心肾，清心热共为臣药。当归补血润燥，丹参养血清热，使心血充足，心神自安；血生于气，人参、茯苓益心气，气旺则血自生，且二药均有宁心安神之效；酸枣仁、远志、柏子仁养心安神，其中远志且通肾气上达于心，有交通心肾之妙；五味子酸温，以敛心气之耗散，以上共为佐药。桔梗载药上行，使药力作用于胸膜之上，不使速下；朱砂为衣，取其色赤入心，寒以清热，重可宁神，均为使药。诸药合用，共奏滋阴清热、补心安神之效。据《成方切用》记载“终南宣律师课诵劳心，梦天王授以此方”，故名之曰“天王补心丹”。

● **连师点评**

本案为天王补心丹移天冬为知母，加贝母，使方中暗合百合病之知母地黄汤及二母散之意。改丹为汤先重其标证，待标证改善继续改回丸剂。

98. 中风后遗症案

张某，女，49岁，2014年10月23日初诊。

患者下肢行走不利，自汗多，右关脉虚大，左关脉弦，舌苔薄白，边有齿痕，拟王氏法。

处方：生黄芪125g，赤芍12g，川芎5g，桃仁5g，当归15g，红花5g，广地龙5g，丹参15g，炒杜仲10g，怀牛膝12g，枸杞子15g。21剂，每日1剂，水煎400mL，分早晚两次餐后温服。另予伤湿止痛膏2盒，外用。

2014年11月27日复诊：动则自汗出，右下肢浮肿，右关脉虚大，舌苔薄腻，边有齿痕，守王氏法。

处方：生黄芪100g，赤芍12g，川芎5g，桃仁3g，当归15g，红花3g，广地龙3g，丹参15g，怀牛膝15g。30剂，每日1剂，水煎400mL，分早晚两次餐后温服。另予金匮肾气丸5瓶，口服。

2015年1月29日三诊：右下肢浮肿好转，自汗仍多，右关脉虚大，左关脉弦，尺脉沉，舌苔腻，边有齿痕，守方出入。

处方：制附子12g（先煎），生白术20g，茯苓20g，炒白芍20g，生黄芪60g。21剂，每日1剂，水煎400mL，分早晚两次餐后温服。

● 弟子心悟

本方出自清王清任《医林改错·下卷·瘫痪论》。方药组成：生黄芪四两（120g），当归尾二钱（6g），赤芍一钱半（4.5g），地龙一钱（3g），川芎一钱（3g），红花一钱（3g），桃仁一钱（3g）。功效：补气活血通络。主治：中风及中风后遗症。症见半身不遂，口眼㖞斜，语言謇涩，口角流涎，大便干燥，小便频数，遗尿不禁。按《医林改错》加减法：初得半身不遂，依本方加防风一钱，服四五剂后去之。如患者先有入耳之言，畏惧黄芪，只得迁就人情，用一二两，以后渐加至四两，至微效时，日服两剂，岂不是八两，两剂服五六日，每日仍服1剂。如已病二三个月，前医遵古方用寒凉药过多，加附子四五钱。如用散风药过多，加党参四五钱，若未服，则不必加。若服此方愈后，药不可断，或隔三五日吃1剂，或七八日吃1剂，不吃恐将来得气厥之症。

本方以生黄芪为君大补脾胃之元气。当归尾为臣活血化瘀而不伤血。以川芎、赤芍、桃仁、红花为佐助当归尾活血祛瘀。方中一味地龙，味咸，性寒，归肝、胃、肺、膀胱经，具有清热、平肝、止喘、息风止痉、通络除痹之功。全方重用生黄芪，以大量补气药与少量活血药相配伍，标本兼顾，使气旺血行以治本，瘀去络通以治标；且补气而不壅滞，活血而不伤正。

清·张锡纯在《医学衷中参西录》中云："至清中叶王勋臣出，对于此证专以气虚立论，谓人之元气，全体原十分，有时损去五分，所余五分，虽不能充体，犹可支持全身。而气虚者，经络必虚，有时气从经络虚处透过，并于一边，彼无气之边，即成偏枯。爰立补阳还五汤，方中重用黄芪四两，以峻补气分，此即东垣主气之说也。然王氏书中，未言脉象何如，若遇脉之虚而无力者，用其方原可见效。若其脉象实而有力，其人脑中多患充血，而复用黄芪之温而升补者，以助其血愈上行，必至凶危立见，此固不可不慎也。"

著名中医学家岳美中在《岳美中医话集》评论此方云：补阳还五汤是王氏以补气活血立论治病的代表方剂，方中选药精，配伍当，动静得宜，主次分明。主药黄芪用以培补已损失之五成元气，药量达四至八两，助药归、芍、芎、桃、红、地龙辅黄芪流通血脉，化瘀行滞，每味仅在一至二钱，其总量为七钱半，是主药的五至十分之一。适用于中风右半身不遂，神志清醒，右脉大于左脉，重取无力，舌苔右半边尤白，舌质淡，动转困难，属于气虚不运者。此方对左手不用者疗效较差，黄芪用量不足一两无效，而且原方服后还能有发热反应，使用时应予注意。

连师使用黄芪的剂量一般多为 15 ～ 30g，但补阳还五汤中黄芪剂量多达 60 ～ 90g，乃至 120g。

本案一、二诊用补阳还五汤，三诊舌苔腻边有齿痕用真武汤以补肾阳，散水肿，为治疗肾阳虚水湿泛滥之常用方，然方中加（参）芪，看似仅加一味黄芪 60g，实补气有利于利水，对于慢性水肿时间较久者，利水也恐伤其正，故用参、芪、真武汤利水而不伤正。

● 连师点评

本案所用方为补阳还五汤加减。案中君药用量特别大，当充分理解补阳还五汤的出处和方论。《灵枢·刺节真邪》载："虚邪偏客于身半，其入深，内居荣卫，荣卫稍衰则真气去，邪气独留，发为偏枯。"偏枯，即半身不遂之谓也。原方中重用生黄芪补益元气，使气旺则血行，为君药；臣以归尾活血；佐以少量赤芍、川芎、桃仁、红花助归尾活血和营，地龙通经活络。诸药合用，共奏补益元气、活血通络之效。气属阳，本方善于补气，还其亏损的五成元气，以治疗半身不遂，故名之曰"补阳还五汤"。

99. 湿热肝功异常案

曹某，男，45岁，2014年1月23日复诊。

患者实验室检查示谷丙转氨酶略高（46U/L，正常检测范围是0～40U/L），甘油三酯高，服药后肝功能指标好转。余均正常，右关脉大好转，左关脉弦，舌苔黄腻，舌质前半部分红，再守方主之。

处方：绵茵陈15g，射干6g，石菖蒲6g，滑石20g（包），黄芩10g，白豆蔻6g（杵，后入），广藿香10g，木通6g，川贝母6g，焦神曲12g，薄荷6g，连翘15g，生甘草5g。14剂，每日1剂，水煎400mL，分早晚两次餐后温服。

● 弟子心悟

甘露消毒丹主治病证为湿温病，湿热弥漫三焦，湿热并重，病位广泛。本方具有利湿化浊、清热解毒之功效。为温病学和内伤湿热病不可多得的典型代表方，临床常被南方医家所重视，主治湿温时疫，邪在气分，湿热并重证。症见发热倦怠，胸闷腹胀，肢酸咽痛，身目发黄，颐肿口渴，小便短赤，泄泻淋浊，舌苔白或厚腻或干黄，脉濡数或滑数。临床常用于治疗肠伤寒、急性胃肠炎、黄疸性肝炎、钩端螺旋体病、胆囊炎等证属湿热并重者。本方主治湿温、时疫，邪留气分，上、中、下三焦湿热并重之证。湿热交蒸，则发热、肢酸、倦怠；湿邪中阻，则胸闷腹胀；湿热熏蒸肝胆，则身目发黄；热毒上壅，故口渴、咽颐肿痛；湿热下注，则小便短赤，甚或泄泻、淋浊；舌苔白或厚腻或干黄为湿热稽留气分之征。治宜利湿化浊，清热解毒。方中重用滑石、茵陈、黄芩，其中滑石利水渗湿，清热解暑，两擅其功；茵陈善清利湿热而退黄；黄芩清热燥湿，泻火解毒。三药相合，正合湿热并重之病机，共为君药。湿热留滞，易阻气机，故臣以石菖蒲、藿香、白豆蔻行气化湿，悦脾和中，令气畅湿行；木通清热利湿通淋，导湿热从小便而去，以益其清热利湿之力。热毒上攻，颐肿咽痛，故佐以连翘、射干、贝母、薄荷，合以清热解毒，散结消肿而利咽止痛。

● **连师点评**

甘露消毒丹为祛湿剂，具有利湿化浊、清热解毒之功效。诸药配伍，寒凉清热解毒，淡渗分利湿热，芳香化湿辟秽，三法齐备。而三法之中，又以清热为主，渗湿为辅，芳化为佐，主次分明，用治湿热秽浊之邪，多获良效。

100. 牙痛案

患者，女，29岁，2011年2月27日初诊。

自觉牙痛，右关脉虚大，左关脉小弦，舌苔薄，舌质红有朱点，守方出入。

处方：太子参20g，生黄芪20g，炒白术10g，陈皮6g，当归10g，升麻5g，柴胡5g，赤芍12g，茯苓12g，生甘草5g。14剂，每日1剂，水煎400mL，分早晚两次餐后温服。

● 弟子心悟

据叶天士论，牙龈疼痛分虚实两端，实证多属胃火，牙龈或伴红肿热痛，出血鲜红；虚证多属肾阴不足虚火上炎，伴齿龈淡红或萎缩、牙齿枯干。两种多属于外感温热证，内伤中胃中阴火亦可导致牙龈疼痛，怕咀嚼油炸食品、坚果类食物，中年患者常见此证。也有因中年危机多思、熬夜伤及阴分，肝经郁火，血分有热，多表现为刷牙时牙龈出血，舌质一般殷红或暗红。

本案病机连师判断仍以“右关脉虚大”胃气虚弱为根本矛盾所在，“左关脉小弦”以示肝脾不调。诚如东垣《脾胃论》所论“元气乃伤，阴邪乘于中土”，阴火犯胃，胃阴不足，其象在牙龈表现即如此案，故责之于元气不足；加赤芍、茯苓又合逍遥散疏肝凉肝之意。

● 连师点评

此案仍以脉息为准，右关脉虚大，元气虚为本，左关脉小弦，肝郁有热，补法为主，佐以清肝。

101. 口腔溃疡案

案1：胡某，女，50岁，2014年11月13日复诊。

患者舌上已不发溃疡，然口腔内尚有小溃疡，大便偏干，右关脉大，左关脉弦，舌苔薄，舌尖红，边暗，再守方出入。

处方：生地黄25g，天冬15g，太子参15g，金银花30g，甘草6g，黄柏6g，砂仁6g（杵，后入），连翘15g，当归10g。21

剂，每日1剂，水煎400mL，分早晚两次餐后温服。

案2：金某，男，58岁，2014年12月28日初诊。

患者舌上溃疡，舌痛，尺脉虚浮，拟三才封髓丹法。

处方：太子参25g，生地黄20g，天冬12g，黄柏6g，砂仁6g（杵，后入），甘草5g，茯苓12g。7剂，每日1剂，水煎400mL，分早晚两次餐后温服。

● 弟子心悟

《医学发明》卷七之三才封髓丹，功在滋阴降火，养血固精。主治阴虚火炎，梦遗失精，头晕目眩，腰膝无力，嗌干咽燥，舌红苔少，脉细数。

清代医家郑钦安在《医理真传》中记载封髓丹由黄柏、砂仁、甘草组成。郑曰："封髓丹一方，乃纳气归肾之法，亦上、中、下并补之方也。夫黄柏味苦入心，禀天冬寒水之气而入肾，色黄而入脾，脾也者，调和水火之枢也，独此一味，三才之义已具。况西砂辛温，能纳五脏之气而归肾，甘草调和上下，又能伏火，真火伏藏，则人参之根蒂永固，故曰封髓……余常亲身阅历，能治一切虚火上冲，牙痛、咳嗽、喘促、面肿、喉痹、耳肿、目赤、鼻塞、遗尿、滑精诸症，屡获奇效。"

三才封髓丹的天、地、人，增强了上、中、下三焦的滋阴之功。蒲辅周先生称其有益阴增液、补土伏火之功。本方治疗老年人气阴两虚，虚火所致诸症。与气阴两虚代表方生脉散比较，生脉散偏于上焦心之气阴不足，而本方三焦并治，从下焦肾入手以治本。若肾阴虚证更重，亦可酌情合知柏地黄丸滋肾水时，合用封髓丹、砂仁，除具有封髓丹意义外，且可防知柏地黄丸滋腻呆滞之性。

另有纳气封髓丹，由封髓丹加补骨脂、肉桂、细辛，出自云南吴佩衡之经验方，方中肉桂以增强引火归原、纳气归肾之功，并用补骨脂辛温入肾，因肾之所恶在燥，而润之者唯辛，补骨脂能纳五脏六腑之精而归于肾，益肾填精。故纳气归肾之功效较原方更胜一筹；固元封髓丹，即封髓丹加山药。张锡纯谓山药“能滋阴又能利湿，能滑润又能收涩，是以能补肺补肾兼补脾胃”。山药气阴双补，一药而三才备，于封髓丹中以收纳浮阳，运脾固摄，使津液得以运化；潜阳封髓丹加党参、龟甲、怀牛膝、杜仲、泽泻、丹参。郑氏用封髓丹治疗头痛。受费伯雄的“治疗邪火”的加味三才汤启发，其功用为纳气归肾，潜阳息风。本方不同于单纯滋阴息火的镇肝熄风汤，而在于滋阴时固阳。

众人皆知，阴虚阳亢而用滋阴潜阳之法，不知阳亢者阳亦散于上，如单纯滋阴而介、石类潜阳，久则易伤阳碍阳，浮散之阳气岂能回纳，结合回阳潜阳，才能治本以调和阴阳。若临床伴精神不振，喜热饮，恶寒，小便清长，脉见沉细，可从脾肾之阳入手，助附子、炮姜、甘草、肉桂以温阳回阳。

102. 几种阴虚血虚案

案1：胡某，女，73岁，2013年10月13日初诊。

患者口舌干燥，右关脉大，舌红少苔，拟养胃阴法。

处方：北沙参12g，麦冬15g，生地黄20g，生玉竹12g，上等鲜铁皮石斛12g，生谷芽12g，生甘草6g。14剂，每日1剂，水煎400mL，分早晚两次餐后温服。

2013年10月27日复诊：口干、口苦，右关脉大，左关脉弦，舌苔薄，根部剥，再守养阴法。

处方：北沙参12g，麦冬15g，生地黄20g，当归10g，上等鲜铁皮石斛12g，枸杞子12g，川楝子6g，生谷芽15g，生麦芽15g，佛手片6g。14剂，每日1剂，水煎400mL，分早晚两次餐后温服。

案2：桑某，女，77岁，2012年9月9日复诊。

患者中脘疼痛及胁痛已止，然有脘胀，左关脉弦，舌红苔薄，再拟一贯煎法。

处方：北沙参12g，麦冬15g，生地黄20g，当归10g，茯苓12g，枸杞子12g，川楝子6g，佛手片6g，炒酸枣仁20g。7剂，每日1剂，水煎400mL，分早晚两次餐后温服。

案3：李某，男，50岁，2015年1月27日初诊。

患者刻下咽痒咳嗽，左关脉弦，两尺脉虚浮，舌苔薄白，拟标本兼治。

处方：生地黄20g，山药12g，山茱萸12g，牡丹皮10g，茯苓10g，泽泻10g，南沙参12g，北沙参12g，玉竹15g，川贝母6g，知母6g。7剂，每日1剂，水煎400mL，分早晚两次餐后温服。

案4：周某，女，45岁，2013年10月13日初诊。

患者心烦难寐，目睛流泪，左关脉弦，舌苔薄而干，拟四物、酸枣汤法。

处方：当归10g，炒白芍15g，川芎5g，生地黄20g，炒枣仁20g，知母6g，茯苓15g，生甘草6g，合欢皮15g，夜交藤20g。7剂，每日1剂，水煎400mL，分早晚两次餐后温服。

案5：江某，女，54岁，2013年10月13日初诊。

患者34年前行脑肿瘤手术，后双目失明，现畏寒，夜不安寐，眩晕，脉缓，舌苔薄白、舌质偏暗，拟人参养荣汤法。

处方：党参20g，生黄芪25g，炒白术12g，茯苓12g，炙甘草6g，陈皮6g，炒当归10g，赤芍10g，熟地黄15g，肉桂3g，五味子5g，丹参15g，大枣15g，生姜3片。7剂，每日1剂，水煎400mL，分早晚两次餐后温服。

● 弟子心悟

滋阴降虚火为临床常见一法。常有肺胃阴虚、肝肾阴虚、肺肾阴虚等证型，虎潜丸、大补阴丸、三才封髓丹、一贯煎、玉女煎、知柏地黄丸等均治疗各种虚火引起牙痛、齿衄、口腔溃疡、失音、喉痹等。滋阴的方剂：虎潜丸、大补阴丸、三才封髓丹、一贯煎共同点是滋阴降火，治疗肝肾阴虚、腰膝酸软、心烦口渴、咽干少津、舌红少苔、脉象细数。

虎潜丸，出自《丹溪心法》。组成：龟甲、杜仲、熟地黄、黄柏（炒褐色）、知母、牛膝、白芍药、虎骨（酒炙酥）、当归、陈皮、干姜等。用法：上为末，酒糊为丸。每服二钱，淡盐水送下。具有滋阴降火、强壮筋骨之功效。主治肝肾阴虚，症见腰膝酸软，筋骨痿软，腿足痿弱，步履维艰，舌红少苔，脉细弱等。黄柏、熟地黄、知母、龟甲、白芍为君，滋阴降火治其本；虎骨、锁阳强壮筋骨治其标，为臣药，虎骨可用狗骨等替代；干姜、陈皮温中健脾，理气和胃，为佐药，兼制方中黄柏等主药之苦寒；牛膝引药下行，为使药，另用羊肉暖胃，有食疗之功。诸药合用，共奏滋阴降火、强壮筋骨之功。

一贯煎：对阴虚肝气郁滞、胸脘胁痛、吞酸吐苦、脉象细弱或虚弦及疝气瘕聚效果颇佳。

连师解此方云：肝体阴而用阳，喜条达而恶抑郁。方中生地黄滋阴养血，补益肝肾，为君药；枸杞子、当归养血柔肝，沙参、麦冬滋阴增液，善养肺胃之阴，知木能乘土，必先培土，又清金制木，以上均为臣药；佐以川楝子疏肝理气泄热，遂肝木条达之性，虽属苦寒之品，但配入大队甘凉养阴药中，则使肝体得养，肝气调畅，诸症自除，诚为阴虚脘胁疼痛的良方。

案1沙参麦门冬汤加新鲜铁皮石斛，为治疗肺胃阴伤的典型代表方，但二诊舌脉提示左关脉弦（细），舌苔薄，根剥，故原方合一贯煎；案2肝阴不足已经影响到肝之用，中脘疼痛及胁痛属于肝胃不和，脘胀为肝脾不和，左关脉弦乃肝木乘土之象；案3从金水相生角度入手，肾阴、肺津不足，故患者有咽痒咳嗽（干咳居多）；案4完全从肝阴、肝血不足入手以治疗失眠为主；案5为气血双补剂。人参养荣汤主治脾肺气虚、荣血不足、惊悸健忘、寝汗发热、食少无味、身倦肌瘦、色枯气短、毛发脱落、小便赤涩等。方中熟地黄、归、芍等为养肝肾阴血之品；参、芪、苓、术、甘草、陈皮为补气之品，血不足而补其气，此阳生则阴长之义；参、芪、五味以补肺；甘、陈、苓、术以健脾；远志能通肾气上达于心；桂心能导诸药入营生血。

103. 滋水清肝饮案

案1：徐某，男，46岁，2013年6月28日初诊。

患者夜寐不安，口苦，腰脊疼痛，左关脉弦，两尺脉浮，右关脉缓，舌苔腻，质红，拟滋水清肝法。

处方：柴胡5g，炒当归10g，炒白芍15g，炒白术10g，茯苓15g，生甘草5g，牡丹皮10g，黑山栀10g，生地黄20g，山药20g，山茱萸12g，泽泻10g，炒枣仁15g，车前草15g（包），煅龙骨30g，煅牡蛎30g，砂仁6（杵，后入）。21剂，每日1剂，水煎400mL，分早晚两次餐后温服。

案2：周某，男，50岁，2014年1月13日初诊。

患者有消渴，口苦，下肢肿，左关脉弦，左尺脉虚浮，拟滋水清肝法。

处方：柴胡6g，当归10g，赤芍12g，炒白芍12g，生白术12g，茯苓15g，甘草5g，牡丹皮10g，黑山栀10g，生地黄20g，山药15g，山茱萸12g，泽泻10g，玉米须30g，车前子15g(包)，益母草20g，丹参20g。28剂，每日1剂，水煎400mL，分早晚两次餐后温服。

● **弟子心悟**

滋水清肝饮出自清代《医宗己任编》。组成：熟地黄（10g）、山药（10g）、山茱萸（10g）、牡丹皮（10g）、茯苓（10g）、泽泻（10g）、白芍（10g）、栀子（10g）、酸枣仁（10g）、当归（10g）、柴胡（6g）等。本方是在六味地黄丸的基础上加味化裁而来，实由六味地黄丸合丹栀逍遥散合成。方中“三补三泻”滋补肝肾，填精益髓；配以白芍、柴胡、当归、栀子、枣仁疏肝养血，清热敛阴，其奏滋补肝肾、清热疏肝凉血之效。主要用于治疗肾阴亏虚，肝郁肝热之证。临床应用以肾虚耳鸣、听力减退、腰膝酸软、咽痛口干、口苦胁痛、大便干结、舌红少苔、脉象细弦或细数等为辨证要点。

案1，加龙骨、牡蛎，侧重安神，治疗夜寐不安；案2，加车前子、玉米须、益母草、丹参，治疗水血互结之下肢水肿。女子以血为用，常以小柴胡汤加龙骨、牡蛎合酸枣仁汤、四物汤等防治女子更年期综合征等；男子以肾为本，由于本方滋补肾水与疏肝解郁、清泻肝火同用，更适宜男子更年期综合征。一方面补肾阴不足，另一方面解肝郁化火。

104. 泡酒养生方案

洛某，女，43岁，2013年8月8日初诊。

患者眠差，舌质暗，脉细弦。拟泡酒养生剂，从肝肾入手。

处方：当归150g，牡丹皮100g，白芍250g，茯苓100g，生地黄250g，泽泻100g，山药250g，桑椹250g，山茱萸250g，金银花250g，太子参250g。1剂，入酒适量泡，1个月后，每日午餐前饮1小杯。

● **弟子心悟**

浙江地区民众有秋后或冬天用中药泡老酒的习惯，冬天这边的寒湿偏重，冬令进补一般有泡老酒和膏方等形式。

本案亦为一料药酒食疗法补益肝肾阴亏，一般泡好后边饮药酒边加新酒，直到药物浸出为止，大约一个季节一料酒可。连师在临床开泡酒剂比较少见。

本案患者为中年女性，有一女，母女相依为命，乃世间辛苦之人，常腰酸、足跟痛、失眠，连师予归芍地黄丸，本方由当归、酒白芍、熟地黄、酒萸肉、牡丹皮、山药、茯苓、泽泻组成。加桑椹、山茱萸可滋肝肾、补阴血、清虚热。用于肝肾两亏，阴虚血少，头晕目眩，耳鸣咽干，午后潮热，腰腿酸痛，足跟疼痛。案中加太子参为患者气阴不足；因胃中有热，故加金银花以清阳明胃热。

105. 腰痛膏方案

朱某，男，45岁，2012年11月11日初诊。

患者腰痛，眩晕，左尺脉沉，右尺脉虚大，舌质红，边暗，根部腻，此属肾之阴阳俱虚，拟补肾益精，佐以和血化瘀。

处方：熟地黄250g，牡丹皮100g，肉桂30g，茯苓100g，生地黄250g，泽泻100g，枸杞子120g，菟丝子200g，炒杜仲

120g，怀牛膝120g，焦神曲120g，砂仁60g（杵，后入），炒当归100g，鸡内金120g，车前子120g（包），胡桃肉300g，黑芝麻200g，鹿角胶200g，龟甲胶200g，冰糖200g，黄酒250g。1剂，熬膏。

● 弟子心悟

膏方是江浙上海一代常用剂型之一。近代名医秦伯未先生曾云："膏方者，盖煎熬药汁液成脂液而所以营养五脏六腑之枯燥虚弱者也，故俗亦称膏滋药。"(《膏方大全》) 连师认为"膏方"与"进补"不好画等号，一味蛮补，易犯虚虚实实之嫌，反为药害。

故连师膏方制膏的几个特点：一是根据患者体质、疾病、具体脉症，在掌握病机基础上结合膏方特点进行遣方制膏。诚如《素问·至真要大论》云："谨察阴阳所在而调之，以平为期……疏其血气，令其调达，而致和平。"二是动静结合，补而不滞，膏滋用药多滋阴、补血、血肉有情及介石类药等，静药偏多，对脾胃偏弱者，消化吸收是膏滋起效之前提，故连师膏方中常加适量的姜汁、陈皮、砂仁、川芎、木香、黄酒等动药以理气防壅滞，可增强疗效。三是护住胃气，讲究滋味。不管是平时方药还是膏方，都适合将"胃气壮则五脏六腑皆壮""自古王道无近功"作为指导原则，膏方遣方用药及其剂量、料数皆以不损伤后天为本；膏方介于治疗方药与食补之间，口味与药效两者兼顾，故收膏基础膏底用什么胶，好吃不好吃，有没有香味等皆在悉心考虑范围内。如阿胶味甘，性平，有补血、止血、滋阴之功效，为常见基础膏底，适用于血虚和各种出血病证；龟甲胶、鳖甲胶性平，能滋阴潜阳，适用于阴血不足，肝阳上亢之证；龟甲胶为乌龟腹甲煎熬而成，性偏平和，味甘而咸，有滋阴潜阳、益肾健骨的作用，并兼补血止血。常用于肾阴不足引起的骨蒸潮热、盗汗遗精及小儿囟门不合、筋骨不健等。有些妇科崩漏下血等疾病，亦常用此药滋阴止血。鳖甲胶为鳖甲煎熬而成，性偏平和，味咸，有补肾滋阴、破瘀散结的作用，滋养同时兼祛瘀，除用于肾阴不足、潮热盗汗、手足心热外，还用于肝脾大、肝硬化、闭经等。若血虚兼阳气不足之病证，可用鹿角胶，此为鹿角加水煎熬浓缩而成。其味微甜，性温，有补肾阳、生精血、托疮生肌的作用。适合肾阳不足、畏寒肢冷、阳痿早泄、腰酸腿软者服用。也可用于咯血、尿血、月经过多、偏于虚寒及阴疽内陷者。糖的使用上也有细微讲究：红糖性温，具有祛寒、散瘀、生血之用，适用于寒证或血虚有瘀之证；冰糖性凉，具有清热、润燥之能，适用于滋阴养血润燥类膏方；蜂蜜味甘，性平，具有清热、补中、解毒、润燥、止痛等作用，一般膏方皆可用此做辅料。有些特殊疾病如严重糖尿病患者使用时当斟酌。另外，芝麻炒香，增加胡桃肉、龙眼肉、枣泥膏等可增加香味和滋味，以体现膏方的饵料特质。

106. 下肢丹毒愈后膏方案

邵某，男，46岁，2014年12月28日复诊。

患者左下肢丹毒红肿热痛已消十之八九，右关脉大，左关脉弦，舌苔薄、舌质红，再拟养血清热法。

处方：苍术100g，川黄柏60g，川牛膝100g，薏苡仁400g，炒当归100g，赤芍200g，金银花200g，连翘150g，生甘草60g，赤小豆300g，车前子150g，茯苓120g，丹参200g，山药300g，胡桃肉200g，藏红花10g，鸡内金100g，人参6g，黑芝麻200g，阿胶300g，鳖甲胶100g，木糖醇200g，黄酒300g。1剂，熬膏。

● **弟子心悟**

本案一料膏方用于下肢丹毒缓解后的善后，连师辨证用药，以四妙散加活血清热解毒法常规收膏。黄酒为江浙地方米酒，有利于膏滋药物吸收，一料膏方约一个月服用量。

《诸病源候论·丹毒病诸候》云："丹者，人身忽然焮赤，如丹涂之状，故谓之丹。或发于足，或发腹上，如手掌大，皆风热恶毒所为。重者，亦有疽之类，不急治，则痛不可堪，久乃坏烂。"本案属于湿热毒蕴，发于下肢，局部红赤肿胀、灼热疼痛，可伴轻度发热，若反复发作，可形成象皮腿。治法：清热利湿解毒。临床一般不用膏方，除非转为慢性丹毒。

临床清热解毒的膏方比较少见，诚如秦伯未先生所云："膏方非单纯补剂，乃包含救偏却病之义。"

107. 时脘胀便溏膏方案

钱某，男，32岁，2014年11月30日初诊。

诊得患者左关脉缓弦，右关脉缓大，舌苔薄腻，时有便溏，脘胀，拟资生法。

处方：野山参 6g，炒白术 120g，茯苓 150g，炙甘草 30g，陈皮 60g，山药 200g，扁豆衣 120g，生薏苡仁 150g，熟薏苡仁 150g，砂仁 60g，桔梗 50g，芡实 120g，广藿香 100g，川黄连 30g，焦山楂 120g，焦神曲 120g，炙鸡内金 60g，炒谷芽 120g，炒白芍 120g，炒防风 60g，佛手片 60g，木瓜 120g，大枣 200g，龙眼肉 200g，阿胶 300g，黄酒 300g。1 料，熬膏。

● **弟子心悟**

本案为处方以生丸合痛泻要方为主，做成健脾胃膏方资生丸，滋补膏中寓有健胃消食之法，使补而不腻，如焦山楂 120g，焦神曲 120g，炙鸡内金 60g，炒谷芽 120g 等；又方中用野山参 6g，合资生丸成人参资生丸之意。

连师膏方往往在辨证开方基础上，原方每味剂量扩大 10 倍，加上常规饵料而成，以汤方治疗，进一步巩固疗效。

108. 腰酸膏方案

陈某，男，32 岁，2014 年 11 月 30 日初诊。

诊得患者右关脉大，右尺脉虚浮，左尺脉沉，舌苔薄腻，腰酸，口中有异味，拟补肾之阴阳。

处方：熟地黄 200g，山药 150g，山茱萸 120g，茯苓 100g，泽泻 100g，肉桂 30g，制附子 50g（先煎），五味子 50g，菟丝子 120g，枸杞子 120g，砂仁 60g（杵，后入），神曲 120g，鹿茸 6g，车前子 120g，阿胶 300g，黄酒 300g。1 剂，熬膏。

● 弟子心悟

浙江地区冬日寒湿偏重，有冬令进补习俗，经济条件允许或年高体弱者常于冬至前后进补膏方，此案膏滋肾阴阳双补，为常见滋补膏方类型之一，案中基础膏除用阿胶滋补阴血外，更用鹿茸有利于滋补精血。阿胶，以山东东阿产为道地药材，补血滋阴，润燥，止血。用于血虚萎黄，眩晕心悸，心烦不眠，肺燥咳嗽。鹿茸是东北三宝之一，乃鹿之精华，味甘咸，性温、归肾、肝经，有延年益寿、补血养颜、强身健体的作用，最适宜体弱、畏寒的男女服用。案中以血肉有情之品做基础膏滋补益精血。案中鹿茸剂量有借鉴意义，不可过多。

109. 亚健康调理膏方案

沈某，男，32岁，2014年11月30日初诊。

诊得患者左关脉弦，右脉缓，舌苔薄白，自觉诸症已瘥，守方调理之。

处方：柴胡50g，炒当归100g，炒白芍150g，炒白术100g，茯苓120g，炙甘草50g，陈皮60g，制香附60g，广郁金100g，丹参150g，薄荷50g，佛手片60g，苏叶60g，山药200g，炙鸡内金60g，大枣200g，龙眼肉200g，阿胶300g，黄酒300g。1剂，熬膏。

● 弟子心悟

本案为逍遥散加健脾胃消食之品，属于善调肝脾之膏滋，膏滋合补益于调理之中，补中寓调，调中有补，适合现代生活节奏快，饮食不规律，饮食结构容易多肥厚滋腻，生活方式容易耗伤阴血或耗散肝肾之阴。而调补更适合广泛人群，也适合现代城市病的预防，汉代《金匮要略》有薯蓣丸，调补脾胃防治风气百疾，是从后天脾胃入手，而调理情志欠缺，连师肝脾同调的汤方及膏方，能成为与时偕行的调理方，对防治亚健康有一定积极参考意义。

人类要想健康地生存，需要满足三个基本条件，即营养、休息和运动。世界卫生组织对健康有如下定义：

（1）有充沛的精力，能从容不迫地应付日常生活和工作的压力而不感到过分的紧张；

（2）处事乐观，态度积极，乐于承担责任，事无巨细不挑剔；

（3）善于休息，睡眠良好；

（4）应变能力强，能适应外界环境的各种变化；

（5）能够抵抗一般性感冒和传染病；

（6）体重得当，身材均匀，站立时，头后、臂位置协调；

（7）眼睛明亮，反应敏锐，眼睑不易发炎；

（8）牙齿清洁，无空洞，无痛感，齿龈颜色正常，无出血现象；

（9）头发有光泽、无头屑；

（10）肌肉、皮肤有弹性。

其中前4条为心理健康的内容，后6条为生物学方面的内容。世界卫生组织提出人类新的健康标准。这一标准包括肌体和精神健康两部分，具体可用“五快”（肌体健康）和“三良好”（精神健康）来衡量。“五快”是指：一是吃得快：进餐时有良好的食欲不挑剔食物并能很快吃完一顿饭。二是便得快：一旦有便意能很快排泄完大小便而且感觉良好。三是睡得快：有睡意上床后能很快入睡且睡得好醒后头脑清醒精神饱满。四是说得快：思维敏捷口齿伶俐。五是走得快：行走自如步履轻盈。“三良好”是指：一是良好的个性人格。情绪稳定，性格温和；意志坚强，感情丰富；胸怀坦荡，豁达乐观。二是良好的处世能力。观察问题客观、现实，具有较好的自控能力能适应复杂的社会环境。三是良好的人际关系。助人为乐，与人为善，对人际关系充满热情。

世界卫生组织提供的数据告诉我们，在这个世界上5%的人处于健康状态，20%的人有病，而剩下的75%的人是亚健康。其实，即使是世界卫生组织也没能给我们一个清晰易懂的定义。它告诉我们“亚健康”是指介于健康与疾病之间的边缘状态，又叫“慢性疲劳综合征”或“第三状态”（世界卫生组织还制定了一个有30个项目的指标，认为只要有人符合其中6项以上，就可以初步认定为处于亚健康状态。这30个项目分别如下：

（1）精神紧张，焦虑不安；（2）孤独自卑，忧郁苦闷；

（3）心悸心慌，心律不整；（4）耳鸣耳背，易晕车船；

（5）记忆减退，熟人忘名；（6）兴趣变淡，欲望骤减；

（7）懒于交往，情绪低落；（8）易感乏力，眼易疲倦；

（9）精力下降，动作迟缓；（10）头昏脑涨，不易复原；

（11）体重减轻，体虚力弱；（12）不易入眠，多梦易醒；

（13）晨不愿起，昼常打盹；（14）局部麻木，手脚易冷；

（15）掌腋多汗，舌燥口干；（16）自感低烧，夜有盗汗；

（17）腰酸背痛，此起彼伏；（18）舌生白苔，口臭自生；

（19）口舌溃疡，反复发生；（20）味觉不灵，食欲不振；

（21）反酸嗳气，消化不良；（22）便稀便秘，腹部饱胀；

（23）易患感冒，唇起疱疹；（24）鼻塞流涕，咽喉肿痛；

（25）憋气气急，呼吸紧迫；（26）胸痛胸闷，心区压感；

（27）久站头昏，眼花目眩；（28）肢体酥软，力不从心；

（29）注意力分散，思考肤浅；（30）容易激动，无事自烦。

这样的定义对我们判断是否为“亚健康”有较确切的指导意义。而中医的饮食养生、饵料之学、膏滋等往往能起到事半功倍的效果。

二、弟子传灯精选医案（13例）

1. 自汗案

郑某，男，31岁，2014年4月12日就诊。

患者自汗焦虑加重1月余。诉数日前劳累受凉感冒，目前遗留症状为全身易出汗，汗后自觉皮肤湿冷，平时易烦躁，多疑，情绪焦虑，难以自我控制。曾就诊于西医院行各项检查，均未见异常。患者表情夸张，反复询问病情，担心自己得绝症。舌质红、苔燥，脉偏弦数。辅助检查：彩色B超探察为盆腔内分隔性液体囊性包块。西医诊断：自主神经功能紊乱。中医诊断：自汗（脏躁证）。治以疏肝解郁，滋补肝阴。拟小柴胡汤合甘麦大枣汤、百合地黄汤加减。

处方：生甘草10g，炒生地黄15g，竹沥半夏15g，大枣30g，柴胡12g，鲜生姜6片，百合20g，炒黄芩10g，炒丹参15g，淮小麦30g，党参15g，合欢皮12g。7剂，每日1剂，水煎400mL，分早晚两次餐后温服。

● **弟子心悟**

《金匮要略·妇人杂病脉证并治》载："妇人脏躁，喜悲伤欲哭，象如神灵所作，数欠伸，甘麦大枣汤主之。"脏躁者，脏阴不足也，精血内亏，五脏失于濡养，五志之火内动，上扰心神，以致脏躁。以甘麦大枣汤养心安神，甘缓和中。《金匮要略·百合狐惑阴阳毒病脉证治》载：“百合病者，百脉一宗，悉致其病也。意欲食复不能食，常默然，欲卧不能卧，欲行不能行，饮食或有美时，或有不用闻食臭时，如寒无寒，如热无热，口苦，小便赤，诸药不能治，得药则剧吐利，如有神灵者，身形如和，其脉微数……”其病邪少虚多，属阴虚内热之证，治以补虚清热，养血凉血，用百合地黄汤。起于伤寒大病之后，余热未解，或平素情志不遂，而遇外界精神刺激所致。此例患者以肝郁不疏、情志失调为主，兼见肝阴血虚，予柴胡、黄芩和解少阳，祛邪兼疏肝，党参、大枣益气健脾，鼓舞胃气，甘麦大枣汤中小麦为肝之谷，善养心气，甘草、大枣甘润生阴，滋脏气而止其躁也，合百合地黄汤滋阴清热，养肝血。加合欢皮疏肝解郁，安神定志，因心烦、舌质红，加炒丹参。全方以和解枢机，疏肝气、补肝阴并重。

● 连师点评

该患者病起于劳累后受凉感冒，又现症见自汗出、多疑、舌质红，故以小柴胡汤和解枢机，合甘麦大枣汤养心安神，缓急和中，百合地黄汤清热养阴，加合欢皮蠲忿，丹参清心。方剂配伍严谨，是谓复方。

2. 血虚营卫俱不足自汗案

冯某，男，30岁，2014年3月29日就诊。

患者自汗半年，加重1周。近来半年易出汗，近1周特别明显，手足冷，伴心悸、纳差，皮肤易出油。舌质暗，脉缓。西医诊断：自主神经功能紊乱。中医诊断：自汗（血虚营卫俱不足）。治以调和营卫。拟方桂枝加龙骨牡蛎汤加减。

处方：炙桂枝 25g，生甘草 6g，党参 15g，炒白芍 15g，生龙骨 15g（先煎），炒当归 12g，赤芍 15g，生牡蛎 15g（先煎），佛手片 6g，鲜生姜 30g，生黄芪 25g，制何首乌 12g，大枣 25g，焦山楂 9g，芡实 20g。7 剂，每日 1 剂，水煎 400mL，分早晚两次餐后温服。

2014 年 4 月 12 日复诊：诉服药后，约 1 小时可感觉手足渐暖，出汗、心悸较前好转。自觉乏力，胃胀。舌质暗、苔稍腻，脉缓。考虑仍为血虚营卫不足，继续守原方，剂量上较前增加，改为炙桂枝 30g，生黄芪 30g，佛手片 9g，制何首乌 15g，焦山楂 10g，加强温阳益气之力。

● 弟子心悟

此例考虑阳虚气血弱而致心悸、手足冷、脉缓，阳虚营阴不能内守而外泄汗出，本方以桂枝汤调和阴阳（桂枝、甘草辛甘化阳，芍药、甘草酸甘化阴），加龙骨、牡蛎，不仅固敛走失之阴精，而且潜纳浮越之阳气，与桂枝汤相伍，可谓刚柔相济，标本兼治。加黄芪、党参加强益气养阴，制何首乌补肝肾，益精血，炒当归活血补血，芡实固肾涩精，补脾渗湿，佛手片健脾和胃，焦山楂消食健胃，助方中补气补血药之吸收。

● 连师点评

桂枝加龙骨牡蛎汤出自《金匮要略·血痹虚劳病脉证并治》，原治“男子失精，女子梦交”，本案患者自汗、心悸、纳差，用桂枝加龙骨牡蛎汤调和营卫，调和阴阳，兼以固涩止汗，再配参、芪、当归等补养气血之属，自有良效。

3. 风热犯肺自汗案

邬某，男，6岁，2014年6月12日就诊。

患者自汗1年，加重半月。患者多动，动辄汗出，伴喑哑，咳嗽，少许痰，难以咳出，口渴喜冷饮，夜眠易打鼾，口唇红，舌边尖红，苔白，扁桃体肿大，脉一呼一吸5～6至，小便黄，大便成形。西医诊断：自主神经功能紊乱。中医诊断：自汗（风热犯肺证）。治以疏风散肺热。拟方桑菊饮加减。

处方：冬桑叶30g，连翘6g，蝉蜕5g，菊花6g，芦根10g，薄荷5g，桔梗9g，生甘草5g，淡竹叶5g，杏仁6g，浙贝母9g，猫爪草6g。7剂，每日1剂，水煎400mL，分早晚两次餐后温服。

2014年6月19日复诊：服7剂后，喑哑、咳嗽、咳痰均消失，舌质转淡。

● 弟子心悟

《温病条辨》云：“温病由口鼻而入，自上而下，鼻通于肺，始手太阴。太阴金也，温者火之气，风者火之母，火未有不克金。”故风温入侵，以肺卫表热证为主，患者表现为喑哑，咳嗽，口渴喜冷饮，小便黄，口唇红，舌边尖红。此外，肺合皮毛，主表，今太阴自汗为肺热皮毛开也。《温病条辨》云“太阴风温，但咳，身不甚热，微渴者，辛凉轻剂桑菊饮主之”。此例患者肺热甚，故冬桑叶重用至30g，加强清宣肺热止咳之力，且有止汗之效，加浙贝母止咳化痰，淡竹叶清热除烦，猫爪草消肿，散瘰疬。全方疏风清热，宣肺止咳，消肿散核。

● 连师点评

风热犯肺，亦多汗出，本方好在用大量桑叶（30g）于桑菊饮中，既能疏风宣肺止咳，又能止汗，真良方妙法也。所谓“知其要者一言而终也”。古人曾用一味桑叶，止汗神效。可参考拙著《古今奇效单方评议》“桑叶止汗”条。

4. 宿饮哮喘案

廖某，女，50岁，2013年9月13日就诊。

患者素咳喘现加重2天。自诉头痛，恶寒发热，咳嗽气喘，痰白清稀，咳甚则呕吐清涎。来诊时形寒发热、头痛、咳嗽气喘较甚，痰涎多，胃脘胀满，胃纳差，大便2日未行，小便清长。脉浮紧，苔薄白。西医诊断：肺源性心脏病。中医诊断：咳嗽；哮喘。属宿有水饮兼太阳表寒型。治以解表蠲饮。拟方小青龙汤加减。

处方：桂枝15g，白芍15g，麻黄9g，干姜9g，细辛3g，法半夏15g，五味子5g。2剂，每日1剂，水煎400mL，分早晚两次餐后温服。

2013年9月15日复诊：复诊时热已退，痰涎亦少，气喘大减，尚有微咳和仍有形寒。前方去细辛、桂枝，并减麻黄、半夏、干姜之量，加荆芥6g，紫菀9g。再服2剂。每日1剂，水煎400mL，分早晚两次餐后温服。

● 弟子心悟

《伤寒论》第40条"伤寒表不解，心下有水气，干呕，发热而咳，或渴，或利，或噎，或小便不利，少腹满，或喘者，小青龙汤主之"。本条为表证内兼水饮咳喘证治。其中"心下有水气"，即水饮停积于心窝部，病者自觉有胀满感，甚者该部的皮肉有轻度浮肿现象。

水饮的产生，一般是因脾失健运，水湿停积，也可因外感之后，肺气失降，影响水气的流通，而停积于中焦。本条的主症是干呕、咳喘、表邪不解。表邪触动停饮，使水饮上逆，影响胃气，则见干呕；如水邪干扰肺气则见咳嗽，咳甚者见喘急，而水饮又反过来牵制表邪，致表邪始终不解。或渴，或利，或噎（呃逆），或小便不利而少腹满，是水饮内停所引起的兼症。水饮内停，津气不化则渴；水渍心下，影响膈气下降则噎；水饮下注于肠则腹泻，水蓄下焦则小便不利而少腹胀满。以上兼症，不一定一一见到。本方为治表寒兼里饮，而偏重于里饮之剂。细辛、干姜、半夏散寒化饮，以除心下的满闷，再合五味子敛肺气以止咳喘；芍药酸苦敛阴泄水；麻黄、桂枝外解表寒；甘草和中，调和诸药。本方的下文还附有加减法，因其意未详，从略。

本案有必要比较麻黄汤和小青龙汤治疗咳喘之区别。麻黄汤证有气喘而无咳嗽者，亦有兼咳嗽者。对痰不多或无痰的病者，须在麻黄汤中加祛痰止咳之药物。而小青龙汤证所见的喘咳，以咳为主，并有多量的稀痰，则不需在原方中加减用药。

● 连师点评

本案之咳嗽乃素有内饮，外感表寒而致。有表寒则用麻黄、桂枝，加内饮，则用半夏、干姜、细辛。恐麻、桂过汗，加白芍敛阴止汗；恐半夏、干姜、细辛过辛，故加五味子之敛。方成有制之师也。

5. 往来寒热案

黄某，女，60岁，2014年3月15日就诊。

患者往来寒热6天，加重1天。患者因感冒后每至下午5点到7点先全身发冷，后出现发热，咳嗽，伴头痛，乏力，口干，口苦。尺肤热，舌质红、舌根部苔黄腻，脉浮数。中医诊断：发热（邪犯少阳兼湿热内盛）。治以和解少阳，分消走泄。拟方小柴胡汤合温胆汤加减。

处方：柴胡15g，姜竹茹15g，藿香10g，炒黄芩10g，炒枳壳15g，佩兰10g，竹沥半夏15g，陈皮6g，浙贝母10g，党参15g，茯苓15g，鲜生姜30g，桔梗10g，大枣20g，桑叶12g，生甘草6g，荷叶15g。3剂，每日1剂，水煎400mL，分早晚两次餐后温服。

2014年3月18日复诊：诉上服药1剂后汗出，热减。目前仍乏力，纳差，全身易出汗，手足心有汗，大便不干。舌尖红，舌根部苔黄腻。考虑湿热内盛，方用黄连温胆汤加减，方中黄连用黄芩代替。

处方：炒黄芩9g，茯苓15g，干荷叶10g，姜竹茹12g，竹沥半夏15g，藿香10g，炒枳壳15g，党参15g，佩兰10g，陈皮5g，砂仁6g（后下），青蒿6g，炙鸡内金9g。

● 弟子心悟

太阳伤寒或中风，常于五六日传入半表半里而发生少阳病。今患者感冒后六日，午后定时发热，伴口干，口苦，脉浮数，提示邪在少阳，且舌质红，舌根部苔黄腻，考虑体内湿久化热，予小柴胡汤和解少阳，合温胆汤理气化痰，祛除湿热。原方小柴胡汤中柴胡透解邪热，疏达经气；黄芩清泄邪热；法半夏、生姜和胃降逆；人参、大枣益气健脾、扶助正气；炙甘草助参、枣扶正，且调和诸药。考虑上焦肺热，故改用竹沥半夏清热力强，加用桑叶、荷叶清热，藿香、佩兰芳香化湿，浙贝母清热散结，化痰止咳。二诊热减，但手足心出汗明显，舌根部苔黄腻，考虑湿热内盛，予黄连温胆汤清热燥湿，理气化痰，仍肺热甚，改黄连为炒黄芩加强清肺热之力，青蒿清热除蒸，砂仁理气醒脾，炙鸡内金健脾胃、消积滞，使湿热之邪有出路。

● 连师点评

患者先有感冒，先发冷后发热，当和解半表半里之邪；又有湿热，舌根黄腻，故当分消走泄湿热之邪；方用小柴胡汤合温胆汤加减。说明临证需要有扎实的《伤寒论》功底，又要有深厚的温病学功底，寒温合用，相得益彰。

6. 风水咳嗽案

陈某，女，68岁，2013年11月10日就诊。

患者咳喘反复发作十多年，现咳喘痰多，痰白稠黏，喘急时需取半卧位，心下胀闷，面部微肿，两下肢浮肿明显。舌苔白滑，脉弦。西医诊断：肺源性心脏病。中医诊断：咳嗽；水肿（中阳失运，水饮不化，上逆于肺）。治以温（脾）阳利水。拟方茯苓桂枝白术甘草汤加减。

处方：茯苓12g，桂枝9g，白术6g，炙甘草6g，干姜6g，细辛3g，五味子5g，桑白皮15g。2剂，每日1剂，水煎400mL，分早晚两次餐后温服。

2013年11月13日复诊：服2剂后，咳喘基本消失，继用肾气丸及间断用茯苓桂枝白术甘草汤加党参、五味子，调理多日，咳喘至今未见复发。

● 弟子心悟

《伤寒论》67条曰："伤寒若吐若下后，心下逆满，气上冲胸，起则头眩，脉沉紧，发汗则动经，身为振振摇者，茯苓桂枝白术甘草汤主之。”本条为中气受伤，水饮内停证治。多因误治中气受伤，胃虚不化，脾失健运，以致水饮内停，故见心下逆满；水气上逆，肺失肃降则见气喘；水饮中阻，脾失健运，清阳不升，故感眩晕；寒饮搏结于里则见脉沉紧。治则为温中化饮降逆，宜用茯苓桂枝白术甘草汤。若再误用发汗法，可使里阳更伤，致经脉失养，便会出现身体震颤站立不稳的症状。

本方用茯苓桂枝白术甘草汤加干姜、细辛、五味子以温化水饮，敛肺止咳。因其痰黏不稀，再加桑白皮15g以泻肺中伏水。本方是温中化饮、降逆平喘之剂。方用桂枝通阳降逆，合炙甘草温中化气，白术健脾，茯苓益气行水以消除停饮。

本案于方中加入桑白皮以泻肺中郁火，行水清痰。饮中伏热为本证常有的现象，若不加入一二味清泄肺中伏热的药物，往往反增烦躁，并使咳喘加剧，临床时须注意辨证。

● 连师点评

本案咳嗽水肿，皆由饮邪所致。故用仲师苓桂术甘汤以温药和之，因其咳喘，故加干姜、细辛、五味子。好在再加桑白皮者，以其甘寒，甘能保肺气，寒能清内热也。善后则以肾气丸或苓桂术甘汤治其本。

7. 阴阳气血亏虚心悸案

李某，女，30岁，2013年9月20日初诊。

患者心悸乏力2年，加重半月。自诉患风湿性心脏病已2

年。症见心慌，走路时气喘，面色无华，疲乏无力。气候转变时尚有关节肿痛，以双侧下肢关节为甚。胃纳不佳，二便正常。舌淡无苔，脉来有歇止，西医诊断：风湿性心脏病。中医诊断：心悸。证属风湿久着，气虚血少。治以滋补心之阴阳气血。拟方炙甘草汤加减。

处方：炙甘草12g，桂枝9g，干地黄24g，豨莶草6g，党参12g，麦冬6g，麻仁12g，防己9g，阿胶9g，大枣4枚，生姜9g。7剂，每日1剂，加入糯米酒30mL，水煎400mL，分早晚两次餐后温服。

2013年9月27日二诊：服6剂，各症减轻。随后嘱每周服本方2剂，兼服独活寄生汤1剂。守方服4月余，各症未见再发，身体情况良好。

● 弟子心悟

《伤寒论》第177条云："伤寒，脉结代，心动悸，炙甘草汤主之。"本条为气血两虚，心脉俱损证治。本条用"脉结代"主要用来说明脉搏有间歇停顿。桂枝甘草汤的心悸喜按是因过汗损耗心气，心悸是自觉症。本条的心动悸病情较重，既是自觉症，也是他觉症，是气血两虚，心脉受损所致，故脉搏有间歇。发病原因是病者本已心虚血少，加之外感后发汗不当，或外感发热病因误治或失治，日久不愈，气血衰败，引起心脉的功能失常所致。本方有益气生血、强心复脉的功能，以炙甘草补中养胃，以资气血之本源为主，人参、桂枝、生姜益气强心，干地黄、阿胶、麦冬、麻仁、大枣滋养血脉。加入糯米酒以促进血液之运行，并能使药力迅速发挥作用。久煎味厚，方能取得滋养虚损之目的。

本案的后期调理尤为重要，风湿性心脏病外合风湿性关节炎，一般影响全身，非短期能奏效。因气候转变时尚有两下肢关节肿痛，故加汉防已（汉防已偏于利湿走里，可利小便以消肿；木防已偏于祛风而走外，用于祛风湿以止痛），味苦、辛，性寒。归经：膀胱、肾、脾经。功能：祛风湿，止痛，利水。主治：风湿关节疼痛；湿热肢体疼痛；水肿；小便不利；脚气湿肿。豨莶草味辛、苦，性寒，归肝、肾经。可祛除风湿、强健筋骨、清热解毒，用于乳腺炎、风寒泄泻、反胃呕吐等症。两药合用，消水肿、祛风湿之功倍增。

● 连师点评

炙甘草汤又名复脉汤，功用补心气、养心血、滋心阴、通心阳，故属心之气血阴阳俱虚者，服之往往得效。本案心悸、舌淡无苔，脉有间歇，符合“脉结代、心动悸”之证，故投炙甘草汤原方而症减。

8. 胃脘痞胀案

蓝某，女，52岁，2013年12月10日就诊。

患者胃脘痛10年，加重1周。自诉胃痛不发作时常感胃脘部痞胀，心烦，食欲不振。胃痛发作时胸闷恶心，痛甚则呕吐，肠鸣，大便时干时烂。下腹部浮肿，小便混浊如米泔汁色。舌质较淡、苔微黄，脉弦。中医诊断：胃脘痛（寒热错杂）。治以辛开苦降。拟方半夏泻心汤加减。

处方：半夏12g，高丽参3g（另炖，冲服），黄芩6g，黄连3g，香附12g，高良姜9g，大枣4枚，炙甘草6g。3剂，每日1剂，水煎400mL，分早晚两次餐后温服。

2013年12月13日复诊：服药3剂后，腹胀及下腹部浮肿基本消失，小便转清。服药已中，守上法，拟用半夏泻心汤加减，仅易高丽参为党参15g，其他药量不变，继服3剂。

据了解患者近来饮食、二便基本正常，胃痛很少发作。

● 弟子心悟

《伤寒论》第149条云："伤寒五六日，呕而发热者，柴胡汤证具；而以他药下之，柴胡证仍在者，复与柴胡汤。此虽已下之，不为逆，必蒸蒸而振，却发热汗出而解。若心下满，而硬痛者，此为结胸也，大陷胸汤主之；但满而不痛者，此为痞，柴胡不中与之，宜半夏泻心汤。"本条指出呕、心下痞满为半夏泻心汤的主症，并提出小柴胡汤证和结胸证的症状作为鉴别诊断。

"呕"是少阳柴胡证和痞证共有的症状，而"心下满"是结胸证和痞证共有的症状。本条中心内容虽然是讨论痞证的方治，但与少阳柴胡证和结胸证的症状有共同点，所以三者并列，以资鉴别。

"呕而发热"，若见有胸胁烦满、口苦，且出现寒热交替的，是伤寒误治，表邪乘胃气骤虚陷入于内，影响三焦气机的枢转和胆气内郁所引起的，属少阳柴胡证。若柴胡证又再误下，其主证不变则主方亦不变。不过因正气较虚，在正复病愈之前，往往先要通过“战汗”的病理变化过程。

“呕而发热”，无胸胁苦满的病情和寒热往来的热型而有心下痞满者，也是伤寒误治，是胃气受伤，表邪内陷，邪热与痰水互聚所引起。热聚于胃则痞，热与痰水互聚则痞而硬满。治宜半夏泻心汤清热化痰，健胃消痞。

结胸证为热与水饮相结于胸脘，主症是心窝部急痛，痛引胸部，痞证则是邪热内陷于胃，导致胃气痞塞，故见胃脘痞满而不痛。若热与痰水互聚，按之则硬，但也无痛感，且与胸部无关。结胸证必见胸脘痛，痞证则胀而不痛，故痛与不痛是结胸证和痞证的鉴别要点，也是本条原文的重点。

本证的主症是胃脘胀满而硬。呕吐为胃虚上逆，是与157、158条的生姜泻心汤、甘草泻心汤两方辨证的关键症状。半夏能和胃降浊止呕，故作为主药。半夏合人参健胃；芩、连清热，以清除胃脘部的胀满。胃虚则脾虚不健，故用干姜、大枣、炙甘草补中。寒热夹杂，虚中有实，所以方药的组成也是苦寒与温补并用。

本案为病久成虚，因虚而滞，寒热夹杂，基本按伤寒论指导用药。案中用高丽参代人参，较党参更为温补而健脾胃次之，高良姜代干姜用于脘腹冷痛，胃寒呕吐，嗳气吞酸。《本草求真》云：“良姜，同姜、附则能入胃散寒；同香附则能除寒祛郁。若伤暑泄泻，实热腹痛切忌。此虽与干姜性同，但干姜经炮经制，则能以祛内寒，此则辛散之极，故能以辟外寒之气也。”

● **连师点评**

本案中见痞，上见呕吐，下见肠鸣腹泻，上下交病取其中，故用半夏泻心汤获效。本案贵在分析半夏泻心汤和小柴胡汤之间的联系。

9. 暑温高热案

梁某，男，9岁，2014年7月25日就诊。

患者急性发热，头痛、腹痛，大便不通4天。3天前开始发热。患者嗜睡，项强，神志尚清，自述头痛甚剧，面赤，壮热（39.6℃），无汗，上腹部微胀，胃脘部轻度压痛。舌苔黄干，脉洪数。曾入院用白虎、承气等清热解毒药及紫雪丹等，治疗3天，服药5剂仅大便1次，病情仍未缓解。今日，体温稍降，唯头剧痛不除，尤以两侧太阳穴为甚。目赤，腹部绞痛阵作，大便仍秘结，嗜睡。因其头痛剧烈，曾用针刺，并配合盐酸氯丙嗪静脉滴注，病者暂得安睡，但醒后头痛又剧烈发作。体格检查：腹部有压痛。西医诊断：流行性乙型脑炎。中医诊断：暑温。证型属于少阳转阳明。细思本案之头痛，重点在两侧太阳穴，属少阳部位，且兼见目赤，表明病与少阳相关。治以和解兼攻下。拟方大柴胡汤加减。

处方：柴胡12g，生姜9g，黄芩9g，赤芍药9g，生地黄9g，枳实9g，大黄9g，大枣4枚，龙胆草6g，桑叶9g，菊花9g，连翘9g。2剂，每日1剂，水煎400mL，分早晚两次餐后温服。

2014年7月28日二诊：连服2次，得溏便1次。守方再进。

2014年7月29日三诊：晨起头痛消失，热退神清，面色淡黄，腹仍微胀，大便尚未通畅。舌质淡、苔薄黄而润，脉略数。是余邪未尽而正气渐虚，仍照前方加参须三钱，另煎冲服，再日进2剂，诸症消失，于次日痊愈。

● **弟子心悟**

《伤寒论》103条云："太阳病，过经十余日，反二三下之，后四五日，柴胡证仍在者，先与小柴胡汤。呕不止，心下急，郁郁微烦者，为未解也，与大柴胡汤下之则愈。"本条是少阳兼阳明里实的证治。心窝部拘急胀满而痛，以及郁烦，既是三焦气机不畅，又兼阳明实热聚结而成。喜呕为少阳原有的症状，现因邪热上攻，胃气上逆，故呕吐不止。临床所见，常有大便秘结不通、苔黄、脉弦数等症状。大柴胡汤有和解兼下里实之功。

此是小柴胡汤的加减方。因兼阳明里实，故去人参、炙甘草之益气补中，加枳实、大黄以泄胃肠之实热，合芍药通滞敛阴，以缓解心窝部拘急胀痛；因呕吐不止，故留生姜配半夏止呕；大枣甘缓，配合芍药以止痛，仍不失酸甘化阴之旨。

本案暑温多属阳明，但本证头痛重点在两侧太阳穴，且兼目赤，是少阳风火内盛之征，腹痛便秘，则为阳明腑实之候。病机属少阳风火与阳明实热交炽，故屡用白虎承气加减而头痛不除。

可知论治必先辨证，辨证在于能掌握病机。

● 连师点评

本案暑温，发热，目赤，头痛，腹胀痛，大便不通。符合少阳阳明并病之证，故毅然投以大柴胡汤，加入龙胆草、桑叶、菊花、连翘以清少阳，治头痛。药后果然邪去，然正虚未复，舌质转淡，再守方加参须扶其正气，得仲景及后贤之心法，可喜。

10. 气虚畏寒案

郑某，女，33岁，2015年8月8日就诊。

患者头昏重、乏力伴怕冷半年余。平素头昏重，乏力，易汗出，不发热。背部常觉寒冷，当风尤甚。说话时短气，饭量甚少，面色㿠白。舌质淡，脉右侧虚沉，左侧细，此为肺气虚弱，营卫不和，不能外固所致。西医诊断：贫血（中度）。中医诊断：气虚兼营卫不足。治以调和营卫，温补脾肺。拟方桂枝汤合补中益气汤。

处方：炒党参25g，茯苓25g，炒白术15g，炙黄芪35g，生甘草5g，陈皮5g，葛根30g，升麻15g，炒当归12g，仙鹤草30g，桂枝15g，炒白芍15g，鲜生姜30g，大枣30g。6剂。每日1剂，水煎400mL，分早晚两次餐后温服。

2015年8月15日复诊：体力改善，继用六君子汤加减，共服10余剂而安。

处方：炒党参15g，炒白术15g，茯苓15g，甘草6g，陈皮

6g，法半夏15g，生麦芽15g。14剂，每日1剂，水煎400mL，分早晚两次餐后温服。

● **弟子心悟**

本案患者头昏重，易外感，是肺卫气弱、表阳不固（卫弱），患者除表气虚以外，主要是中气虚，故用桂枝汤合补中益气汤以强壮心阳，健脾益肺，调和营卫，乏力、恶风之症遂除。脾胃为后天气血生化之源，故继用六君子汤加减，以健脾和胃，纳增、便通，遂得康复。

补脾益气，营卫自和。由于中焦脾胃与营卫的关系甚为密切，汗止之后仍以六君子汤建中为本，俟中气立，营卫化生有源，此即李东垣"胃为卫之源"之意。方中用炙黄芪、炒党参是考虑到患者脾胃偏弱，故用炒品。

● **连师点评**

胃为卫之源，脾为营之本。脾胃既虚则营卫不和，气血亏损，可见头晕、畏寒。方以桂枝汤合补中益气汤和营卫、补气血，使气血有所恢复，再投六君子汤补气化痰以善其后。此虚证治法，虚者补之，损者益之也。

11. 血热兼营卫不足内有湿热风疹案

晏某，女，33岁，2015年8月1日就诊。

患者身痒加重半月。患者近半年来皮肤干燥，近半月皮肤瘙痒起风团，手抓后或遇阴冷处易起风团。舌质暗红、舌苔偏燥，脉偏沉弱。西医诊断：慢性荨麻疹。中医诊断：风疹（血热兼营卫不足，内有湿热）。治以凉血补血清热解表。拟方四物汤合麻黄连翘赤小豆汤加减。

处方：炒当归10g，赤芍15g，炒生地黄12g，川芎6g，金银花12g，神曲15g，炒防风10g，炙麻黄9g，杏仁10g，生甘草5g，连翘10g，鲜生姜30g，薄荷6g，赤小豆25g，桑白皮12g，干荷叶12g，藿香10g，佩兰10g。7剂，每日1剂，水煎400mL，分早晚两次餐后温服。

2015年8月8日复诊：服上药后，皮肤瘙痒缓解。舌质暗红好转，舌苔偏燥，根据上方加减。

处方：炒当归10g，赤芍15g，炒生地黄12g，川芎6g，金银花12g，神曲15g，炒防风10g，炙麻黄9g，杏仁10g，生甘草5g，连翘10g，鲜生姜30g，薄荷6g，赤小豆25g，桑白皮12g，干荷叶12g，丹参15g。5剂，每日1剂，水煎400mL，分早晚两次餐后温服。

● 弟子心悟

《伤寒论》第262条曰："伤寒瘀热在里，身必发黄。麻黄连翘赤小豆汤主之。"本方药物组成：麻黄6g，连翘9g，杏仁9g，赤小豆30g，大枣12枚，桑白皮10g，生姜6g，甘草6g。方中麻黄、杏仁、生姜意在辛温宣发，解表散邪；连翘、桑白皮、赤小豆旨在苦寒清热解毒；甘草、大枣甘平和中，上述诸药共奏辛温解表散邪、解热祛湿之效。阳黄为湿热侵袭机体，兼有外感证时应用麻黄连翘赤小豆汤，既可散外邪，又可内清湿热。主治：湿热蕴郁于内，外阻经络肌肤之病候。

《经》云："湿热相交，民多病瘅"。盖以湿热胶着，壅积于胃，故云瘀热在里，必发黄。麻黄连翘赤小豆汤能治表，利小便，解郁热，故以此主之。

《类聚方广义》云："疥癣内陷，一身瘙痒，发热喘咳，肿满者，加反鼻有奇效。生梓白皮采用不易，今权以干梓药或桑白皮代之。"

本案表里同病，皮肤偏燥，为血虚生风，故予四物汤，治风先治血，血行风自灭，然内有湿热，处于夏季，故取麻黄连翘赤小豆汤解表清内热，表里兼治。

● 连师点评

血虚可生风，湿热时令之气为患，亦令皮肤瘙痒，故以四物汤养血活血，合仲景麻黄连翘赤小豆汤解暑清热祛湿，必待血虚得复，血滞得行，热清湿除，则风疹瘙痒自瘥矣。

12. 虚劳心悸腹痛案

杨某，女，56岁，2015年5月6日就诊。

患者心悸、腹痛加重半月。近来患者易心悸胸闷，睡眠差时更明显，伴乏力腹痛，近半月加重，睡眠不好时伴口干、眼干涩。舌质暗红、苔薄白，脉缓弱。西医诊断：自主神经功能紊乱。中医诊断：心悸；腹痛。证属中气亏虚，营血不足。治以建中和营。拟方小建中汤加减。

处方：生黄芪30g，煅龙骨15g（先煎），南沙参25g，北沙参25g，煅牡蛎15g（先煎），炙桂枝15g，丹参25g，赤芍15g，炒白芍15g，瓜蒌皮15g，生甘草6g，鲜生姜30g，大枣5枚（自备）。饴糖1瓶500mL自备。7剂，水煎400mL，分早晚两次餐后温服。

2015年7月13日复诊：服药7剂后，心悸偶发，仍有腹痛，口干，舌质暗红，守方加减。

处方：生黄芪30，南沙参25g，北沙参25g，煅龙骨15g（先煎），赤芍15g，煅牡蛎15g（先煎），炙桂枝15g，丹参25g，降香10g，炒白芍15g，瓜蒌皮15g，生甘草6g，砂仁5g（杵，后入），鲜生姜30g，大枣5枚（自备）。饴糖1瓶500mL自备。7剂，水煎400mL，分早晚两次餐后温服。

● 弟子心悟

《伤寒论》之小建中汤具有温中补虚、和里缓急的功效。主治因中焦虚寒、化源不足所致的虚劳里急证，症见腹中时痛，喜温喜按，舌淡苔白，脉细弦；或心中悸动，虚烦不宁，面色无华，或手足烦热，咽干口燥等。主治中气虚寒，营卫不调，阴阳不和，或土虚木乘所致的虚劳里急腹痛，心悸虚烦，衄血吐血、面色萎黄，遗精，以及再生障碍性贫血、功能性低热等病，因如上所述者。

方中饴糖甘温质润，温中健脾，和里缓急，为君药。芍药养血敛阴，柔肝缓急而止痛；桂枝温阳祛寒，温凉共用，一散一收，调和阴阳，共为臣药。炙甘草甘温益气，助饴糖以补虚，合桂枝则辛甘养阳，配芍药又酸甘化阴；生姜、大枣温胃补脾，升中焦生发之气而调营卫，共为佐使药。全方辛、甘、酸合用，酸甘养阴以柔肝缓急，辛甘化阳使阴阳相生，营卫和谐，虚劳阳虚所发之热能除，体现“甘温除热”法。诸药合用，使中气健，化源足，气血生，营卫调，则虚劳诸症可解。本方中桂枝、芍药之比是1：2，以芍药柔肝止痛，桂枝温阳而祛寒，芍药同甘草相伍，酸甘化阴，缓急止痛；桂枝同饴糖相伍，辛甘养阳。

虚劳里急一证，系中焦虚寒、肝脾失调所致，故腹痛喜温欲按；中虚则化源不足，阴阳俱乏，无以奉心，则虚烦心悸；营卫不和则虚劳发热。证虽不同，但病因则一，即以中焦虚寒为主，理应以温中补虚为法，温建中阳，和里缓急止痛。

《伤寒明理论》云：脾者，土也，处四脏之中，为中州，治中焦，生育荣卫，通行津液。一有不调，则荣卫失所育，津液失所行，必以此汤温建中脏，是以建中名之焉；胶饴味甘，性温，甘草味甘，性平，脾欲缓，急食甘以缓之，健脾者，必以甘为主，故以胶饴为君，甘草为臣；桂味辛，性热，辛，散也，润也，荣卫不足，润而散之；芍药味酸，性微寒，酸，收也，泄也，津液不逮，收而行之，是以桂、芍药为佐；生姜味辛，性温，大枣味甘，性温，胃者卫之源，脾者荣之本，甘辛相合，脾胃健而荣卫通，是以姜、枣为使。

本案以小建中汤建中和阴，加参、芪合桂枝甘草汤成保元汤以温补心气，加龙骨、牡蛎加强潜镇之功，暗合桂枝加龙骨牡蛎汤之义，治疗心悸，恐石药碍胃气，故不予重剂量。由于腹痛（绵绵作痛），故二诊中加砂仁、降香（由于考虑患者经济情况，连师多用檀香代替之）以合丹参饮之义。

● **连师点评**

本案心悸腹痛，苔薄白，脉浮缓，用建中汤法，盖建中汤能建立中气，中气足则腹痛自解，气血充则心悸自宁。二诊时因舌质暗红，为有瘀滞，合丹参饮活血化瘀止痛而效。寒可致瘀，日久可致瘀，故方中加入活血化瘀更妙。

13. 肿瘤傍晚发热案

程某，男，59岁，2015年8月1日就诊。

患者午后身热加重1周。患者患肺癌纵隔转移已1年多，近来后背疼痛，气短气喘，颜面肿，口苦，口气重，头汗多，两手厥冷，食欲尚可。近1周来傍晚发热，一般先作冷再发热，发热时伴全身乏力。舌苔黄腻，脉弦大。辅助检查：胸部CT示中央型肺癌，病理报告示腺性小细胞未分化癌。西医诊断：中央型肺癌伴纵隔转移。中医诊断：发热（气虚湿热型）。治以清热透湿。拟方蒿芩温胆汤加减。

处方：青蒿15g，黄芩9g，姜竹茹15g，枳实15g，陈皮6g，茯苓15g，竹沥半夏15g，太子参25g，炒酸枣仁15g，生甘草5g，干荷叶15g，鲜生姜5片，大枣2个（自备）。7剂，水煎400mL，分早晚两次餐后温服。

2015年8月8日复诊：患者午后发热已解，激素类药物已停，仍气短气喘，颜面肿，口苦，口气重，头汗多。舌苔黄厚腻，舌质暗红，脉弦大。拟方四逆散合涤痰汤加减。

处方：柴胡12g，枳实15g，赤芍15g，生甘草5g，干荷叶15g，姜竹茹15g，胆南星5g，陈皮6g，茯苓15g，炙麻黄9g，竹沥半夏15g，太子参25g，炒酸枣仁15g，赤小豆25g，杏仁10g，鲜生姜5片，大枣2个（自备）。7剂，水煎400mL，分早晚两次餐后温服。

● 弟子心悟

本案属于少阳湿热痰浊证。症见寒热如疟，寒轻热重，口苦膈闷，吐酸苦水或呕黄涎而黏，胸胁胀痛，舌红苔白腻，脉濡数。现用于感受暑湿、疟疾、急性黄疸性肝炎等证属湿热偏重者。

本案肿瘤患者暑热天气，湿热偏重，容易引起少阳湿热型往来寒热。由于患者为中央型肺癌，痰热瘀血特别明显，故用温胆汤加减，加强涤痰之功，合用四逆散以调畅肝脾不和之气机。患者气喘明显，故以三拗汤宣肺平喘，利水消肿。湿热已入血分，故予赤小豆活血解毒利湿。

● 连师点评

中医对肿瘤的治疗重在辨证论治，不能单纯用抗肿瘤药物治疗。本案肺癌发热，辨证属于湿热蕴肺，故先后二诊处方均以清热化湿之剂治之。所谓“观其脉证，知犯何逆，随证治之”，法无定法也。

贰

师徒问答

一、理论观点

（一）何谓“阴火”

答：“阴火”一直是脾胃病绕不开的一个问题，东垣认为“阴火”是内伤之火，其实质是气虚有火，它因饮食伤胃、劳倦伤脾、七情伤气而引起。热自内生故谓之“阴”。这种对内伤病强调治脾胃为主而不忽视辨证的原则，贯穿在东垣整个著作中。由于临床接触脾胃病偏多，不自觉地吸收了东垣的思想和临床经验之精华，补益脾胃、扶助正气是本人临床门诊用方之主流。脾胃虚是阴火产生之源，元气旺盛则“阴火”潜消，因此治疗原则为“益（脾胃）元气、升阳、泻火”，甘温建中，益气升阳为治“阴火”之主导；甘寒泄热，苦寒降火，无非针对火热而从权用之。

（二）“甘温除大热”除的是什么样的热

答：“甘温除大热”也是脾胃病绕不开的一个问题，发热是临床常见的症状之一，想处理好各种发热并非易事。东垣根据《内经》“阴虚则生内热”及“劳者温之，损者益之”的原理，发明“甘温除热”法，为治内伤发热常见之法。临床治疗发热首先应区分外感与内伤。内伤发热又有气虚发热、血虚发热、阴虚发热、真寒假热等，治疗内伤发热时，应客观地理解“大热”之“大”，这和外感之阳明气分高热证不能等同。“甘温除热”多用于“阳气者，烦劳则张”。《素问·阴阳应象大论》指出“形不足者温之以气”“因其衰而彰之”。《素问·至真要大论》更明确指出“劳者温之，损者益之”。《内外伤辨惑论》中的当归补血汤，《脾胃论》中的补中益气汤均属此类。

（三）如何分清脾阴虚与胃阴虚

答：脾胃分治是脾胃医学史发展之必然，也是中医诊断和细化治疗之必需，对脾阴和胃阴之区别及运用研究中有两处较为详细记录，今总结如下：脾阴与胃阴的临床表现常可互见，难于区分，但毕竟脏腑属性不同，二者各有其特点，若视作一体是不恰当的。从病因上看，脾阴虚多为内伤气阴所致，胃阴虚多为外感阳热所致。从症状上看，脾阴虚则纳少而便溏，胃阴虚则津液受损而口渴。从属性上看，脾为脏，属阴，藏精气而不泻；胃为腑，属阳，传化物而不藏。从功能上看，脾阴主升，胃阴主降；脾阴主营血，胃阴主津液。从特性上看，脾喜燥而恶湿，胃喜润而恶燥。从治法上看，脾阴虚重在益气育阴，胃阴虚重在生津增液。从用药上看，脾阴虚多用甘淡之品，如怀山药、薏苡仁、白莲子、扁豆、茯苓之类；胃阴虚多用甘寒之属，如沙参、麦冬、石斛、梨汁、藕汁之类。从临床上看，脾阴虚若纯以增液，则腻滞脾运，胃阴虚如单用甘淡，则缓不济急。由此可见，脾阴与胃阴概念既殊，治法有异，因此，脾阴虚不能统曰胃阴虚，胃阴虚不等于脾阴虚。

（四）为何重视顾护胃气

答： 临证治病应重视顾护脾胃。万物土中生，万物土中灭，脾胃乃后天之根本、气血化生之源泉，化精微以养五脏六腑，灌溉四旁。本人推崇叶天士在《景岳全书发挥·命门余论》中指出的“先天之本在命门，后天之本在脾胃。有生之后，唯以脾胃为根本，资生之本，生化之源。故人绝水谷则死。精血亦饮食化生，《经》云：‘人受气于谷’，余独重脾胃”。脾胃失运，中气虚衰，气血生化不足则百病皆生，脾胃和者，人自安矣。若患者右关脉大或右关脉有力者，脾胃之气未虚，可酌加峻猛之药以攻其邪，然右关脉缓而无力，或右关脉虚大者，辨证论治的同时，必须兼顾中焦胃气，以防损伤后天之本，留得一分胃气，便得一分生机。

（五）如何从他脏调补脾胃

答： 一是脾胃本脏腑病治法；一是从脾胃调治其他脏腑法。这样突出了李东垣脾胃病学术思想和经验，但绝不代表中医离开辨证原则，造成经验用药，甚至滥用，故最后还要强调辨证的灵活性。张景岳云：“安五脏即所以调脾胃。”说明脾胃不足也可从他脏治疗取得补益效果。一类是补他脏以补脾胃；另一类是抑他脏以补脾胃。这类病案对临床很有意义。

补他脏以补脾胃：“虚者补其母”，脾胃虚证可从心肾两脏去补，这就是从补他脏来补脾胃的原则之一。如脾胃阳气不足者，理中汤加附子、肉桂，即补火以生土。如治中气不足之证用小建中汤无效，加黄芪，名黄芪建中汤，以助肺益脾。

抑他脏以补脾胃：有些脾胃虚弱的出现，并非本脏之虚弱，而是由于他脏之邪实所影响，如肝气横逆每可导致脾气虚弱，则肝胆脾胃相互为病。故临床医案中扶土抑木之法极为常见，如痛泻要方、柴胡类方、逍遥类方加疏导性“话疗”，临床用之颇多。

二、治疗心得

（一）临床弦脉多见，如何鉴别

答:《素问·玉机真脏论》载“端直以长，故曰弦”，是指弦脉为端直而长、指下挺然、如按琴弦的脉象。其主病多见于肝胆病、疼痛、痰饮等；或为胃气衰败者；亦见于老年健康者。本人临床非常重视脉诊，可总结脉诊如下。左关脉弦：肝用太过，气火旺；左脉弦、右关脉无力：脾虚肝郁（虚中夹实）；左关脉弦加右关脉有力：肝气（实）治以柴胡疏肝散。若舌暗、有瘀点加活血药，如郁金、丹参。若脉弦有力、舌红、口苦（化火）加牡丹皮、焦山栀。另外脉弦时，肝火旺，不宜用黄芪，气有余便是火。左关脉不弦，不加连翘（连翘可清肝，主要是指用保和丸的时候）；左关脉弦，如需要凉血，就合四物汤（用赤芍、生地黄）；舌尖红加丹参；左关脉弦，右脉缓为逍遥散证；左关脉弦、右关脉大：保和丸、温胆汤；右脉缓：多脾虚。

（二）诊治肝胆脾胃病为何重视关脉

答: 临床治疗肝病，首重关脉，关脉所主之肝胆、脾胃为周身气机、阴阳调和的重要脏腑，重关脉，即是重脏腑调和之性。左关脉主肝胆，右关脉候脾胃，肝胆主司疏泄，脾胃主司运化，其阴阳平衡对人体意义重大，故诊脉尤重两关。受仲景《金匮要略》“见肝之病，知肝传脾，当先实脾”的影响，见左关脉大于右关脉者，多用疏肝健脾法，调和肝脾；右关脉大于左关脉者多用健脾化湿法，调和中焦。左关脉见弦象多从调肝入手。浮而端直者，弦也，按之不移，举之应手端直，如新张弓弦。弦主肝郁、疼痛，为血气收敛，阳中伏阴，或经络为寒邪所滞。弦数太过也，弦细不及也。弦而软者其病尚轻，弦而硬者其病为重，为痛、为疟、为疝、为饮、为血虚、为寒凝气结。两手脉皆弦可示胁肋急痛。故临证常见左关脉弦，右关脉缓者，为肝郁脾虚之象，常以逍遥散疏肝养血健脾，调和肝脾。左关脉弦，右关脉大者，多肝胃气滞，常以柴胡疏肝散疏肝理气和胃；或为肝胆湿热，以茵陈蒿汤清热化湿，平肝和中。左关脉弦，右关脉虚大者，为脾胃之气虚极，兼肝郁之象，拟补中益气汤合逍遥散补气养血柔肝。

（三）对于柴胡疏肝散、逍遥散、归芍六君子汤在脉象上如何鉴别诊断

答：柴胡疏肝散见于《景岳全书》。组成：陈皮（醋炒）、柴胡、川芎、香附、枳壳（麸炒香）各6g，芍药9g，甘草（炙）3g。主肝气郁滞证。胁肋疼痛，胸闷善太息，情志抑郁易怒，或嗳气，脘腹胀满，脉弦。

逍遥散见于《太平惠民和剂局方》。组成：柴胡、当归、白芍、白术、茯苓、生姜各15g，薄荷、炙甘草各6g。主肝郁血虚脾弱证。两胁作痛，头痛目眩，口燥咽干，神疲食少，或月经不

调，乳房胀痛，脉弦而虚者。

归芍六君子汤见于《笔花医镜》。组成：归身、白芍药各6g，人参、白术、茯苓各4.5g，陈皮、半夏各3g，炙甘草1.5g。主脾阴虚弱，大便下血。

实证，用柴胡疏肝散；血虚肝郁，用逍遥散；逍遥散以血虚脾弱为主，虚中夹有肝郁；肝血虚、脾气虚更甚，用归芍六君子汤。脉的表现如下：柴胡疏肝散，主治肝气，双手脉均有力；逍遥散，主治肝郁，脉虚弦，脉已经虚了；归芍六君子汤，主治肝血虚土弱（气血虚、脾虚甚），脉更虚了，但是左关脉弦。故归芍六君子汤证不用柴胡，因恐其劫肝阴。归芍六君子汤主治病证为肝血虚，见左关脉弦（虚弦），脘胁隐痛不是肝气郁滞，是血不养肝，故不用逍遥散；六君子汤主治病证为脾虚夹湿，见苔腻，右关脉缓弱无力。

（四）用息风法治疗眩晕的特色

答：息风法主要针对肝风内动，夹痰火兼虚、兼瘀的眩晕进行治疗的。临床症见眩晕兼头痛、夜寐不安、肢体震颤等。患者舌质红或舌边有瘀点，舌苔薄腻，左关脉弦，右脉缓。息风法常以天麻、钩藤等品为主药，天麻为定风草，李东垣云："眼黑头眩，风虚内作，非天麻不能除。"钩藤可通心包于肝木，风静火熄，清火平肝息风。肝为藏血之脏，以血为本又以气为用，肝风诸疾总不离肝血之亏虚，息风法疗肝风内动诸疾可酌加当归、赤芍、丹参等养血之品，使肝血得养，气生有源，阴血充沛而上越之风阳得敛；症见患者舌苔腻，左关脉弦，右脉缓等痰湿内阻，兼木旺克土之象，加二陈汤以祛痰化湿。痰湿内阻，木克脾土，易致气机升降失调，可发眩晕、呕吐、心悸等病，平肝药佐以祛湿之剂，健运中焦更复机体升降之司；肝主升发，通于春气，肺主肃降，通于秋气，金克木也。故常于息风药中加清肺之桑叶、菊花，使肺热得除能行秋降之令，制肝气之升发太过。

（五）失眠证治经验心得

答：久病从瘀治，常年失眠，用血府逐瘀汤（心主神明、心主血脉也），或温胆汤。血府逐瘀汤治疗失眠指征：舌边尖有朱点或瘀点。朱点为化热，宜加丹参、郁金类。心肝血虚，用酸枣仁汤，组成：酸枣仁（炒）15g，甘草3g，知母、茯苓、川芎各6g；心脾两虚，用归脾汤，组成：白术、当归、白茯苓、黄芪（炒）、龙眼肉、远志、酸枣仁（炒）、人参各3g，木香1.5g，甘草（炙）1g；心肾两虚，用天王补心丹，组成：人参（去芦）、茯苓、玄参、丹参、桔梗、远志各15g，当归（酒浸）、五味子、麦冬（去心）、天冬、柏子仁、酸枣仁（炒）各30g，生地黄12g；胃不和卧不安，用半夏秫米汤，为《内经》治疗失眠之经典处方，组成：半夏10g，秫米15g。

（六）肿瘤证治经验心得

答：留人治病！以补气调和、扶正为主，抗肿瘤为次。肿瘤发热者，癌性发热是癌症患者临床常见症状之一，连师多用补中益气汤加黄芩（合小柴胡汤去半夏）。连师治疗肿瘤，辨证辨病相结合，尤喜用猪苓，常规用量 15 ～ 20g，有时也用到 30g。现代药理研究证明其可抗肿瘤。故临床应用时注意舌苔腻则用，舌红少苔则不可用。

常用抗肿瘤类药物辨病、辨证结合运用。湿浊重者（舌苔腻）：加猪苓、薏苡仁；热偏重者（肝火旺、热毒重、脉弦大、口很苦、舌质红）：加白花蛇舌草、半枝莲；气血虚者或失眠：加野生灵芝；伤阴（舌红少苔）：加女贞子。

不用全蝎、蜈蚣类的虫类之品，以防止虫类药偏燥伤胃之性。肿瘤：湿及瘀为病理产物，又是致病因素，去除这些西医称为抗肿瘤。中医当以扶正为主，改善患者症状、降低患者手术、放疗、化疗的副作用，提高患者生存质量。例如某患者喉部淋巴肿瘤：咽喉为肺胃之门户，用清胃散加金银花、白花蛇舌草、半枝莲；又一患者左关脉弦，右关脉虚大，用猪苓、薏苡仁而不用白花蛇舌草、半枝莲，其以右关脉虚大为主，并佐以灵芝以补气。

（七）黄疸治疗经验心得

答：《素问·平人气象论》云："溺黄赤，安卧者，黄疸……目黄者曰黄疸。"《素问·六元正纪大论》云："溽暑湿热相搏，争于左之上，民病黄瘅而为胕肿。"《灵枢·经脉》云："是主脾所生病者……黄疸，不能卧。"《金匮要略》将黄疸立为专篇论述，并将其分为黄疸、谷疸、酒疸、女劳疸和黑疸等五疸。《伤寒论》

还提出了阳明发黄和太阴发黄。主要病机：肝胆气郁并有湿热和瘀血，属实证。经验：治肝胆同时要通利二便，使邪有路。黄疸发病严重时，初期实证时好治，如果晚期变为虚实夹杂，则不好治。“瘀热在里，身必发黄”，故要注意瘀血病因。舌紫暗，用赤芍、丹参、大黄以活血。赤芍、丹参可主重症肝病，可酌加郁金、当归、生麦芽、川楝子。

利湿热退黄经验：茵陈蒿汤合茵陈五苓散（以车前子代桂枝），加强清热解毒作用，用平地木、虎杖根（祛湿热、通腑，兼有活血作用）；加强凉血、活血作用，加赤芍、丹参（凉血活血）或加碧玉散（清肝胆热）；若患者便溏：去大黄，苍术换白术，车前易桂枝，加生薏苡仁、川黄连、郁金。连师经验：苔黄腻，加川黄连、郁金。其中郁金可退黄。另一患者，黄疸指数很高，但舌光红无苔，又有腹泻。则此为病逆也，难治，不开方，嘱患者入院治疗。此人难治，因黄疸为湿热，如有湿热则清之，但此人又有伤阴，故难治疗。

（八）口味异常证治经验心得

答：“口味”是指人在饮食时口舌感觉的味道，也指平人口中的主观味觉。正常人口中无异常怪味，为“口中和”。《素问·奇病论》载有：口甘为五气之溢也，名曰脾瘅；口苦病名曰胆瘅。口苦口酸都为肝的问题。口苦为肝火，口酸为肝郁。味酸属肝，多为木克土之证。口酸，为“嗳气吞酸”，木克土，要用左金丸（合逍遥散），左金丸有“火郁发之”之意，轻者用逍遥散合乌贝散，贝母能解郁。口淡、口甜为脾胃的问题。口淡为脾虚，口甜为湿重，要用芳化的方法。口咸为肾亏。有些老人，咳嗽同时往往伴有口咸，要用金水六君煎。口咸一般不分肾阴虚、肾阳虚。辨肾阴、肾阳需从舌脉来看。

（九）对流感的认识和临床预防经验

答：中医在两千多年的发展中，与流感有大量的交锋经验，张仲景有感于家族因伤寒而流离破碎，结合先贤论述和自己临床经验写了第一部针对外感病的专著——《伤寒杂病论》。流感多发生在江南地区，以江南地区湿热重，乃温病、天地间之戾气也。例如，H7N9 乃气候的问题，与鸡无关，杀鸡是无用的。早在 2009 年 8 月底暑假时，军训之后，大量学生发生流感，被迫在立业园隔离。当时肖鲁伟校长陪我去诊治。我当时就只看了三楼一整层被隔离的学生，看完后总结三个证型：①发热为主，加咳嗽：为外感风温夹湿。用桑菊饮（祛风热）加滑石、藿香（祛湿，叶天士《温热论》里有提到）。②不发热，以咳嗽为主：苇茎二陈汤。蒲辅周用此方治疗小儿肺炎，称“二和肺胃法”。③不发热，也不咳嗽，但苔腻，纳呆：参苓白术散，主要是调理脾胃。

当时就用此三方治疗，后来就平定了。预防用点桑叶（祛风）、藿香（祛湿）、芦根（祛湿清热），不必用金银花，因价格昂贵。用玉屏风散也不对。说到底，还是要辨证；而且要正气存内，自己要胆大，不要怕，怕则中病。盖胆为中正之官，胆气很重要，足则不病，不足则邪气乘虚而入。故心中要常存正气，曾治一法师高热不退，住院很久，用白虎加苍术汤取效。

温病多从口鼻而入。温病家曰：阳明为成温之渊薮。阳明，胃也，汇也，吃进去也。温病，就按外感论治，从《温病条辨》《温热经纬》《温热论》学，万变不离其宗也。

三、用药经验

（一）对用药的看法

答：临证用药精当与否，直接关系到疾病的临证治效。《孵溪医论选》引陆成一治病"宜用药不宜用方"之论，强调药对于方的意义之重。当推崇徐大椿之"用药如用兵"之说，认为医者不知药之性味、功效如将者不知用兵也，用药应切乎病情，研讨医道之时，尤应反复斟酌用药之理，知己知彼，方能百战不殆。用药法理如下，一者本草必当精研：识证达药方能治愈疾患，浩瀚医海，广搜博览，斟选精华之品细细研读，形成对药物的全面认识。二者药物效应最大化：药物功效往往一药而数效并具，临证以药物效应最大化指导用药，如贝母化痰，清热散结，《本草汇言》云其有开郁之效，凡遇痰气交阻，气郁化火者，每入贝母清热降火，化痰散结又开郁，切合痰气交阻之病机，充分发挥了药物的功用。三者处方有序程度最大化：用药须讲究配伍，讲究药物之间的有机联系，有序化程度越高，方剂效果愈佳。如"药对"就是处方有序程度最大化的表现之一。用药当不取其贵而取其惠，可以节用而隐为斯民造福也。

（二）对用药药味数及剂量的认识

答：因门诊患者本身多脾胃肝胆疾病，故用药上也每每照顾到脾胃乃至药物的消化与吸收及相关禁忌。至虚之人，让患者饮食上以清淡为主，这些都是考虑脾胃问题。一般用药药味不出 20 味，平均每方 13 味左右，药量也多以物廉药轻为度，如黄连 2g，柴胡 6g，桃仁 3g，红花 3g 等，但也有大剂量者，如补阳还五汤之生黄芪用 50 ～ 100g。一般治疗外感剂量偏大，治疗内伤有方有守，“治外感如将有胆有识，治内伤如相有方有守”，用量该用大剂则用大剂，该用小剂则用小剂，一切当以病证为依据，行个体化之治疗。如不对证，剂量越大，误人越重，甚者伤生丧命。剂量过小则病重药轻，难以祛疾。辨证准确，有方有守显得很重要，这些辨证当于脉证上做重要功夫，必按脉五十次以上，且要反复推寻，细心体会，方知疾病真相。如不满五十至，焉能得脉中三昧也。

（三）临床常用参的种类和使用经验

答：常用的有党参、太子参、南沙参、北沙参、红参、高丽参（别直参）、生晒参、野山参（移山参）、西洋参（花旗参）等。用参的经验大致如下。党参，味甘，性平。归脾、肺经。《本草纲目拾遗》谓其“治肺虚，益肺气”。经验：用于气虚尤其脾肺气虚。太子参味甘、微苦，性平。归脾、肺经。《中药志》谓其治肺虚咳嗽，脾虚泄泻。太子参补气兼养阴，治疗气阴两虚较为合适，如对部分消渴病舌质红者较为适宜。北沙参味甘、微苦，性微寒。归胃、肺经。《神农本草经》载：“主血积惊气，除寒热，补中益肺气。”南沙参味甘，性微寒。归胃、肺经。《本草从新》载："专补肺阴，清肺火，治久咳肺痿。"可养肺胃之阴。症见舌质红绛、舌苔中剥、舌尖红等。南、北沙参皆具有养阴、补肺、益胃生津作用。然南沙参兼能化痰止咳，北沙参长于补阴。南沙参清肺祛痰之力优于北沙参，对于肺热咳嗽、咳痰不利多用之，北沙参润肺之力较强，常用于肺阴不足，干咳无痰，或虚劳咳嗽，肺虚咳血之症多用之。红参味甘、微苦，性微温。归脾、肺、心、肾经。《神农本草经》载："主补五脏，安精神，止惊悸，除邪气，明目，开心益智。"红参性偏温，虚寒者用红参。高丽参及别直参，跟红参一样。生晒参为鲜参清洗干净后，用烘干设备烘干的人参，性较平和，补性不太足。一般的气虚用此。质量比此更差的是白糖参。西洋参、花旗参味甘、微苦，性凉。归肺、心、肾经。西洋参是五加科人参属多年生草本植物，别名花旗参、洋参、西洋人参，原产于加拿大的魁北克与美国的威斯康星州，中国北京怀柔与长白山等地也有种植。加拿大产的叫西洋参，美国产的叫花旗参，服用方法分为煮、炖、蒸食、切片含化、研成细粉冲服等。味甘、微苦，性凉。功能主治：补气养阴，清热生津。用于气虚阴亏，内热，咳喘痰血，虚热烦倦，消渴，口燥喉干。用量3～6g。

（四）浙贝母与川贝母如何区别运用

答：浙贝母味苦，性微寒，可清肺化痰，散结消肿，解热止咳，利尿，又可疏肝理气。其苦寒性较大，清热力较强，偏于清肺化痰，治疗痰热郁肺或风热咳嗽，痰黄而黏稠等。因其清热开郁散结力较强，故常用此治疗痰火凝结之瘰疬、瘿瘤、肺痈、乳痈、皮肤痈肿等。临床配玄参以清热降火散结，多治瘰疬、肺痈、热伤津液诸疾。配知母以滋阴清肺降虚火，润燥化痰止咳嗽。川贝母味辛、甘，性微寒，泻心火散肺郁，入肺经气分，润心肺，化燥痰。因其苦寒性较小，清热力不强，味甘而质润，偏于润肺止咳，故以此治肺燥咳嗽、虚劳久咳等。川贝母清热解郁散结力不及浙贝母，多用治体虚痰结者。肺燥咳嗽，以川贝粉蒸梨，为清润单方。

（五）青皮和陈皮如何区别运用

答：青皮、陈皮同为橘之果皮，然老嫩有异，功效各有偏颇。青皮气味俱厚，性沉降，入少阳、厥阴经，主气滞、下食、除胁痛、解郁怒，疏肝破气散结滞。陈皮入脾、肺经，吞酸嗳腐、反胃嘈杂、呃逆胀满堪除，理气健脾燥湿痰，同补药即补，同泻药则泻，同升药则升，同降药则降，利用最弘。见肝郁气结、胁痛乳胀、疝气痞积等属肝郁气结者，以青皮疏之；见脘胀胁痛、嗳腐吞酸、便溏泄泻等属肝胃不和、肝脾失调者，以陈皮和之。青、陈皮同用，调和肝脾，和解肝胃，平调肝、脾、胃三脏，使升者升，降者降，疏者疏，去滞气，通达上下。青、陈皮多在柴胡疏肝散中应用，疗胁肋疼痛，或脘腹胀满，攻痛连胁，嗳气频繁者。青皮伐肝，性颇猛锐，不宜多用，6g左右即可。

（六）扁豆衣和白扁豆如何区别运用

答： 扁豆衣：味甘，性微温。归脾、胃经，健脾和胃，消暑化湿。用于暑湿内蕴，呕吐泄泻，胸闷纳呆，脚气浮肿，妇女带下。健脾渗湿而不腻滞，止泻而不壅滞。

扁豆：味甘，性平。归脾、胃经，有健脾、和中、益气、化湿、消暑之功效。主治脾虚兼湿，食少便溏，湿浊下注，妇女带下过多，暑湿伤中，吐泻转筋等证。扁豆相对于扁豆衣较壅滞（蛋白多）。扁豆性味皆与脾家相得，宜独入之，唯入健脾药中，则能补脾，若单食多食，极能壅气伤脾。扁豆有黑、白之分，白者入药，下气和中。患寒热者不可食，伤寒寒热，外邪方炽，不可用此补益之物。

（七）白芍和赤芍异同点及临证选药

答： 白芍酸寒，敛津液而护营血，收阴气而泄邪热。酸走肝，能泻木中之火，因怒受伤之证，得之皆愈。积聚腹痛，亦肝脾之病，白芍炒用补脾之力强，白芍生用平肝之效显。赤芍泻肝火，消积血。赤芍性专下气，善行血中之滞也，故有瘀血留著作痛者宜之，非白者酸寒收敛。治血痹，利小便，赤、白皆可用。

赤芍与白芍主治略同，白芍可敛阴益营，于土中泻木，赤芍可散邪行血，于血中活滞。

临证往往据患者舌质单用赤芍、白芍，或两者同用。若患者舌质红，恐肝胆气郁日久致血瘀，赤芍、白芍同用，取养肝阴之时稍兼活血之妙用。

（八）临证如何区别运用生鸡内金和炙鸡内金

答：鸡内金乃鸡肫内黄皮，鸡之脾胃也。生鸡内金可开胃消食助运，生者有化瘀之功，又可缩尿、化结石。舌苔紫暗或舌边有瘀点者尤宜。鸡内金含有稀盐酸，不但能消脾胃之积，无论脏腑何处有积，鸡内金皆可消之，如男子痃癖、女子癥瘕，久服之皆可治愈。若虚劳之证，其经络多有瘀滞，加鸡内金于滋补药中，以化其经络之瘀滞而病可愈。

脉无力宜用炙鸡内金；脉有力或脉涩宜用生鸡内金。张锡纯谓鸡内金含有消化酶，若炙之则消化作用受到破坏。以消食而论，生鸡内金较强，炙鸡内金偏平和。鸡内金善化瘀血，多用易耗损气分。

（九）檀香与降香之异同（主要用于丹参饮时的化裁）

答：檀香：偏入气分，味辛，性温，为理气之要药，化湿、止痛效佳，功专调脾肺、利胸膈，可引胃气上升、调中解郁、祛邪恶、进饮食。得丹参、砂仁组成丹参饮，治妇女心腹诸痛。

降香：味辛，性温，疗折伤金疮，止血定痛。得牛膝、生地黄可治吐瘀血。降香为末外敷金疮结痂无瘢。又名紫藤香。

降香与檀香性味相同，但以色紫为异，偏入心肝血分，可行血中瘀滞，入肝破血。可用于脘腹疼痛、肝郁胁痛、胸痹刺痛等。降香价格较便宜，又兼理气。故临床常用降香代替檀香。

（十）天花粉、瓜蒌皮、瓜蒌子及全瓜蒌的临床运用如何区别

答：天花粉：味苦，性寒，无毒，主治消渴，身热，烦满大热，可补虚、安中、续绝伤。苦而不燥，寒而不滞，为除血中郁热之圣药。味苦，性寒，为阴也、降也，行津液之固结，降烦热之燔腾，降火行津液而治消渴。排脓消肿、降火生津，血脉通而热毒解。脾气虚寒诸证，不渴不烦热者禁用。枸杞为之使，恶干姜，反乌头，畏牛膝、干漆。

瓜蒌皮：味甘，性寒。入肺、胃经。润肺化痰，利气宽胸。治痰热咳嗽，咽痛，胸痛，吐血，衄血，消渴，便秘，痈疮肿毒。瓜蒌皮偏于治痰。

瓜蒌子：主胁痛，可润燥，调气机。入肝经。通便，通腑，让人舒畅。

全瓜蒌：呈类球形或宽椭圆形，具焦糖气，味微酸、甜，清热涤痰，宽胸散结，润燥滑肠。开方时选用全瓜蒌可写瓜蒌皮、仁，且瓜蒌子打碎入药。

（十一）佛手花及佛手片之功用区别

答：佛手花：归肝、胃经。疏肝理气，和胃快膈。治疗肝胃气痛，食欲不振等。常用于平肝胃气痛。

佛手片：味辛、苦、甘，性温，无毒。入肝、脾、胃三经，有理气化痰、止呕消胀、疏肝健脾、和胃等功效。

佛手与佛手花，两者同出一物，性味、功用相似，都有行气

止痛、和胃化痰的作用，皆可用于肝郁气滞所致的胁肋胀痛、胸腹痞满、食欲不振，以及湿痰停聚的喘咳胸闷、痰多之症。但不同的是佛手为佛手柑的果实入药，其效力胜于佛手花；而佛手花则为佛手柑的花，其效力弱而和缓，但长于降肺气，故多用于肺气上逆之喘咳，佛手花比佛手片更轻灵。

（十二）当归和当归炭的临床运用如何区别

答：当归，味甘、辛，性温。归心、肝、脾经。补血和血，调经止痛，润燥滑肠。治月经不调，经闭腹痛，癥瘕积聚，崩漏；血虚头痛，眩晕，痿痹；肠燥便难，赤痢后重；痈疽疮疡，跌仆损伤。

当归为活血补血之要药，味辛，性温，虽能活血补血，终是行走之性，油脂多，故致滑肠。又其气与胃气不相宜，故肠胃薄弱，泄泻溏薄及一切脾胃病，恶食不思食及食不消，并禁用之。即在产后胎前，亦不得入。脾胃较弱者，量要小，或直接用当归炭。当归炭炒过后其油脂挥发，可避免滑肠作用。

（十三）生、熟薏苡仁的临床运用如何区别

答：薏苡仁：味甘、淡，性凉。归脾、胃、肺经。具有健脾渗湿、清热排脓、除痹、利水的功效。生薏苡仁性偏寒凉，长于利水渗湿，清热排脓，除痹止痛，常用于小便不利，水肿，脚气，肺痈，肠痈，风湿痹痛，筋脉挛急及湿温病在气分。

生薏苡仁：对小便色黄、有热者更宜，可清热利湿；炒薏苡

仁：脉缓（脾虚）多用，可健脾化湿。一般炒熟用化湿的力量更强。炒薏苡仁和麸炒薏苡仁：性偏平和，两者功用相似，长于健脾止泻，但炒薏苡仁除湿作用稍强，麸炒薏苡仁健脾作用略胜。常用于脾虚泄泻，症见纳少、脘腹作胀。

《本草新编》云：薏苡仁最善利水，不至损耗真阴之气，凡湿盛在下身者，最宜用之，视病之轻重，准用药之多寡，则阴阳不伤，而湿病易去。故凡遇水湿之症，用薏苡仁一二两为君，而佐之健脾祛湿之味，未有不速于奏效者也，倘轻用之，无益也。本人喜用薏苡仁、猪苓配成药对治疗湿浊较重的肿瘤患者。

临床也有生薏苡仁、炒薏苡仁同用者，既可健脾，又可利湿。

（十四）鲜地黄、生地黄、熟地黄的临床运用如何区别

答：性味：鲜地黄，味甘、苦，性寒。生地黄，味甘，性寒。熟地黄，味甘，性微温。归经：归心、肝、肾经。诸地黄具有滋阴补肾、补血、凉血的功效，细分又略有侧重。

鲜地黄：清热生津，凉血，止血。用于热病伤阴，舌绛烦渴，发斑发疹，吐血，衄血，咽喉肿痛。

生地黄：清热凉血，养阴，生津。用于热病舌绛烦渴，阴虚内热，骨蒸劳热，内热消渴，吐血，衄血，发斑发疹。

熟地黄：滋阴补血，益精填髓。用于肝肾阴虚，腰膝酸软，骨蒸潮热，盗汗遗精，内热消渴，血虚萎黄，心悸怔忡，月经不调，崩漏下血，眩晕，耳鸣，须发早白。《本草纲目》载：“填骨

髓，长肌肉，生精血，补五脏、内伤不足，通血脉，利耳目，黑须发，男子五劳七伤，女子伤中胞漏，经候不调，胎产百病。”《药品化义》载：“熟地，借酒蒸熟，味苦化甘，性凉变温，专入肝脏补血。因肝苦急，用甘缓之，兼主温胆，能益心血，更补肾水。凡内伤不足，苦志劳神，忧患伤血，纵欲耗精，调经胎产，皆宜用此。安五脏，和血脉，润肌肤，养心神，宁魂魄，滋补其阴，封填骨髓，为圣药也，取其气味浓厚，为浊中浊品，以补肝肾，故凡生熟地黄、天冬、麦冬、炙龟甲、当归身、山茱萸、枸杞、牛膝皆黏腻濡润之剂，用滋阴血，所谓阴不足者，补之以味也。”

仲景书中的地黄即为现代之生地黄，临床上舌偏红，口干，舌边有瘀点的多用生地黄；舌淡的多用熟地黄；阴阳两虚者则生、熟地黄各半。地黄、麦冬得酒良，防其滋腻之性。熟地黄炭可纳气归肾。

（十五）柴胡的临床用量问题

答：柴胡，味苦、辛，性微寒。归肝经、胆经。具有和解少阳、疏肝解郁、升阳举陷、散火之功效。和解少阳：用于外感发热，或邪入半表半里的寒热往来及疟疾寒热等，如《伤寒论》。疏肝解郁：用于肝郁气滞，胁肋胀满疼痛，以及肝郁血虚、月经不调等，如《景岳全书》之柴胡疏肝散、《和剂局方》之逍遥散。升阳举陷：用于中气不足，清阳下陷的脱肛、子宫下垂、胃下垂等，如《脾胃论》之补中益气汤。热入血室：妇女外感发热期间遇到月经来潮，外邪传入血室，致寒热发作。如《太平惠民和剂局方》之逍遥散。

大剂量柴胡治疗寒热往来之表证。病机为风寒郁火或少阳证，仲景柴胡用到半斤（八两），如大柴胡汤、小柴胡汤原方。中剂量柴胡疏肝，柴胡用到四两，如柴胡加龙骨牡蛎汤。小剂量柴胡理气，小剂量小柴胡汤有调节三焦气机、治疗阳微结的作用，可以使“上焦得通，津液得下，胃气因和，身濈濈汗出而解”，柴胡加芒硝汤是表里双解之剂，用治伤寒十三日不解，胸胁满而呕，日晡潮热，已而微利。本方与大柴胡汤两解同意。但大柴胡汤偏于实证，用大剂量，柴胡加芒硝汤侧重三焦气机。

本人经验用柴胡 3 ～ 10g，常根据具体方剂中或用作君，或用作臣，或用作佐使。

（十六）香附与郁金临床用量如何

答：香附，味辛、微苦、微甘，性平。入肝、脾、三焦经，有疏肝解郁、调经止痛、理气调中的功效。主治肝郁气滞胁痛、气滞腹痛、寒疝腹痛、消化不良、胸脘痞闷、月经不调、经闭经痛、乳房胀痛。

香附：一般用 6g（尤其是舌红），否则容易伤阴，且往往与郁金相配，郁金量比香附量大，香附 6g，则郁金 10g；若舌苔薄白，香附用 10g。

郁金：凉血、解郁、理气、活血，现在人多郁证，临床常用在疏肝凉血药对中，香附、郁金、丹参三味同用，治疗肝郁血热舌质暗红者。

（十七）对消食药的运用经验

答：①酒客：用砂仁、蔻仁、神曲，饮酒多易生湿，此三味均既可解酒，又可化湿（偶尔也用葛根）；②过食鱼蟹：江浙一带居民靠近海边者可见，多用苏叶，苏叶可解鱼蟹毒；③面食食积：用麦芽；④米饭食积：用谷芽；⑤肉食食积：用山楂。另外麦芽除消食外还有助疏肝解郁之功。神曲配合金石类药物，取和胃之功，如磁朱丸中神曲配灵磁石是其例。

（十八）为什么临床很少用远志、柏子仁

答：远志可以治神经衰弱，健忘心悸，多梦失眠。《陕西中草药》载："远志（研粉），每服一钱，每日二次，米汤冲服。"《古今录验》载定志小丸："如心气不足，五脏不足，甚者忧愁悲伤不乐，忽忽喜忘，朝瘥暮剧，暮瘥朝发，发则狂眩：菖蒲、远志（去心）、茯苓各二分，人参三两。上四味，捣下筛，服方寸匕，后食，日三，蜜和丸如梧桐子，服六七丸，日五亦得。"但临床汤药中较少用远志，因远志易导致吐，尤其是久置之后，服后易令胃部不适。远志，一般只用5～6g，多用则会使人吐。

柏子仁，《神农本草经》载："柏实，味甘平，主惊悸，安五脏，益气，除风湿痹，久服令人润泽，美色，耳目聪明。"《本草纲目》载："养心气，润肾燥，安魂定魄，益智宁神。""柏子仁性平而不寒不燥，味甘而补，辛而能润，其气清香，能透心肾，益

脾胃。”久置之后产生油味，刺激喉咙。

（十九）吴茱萸、牡丹皮、桃仁等药的用量为什么较少

答：吴茱萸，可温中，止痛，理气，燥湿，主治厥阴头痛，脏寒吐泻，脘腹胀痛，经行腹痛，五更泄泻，高血压，脚气，疝气，口疮，齿痛，湿疹，黄水疮。《神农本草经》载：“主温中下气，止痛，咳逆寒热，除湿血痹，逐风邪，开腠理。”《名医别录》载：“主痰冷，腹内绞痛，诸冷实不消，中恶，心腹痛，逆气，利五脏。”《药性论》载：“主心腹疾，积冷，心下结气，疰心痛；治霍乱转筋，胃中冷气，吐泻腹痛不可胜忍者；疗遍身顽痹，冷食不消，利大肠拥气。”

牡丹皮，味苦、辛，性微寒。归心、肝、肾经。功效主治：清热凉血；活血散瘀。主治：温热病热入血分；发斑；吐衄；热病后期热伏阴分发热；阴虚骨蒸潮热；血滞经闭；痛经；痈肿疮毒；跌仆伤痛；风湿热痹。

桃仁，味苦、甘，性平。归心、肝、大肠经。用于癥瘕结块，肺痈肠痈，跌仆伤痛，经闭痛经，产后瘀痛等症。本品活血祛瘀作用亦较广泛，对上述瘀血阻滞病证，甚为常用。治肺痈可与芦根、薏苡仁同用；治肠痈，可与大黄、牡丹皮同用；治癥瘕积聚，可与大黄、䗪虫等同用；治跌仆伤痛，可与柴胡、穿山甲同用；治经闭痛经，可与红花、当归等同用；治产后瘀痛，可与当归、炮姜等同用。桃仁有润燥滑肠的作用，用于大便秘结，可配火麻仁、柏子仁、当归、杏仁等。桃仁味苦、甘而性平，能

入心、肝、大肠经，活血祛瘀作用甚广，可用治瘀血阻滞各种病证。在临床上善治疗内痈，如治疗肺痈、肠痈每持为要药，是其具特有之性能欤。月经过多及孕妇忌用。桃仁与红花皆为活血祛瘀之药，作用均甚广泛，常常配合应用，唯桃仁善治肺痈、肠痈，且有润肠通便之效；红花则善于活血调经。

在临床上，吴茱萸、牡丹皮、桃仁用量宜小，因本人认为上述药物气味会令人恶心；且牡丹皮易伤胃。

（二十）为什么临床虫类药物用得较少

答：虫类药的功用主治因其配伍不同而异，一般可概括为如下 10 个方面：攻坚破积；活血化瘀；息风定惊；宣风泄热；搜风解毒；行气活血；壮阳益肾；消痈散肿；收敛生肌；补益培本。

虫类药其性多辛平或甘温，息风搜风之药，其性多燥，宜配伍养血滋阴之品，攻坚破积之剂多为咸寒，应伍以辛温养血之品，这样才能制其偏而增强疗效。虫类药，其味腥浊，且虫类入药一般连同内脏一并入药，易伤胃气，在对癌症患者用药时，本人多不用之。

（二十一）车前子与泽泻之区别

答：尿黄时，临床有时用车前子 15g，有时用泽泻 15g。两味药均偏寒凉，均能利水。

车前子：能清肝、肺。肝火旺时用之。并能化痰热，有清肺中痰热的作用。作用部位偏上、下焦。对高血压患者用车前子20g，效佳。

泽泻：不清肝，偏于祛湿，也有降压作用，如泽泻配白术。作用病位偏中、上焦。如《金匮要略》泽泻汤，本人常用此方治疗肥人血脂高引起的头晕，苔厚腻。

（二十二）车前草与车前子之区别

答：车前草，一般是指初、中期根叶部分，根据《本草纲目》记载：久服轻身耐老。嫩叶煮食，药用清热，利小便，明目清肝，祛暑等；偏清热利湿，主长疮流脓。可泡茶饮，味道好，解毒作用较胜。用于小便短赤涩痛，暑湿泄泻，痰多咳嗽，目赤肿痛。临床常配泽泻，可清泄湿热，利尿通淋。治水肿胀满，小便不利。配龙胆草可解毒疗目赤，凉血去蒙翳。治肝火上炎，目赤肿痛。

车前子：药用车前子为车前科植物车前或平车前的干燥成熟种子。本品味甘，性寒。入肾、膀胱、肝、肺经。功效：利水通淋，渗湿止泻，清肝明目，清热化痰，为常用药材。主治热淋癃闭，利水道，除湿痹，偏于利尿，解毒作用不胜。

就入药部位和生长时间来断：车前草清热利湿解毒作用较为明显，车前子利水、清肝明目之功较明显。

（二十三）关于薄荷的临床运用

答：薄荷，味辛，性凉。入肺经、肝经。薄荷主要有疏散风热、解毒透疹、清利咽喉、疏肝理气的功效，具体如下：①疏散风热：主要用于治疗风热感冒证，临床上表现为发热、怕冷、咽喉痛、头痛、咳嗽、咳吐黄痰或者咳痰不爽、大便偏干等；②清利头目：用于治疗外感风热或者外感风寒入里化热引起的咽喉疼痛、头痛等；③利咽解毒透疹：对于麻疹疹出不畅，用薄荷可使麻疹迅速透发，缩短病程；④通鼻窍：可用于治疗感冒引起的鼻塞、流鼻涕或者过敏引起的鼻塞、流鼻涕；⑤疏肝解郁、理气：对于肝郁不疏引起的胁肋疼痛、心情不畅、失眠多梦、郁郁寡欢等可起到很好的治疗作用。

主治：外感风热、头痛、咽喉肿痛、食滞气胀、口疮、牙痛、疮疥、瘾疹、温病初起、风疹瘙痒、肝郁气滞、胸闷胁痛。用法与用量：内服煎汤（不宜久煎），3 ～ 6g；或入丸、散。

本人在逍遥散中常用少量薄荷，因肝郁，故用薄荷疏肝解郁。若其人太虚则不宜用，因薄荷仍为祛邪之品。

（二十四）地黄饮子中薄荷起什么作用

地黄饮子，本方由干地黄、巴戟天、山茱萸、肉苁蓉、石斛、炮附子、五味子、肉桂、白茯苓、麦门冬、石菖蒲、远志、生姜、大枣、薄荷诸药组成。为补益剂，具有滋肾阴、补肾阳、开窍化痰之功效。主治下元虚衰，痰浊上泛之喑痱证。症见舌强不能言，足废不能用，口干不欲饮，足冷面赤，舌苔浮腻，脉沉细弱。临床常用于治疗晚期高血压、脑动脉硬化、中风后遗症、脊髓炎等慢性疾病过程中出现的阴阳两虚之喑痱者。

本方主治喑痱证。“喑”指舌强不能言；“痱”指足废不能用。其证由下元虚衰，虚火上炎，灼津成痰，痰浊上泛，堵塞窍道所致，故刘河间选用滋补肾阴的干地黄为主。王晋三曰：“饮，清水也。方名饮子者，言其煎有法也。”陈修园曰：“又微煎数沸，不令诸药尽出重浊之味，俾轻清走于阳分以散风，重浊走于阴分以降逆。”方中以干地黄为君药，用清水微煎为饮服，取其轻清之气，易为升降，迅达经络，流走四肢百骸，以交阴阳，故名“地黄饮子”。

临床经验：《圣济总录》方中没有配伍薄荷，而在附注《黄帝素问宣明论方》另有薄荷五七叶同煎。地黄饮子中薄荷的配伍意义：取薄荷轻扬升浮，有清利头目之功。而地黄饮子主治喑痱，故少量用之有引药上行开窍之意；个人认为地黄饮子可不用薄荷。

（二十五）关于药食同源——藕的妙用

答： 藕：为常用食物或药食同源之品，尤以江南地区常见，故入食亦多。①清热凉血：莲藕生用性寒，有清热凉血作用，可用来治疗热性病证；莲藕味甘多液、对热病口渴、衄血、咯血、下血者尤为有益。故温病有五汁饮善治温热病后期肺胃阴伤者。②通便止泻、健脾开胃：莲藕有一定健脾止泻的作用，并散发出一种独特清香，能增进食欲，促进消化，开胃健中，有益于胃纳不佳、食欲不振者恢复健康。③益血生肌：藕的营养价值很高，有明显的补益气血的作用。故中医称其“主补中养神，益气力”。

④止血散瘀：藕凉血，散血，止血而不留瘀，是热病、血证的食疗佳品。

另外藕节炭止血，莲心清心热，莲子健脾胃，鲜荷叶解暑（清代薛生白的《湿热病篇》中五叶芦根汤，组成：藿香叶二钱，薄荷叶六分，鲜荷叶一钱，冬瓜子五钱，佩兰叶一钱五分，枇杷叶五钱，活水芦根一两。治疗湿热已解，余邪蒙蔽清阳，胃气不舒，宜用轻清之品，以宣上焦阳气，若投味重之剂，是与病情不相涉矣），藕全身是宝，既可入药，也可作为药食同源之品。

（二十六）患者服用药物在什么情况下加生姜

答：生姜：味辛，性微温。归肺、脾、胃经。功效：发汗解表，温中止呕，温肺止咳，解鱼蟹毒，解药毒。适用于外感风寒、头痛、痰饮、咳嗽、胃寒呕吐；在遭受冰雪、水湿、寒冷侵袭后，急以姜汤饮之，可增进血行，驱散寒邪。服法：煎汤，绞汁服，或作调味品；子姜多作菜食。

若处方药物中有半夏、南星、竹茹、黄连、附子时，可嘱咐患者煎煮时加生姜。生姜杀半夏、南星毒；竹茹要用姜制，名姜竹茹，增强止呕之效；黄连也要用姜，缓黄连苦寒之性；附子如果用到 15g 以上，加生姜 10 片，以防中毒。注意阴虚，内有实热，或痔疮者忌用。久服积热，损阴伤目。高血压患者亦不宜多食。

（二十七）铁皮枫斗的运用

答：石斛味甘，性微寒。归胃、肾经。功效：益胃生津，滋阴清热，明目强腰。临床用名有石斛、鲜石斛。历代本草对其皆有记载。《神农本草经》载："味甘，平。主治伤中，除痹。下气，补五脏虚劳羸瘦，强阴。久服厚肠胃。"《药性论》载："君。益气，除热，主治男子腰脚软弱，健阳，逐皮肌风痹，骨中久冷虚损，补肾，积精，腰痛，养肾气，益力。"《日华子本草》载："治虚损劳弱，壮筋骨，暖水脏，轻身，益智。平胃气，逐虚邪。"《开宝本草》载："味甘，平，无毒。益精，补内绝不足，平胃气，长肌肉，逐皮肤邪热痱气，脚膝疼冷痹弱。"《本草衍义》载："真石斛治胃中虚热有功。"

铁皮枫斗为浙八味之一，乃足太阴、少阴脾肾之药。甘可悦脾，故厚肠胃而治伤中。咸能益肾，故益精气而补虚羸，为治胃中虚热之专药；又能坚筋骨，强腰膝，骨痿痹弱，囊湿精少，小便余沥者宜之。《神农本草经》称其主痹。如鹤膝风，要用大量石斛，煮2～3小时。石斛有黏液，可补关节之液。阳明主束筋，而石斛能入胃、肾，故可主关节不利。一般舌质光红无苔者可用。这味药在浙江地区夏季尤其常用，王孟英的清暑益气汤也用到此物。

（二十八）苏叶、苏梗如何区别运用

答：紫苏，味辛，性微温，无毒。归脾、肺二经。本品亦为药食同用之品。紫苏包括苏叶、苏梗，具有理气、和营的功效。

治感冒风寒，恶寒发热，咳嗽，气喘，胸腹胀满，胎动不安。并能解鱼蟹毒。用于感冒风寒，发热恶寒，头痛鼻塞，兼见咳嗽或胸闷不舒者。常配伍杏仁、前胡等，如杏苏散；若兼有气滞胸闷者，多配伍香附、陈皮等，如香苏散。

用于脾胃气滞，胸闷，呕吐之证。本品具行气宽中、和胃止呕功效。偏寒者，每与藿香同用；偏热者，可与黄连同用。偏气滞痰结者，常与半夏、厚朴同用。

用于妊娠呕吐，胸腹满闷，常与陈皮、砂仁配伍，以加强其止呕、安胎的效果。

用于进食鱼蟹而引起的腹痛、吐泻，单用或配生姜煎服。

若确强于区分：苏叶理气、安神、解表、散寒、解鱼蟹毒，吃螃蟹季节时，或多食海鲜者多用苏叶。苏梗为紫苏旁枝小梗，长于理气宽胸。发表宜叶，安胎用梗。

四、用方经验

（一）对薯蓣丸的理解与运用

答：薯蓣丸，出自《金匮要略》，能补气养血，疏风散邪。治虚劳气血俱虚，阴阳失调，外兼风邪，头晕目花，消瘦乏力，心悸气短，不思饮食，骨节酸痛，微有寒热者。人之元气在肺，人之元阳在肾。元气剥削，则难于遽复矣。全赖后天之谷气资益其生。是营卫非脾胃不能宣通，而气血非饮食无由平复。仲景故为虚劳诸不足，而兼风气百疾，立此薯蓣丸之法。

临床主多种关节痛，尤其适合劳苦之人，营养不足之辈。盖掌受血而能握，故要养阴血。此类的关节痛乃风气百疾。此药能补十二经脉，起阴阳，通内制外，安魂定魄，开三焦，破积聚，厚肠胃，消五脏邪气，除心内伏热，强筋练骨，轻身明目，除风去冷，无所不治，补益处广，常须服饵为佳。本人常用本方君以山药配芡实，系敦煌出土的古方神仙粥，以食疗煮粥安护脾胃。

（二）自拟痛泻方如何运用

答：自拟的治疗痛泻的常用方由炒白术、炒白芍、炒陈皮、炒防风、淡吴茱萸、川黄连、焦神曲、煨木香、黄芩、木瓜等10味药物组成。主要由痛泻要方合左金丸、戊己丸化裁而成。痛泻要方为朱丹溪所创，乃和解之剂，具有调和肝脾、补脾柔肝、祛湿止泻之功效。主治脾虚肝旺之泄泻。临床见肠鸣腹痛，大便泄泻，泻必腹痛，泻后痛缓，舌苔薄白，脉两关不调，左弦而右缓者。本人常以痛泻要方配吴茱萸、川黄连，含左金丸之意。若脉弦，苔黄腻，黄连用 5g，一般 3g 即可，量大恐其寒凉之性伐伤胃气。若脾胃脉大，量可稍大。左金丸，可主肝胃不和之胃痛，其中黄连可清肝木。配白芍成戊己丸，以泻肝和胃，降逆止呕。配焦神曲，有越鞠丸之意，主苔腻，且可解郁、解酒、又能和胃，配黄芩清肝止泻，一般在 6g 左右为宜。配木瓜入肝脾，以调和肝脾。木瓜味酸，入肝，尚可止泻。本方可配车前子平肝、止泻，利小便以实大便。也可配苏叶调畅气机，兼以安神，其气味芳香可化鱼蟹湿浊之邪。黄连配苏叶，苏叶量要小，3 ～ 5g 即可，苦辛通降，可止中焦湿热呕吐。

（三）经验方芩部丹临床如何运用

答：芩部丹，乃黄芩、百部、丹参 3 味药物组成。用此加当归治久咳。《神农本草经》载："当归味甘、温，主咳逆上气……"芩部丹为上海曙光医院方，治肺结核咳嗽之验方。（编者考虑黄芩、百部、丹参、当归、浙贝母、川贝母可以散肺部小结节）芩部丹：清热润肺，活血抗痨。方中百部杀痨虫，润肺止嗽，止咳化痰。古人多用百部治疗久咳，痰多，因久咳者肺气素虚，百部味甘、苦，微温。归肺经。温润肺气。肺气上逆则气喘咳嗽，百部苦而下泄，善降气，所以能够下气散肺热，主温肺。用于肺寒咳嗽、肺结核等症。据清代医学典籍《本草新编》记载，百部杀虫而不损耗气血，最有益于人，但是杀虫时需要量大一点，才能有效果。同时与人参、茯苓、白术等配伍，可降低百部味苦对肠胃的损伤。外用于头虱、体虱、蛲虫、阴部瘙痒、蛔虫病等病。黄芩清肺热，丹参化瘀血，日久成瘀，加当归化瘀生新且止久咳。

（四）资生丸如何化裁运用

答：资生丸出自《证治准绳·类方》卷五引缪仲淳方，组成：白术 90g，人参 90g，白茯苓 45g，橘红、山楂肉（蒸）、神曲（炒）各 60g，川黄连（姜汁炒）、白豆蔻仁（微炒）、泽泻（去毛，炒）各 11g，桔梗（炒）、真藿香（洗）、甘草（蜜炙）各 15g，白扁豆（炒，去壳）、莲肉（去心）各 30g，薏苡仁（炒）90g，干山药（炒）、麦芽面（炒）、芡实（净肉炒）各 45g。功能主治：健脾开胃，消食止泻。用于脾虚不适，胃虚不纳，神倦力乏，腹满泄泻。原方在参苓白术散基础上加山楂解肉食、神曲解酒（平素喝酒的患者）、麦芽解面食，尚有藿香芳香化湿、川黄连苦寒清热、蔻仁芳香行气、泽泻淡渗利湿等。

资生丸的功用是健脾开胃，消食止泻，调和脏腑，滋养荣卫。主治脾胃虚弱，食不运化，脘腹胀满，面黄肌瘦，大便溏泄等证。罗谦甫曰："此方始于缪仲淳，以治妊娠脾虚及胎滑，盖胎资始于足少阴，资生于足阳明，故阳明为胎生之本，一有不足，则元气不足以养胎，又不足以自养，故当三月正阳明养胎之候，而见呕逆，又其甚者，或三月，或五月而堕，此皆阳明气虚不能固耳。古方安胎，类用芎、归，不知此正不免于滑，是方以参、术、茯、草、莲、芡、山药、扁豆、薏苡仁之甘平以补脾元，陈皮、曲、糵、砂、蔻、藿、桔之香辛以调胃气，其有湿热以黄连清之燥之，既无参苓白术散之补滞，又无香砂枳术丸之消燥，能补能运，臻于至和，予以固胎，永无滑堕，丈夫服之，调中养胃，名之资生，信不虚矣。”此方为参苓白术散加减方，除脾虚外，侧重湿热，故加藿香、黄连等，本人临床对此方学习与运用，受著名中医学家岳美中影响较大。

（五）炙甘草汤如何运用

答：本方异名，《伤寒论》之复脉汤。本方为补益剂，气血双补。组成：炙甘草（12g）、生姜（9g）、桂枝（9g）、人参（6g）、干地黄（30g）、阿胶（6g）、麦门冬（10g）、麻仁（10g）、大枣（10枚）。功用：益气滋阴，通阳复脉。主治：①阴血不足，阳气虚弱证。脉结代，心动悸，虚羸少气，舌光少苔，或质干而瘦小者。②虚劳肺痿。干咳无痰，或咳吐涎沫，量多，形瘦短气，虚烦不眠，自汗盗汗，咽干舌燥，大便干结，脉虚数。（本方常用于功能性心律不齐、期前收缩、冠心病、风湿性心脏病、病毒性心肌炎、甲状腺功能亢进等症见心悸气短、脉结代属阴血不足、阳气虚弱者。）上以清酒七升，水八升，先煮八味，取三升，去滓，纳胶烊消尽，温服一升，日三服（现代用法：水煎服，阿胶烊化，冲服）。

原方药物放入水中，阴药下沉，阳药上浮，有升降浮沉之意。剂量按原比例：炙甘草12g，生地黄30g，大枣30g。加酒煎：北京二锅头，倒入2两一起煮；仲景治疗心脏疾病的处方喜用酒，酒可活血化瘀。

（六）逍遥散运用及化裁经验

答： 逍遥散出自《太平惠民和剂局方》，甘草（炙微赤）15g，当归（去苗，锉，微炒）、茯苓（去皮，白者）、芍药（白）、白术、柴胡（去苗）各30g；功效：疏肝养血，健脾和中。治肝郁血虚，五心烦热，或往来寒热，肢体疼痛，头目昏重，心悸颊赤，口燥咽干，胸闷胁痛，减食嗜卧，月经不调，乳房作胀，脉弦而虚者。

舌质鲜红，肝火偏旺，一般加牡丹皮、栀子，为丹栀逍遥散。化裁经验如下。加浙贝母：气郁甚，利小便，止嗳酸，疏肝气。加佛手片：入气分，理气化痰湿，对于舌苔腻、脘腹疼痛、咽中有痰者尤宜。加浙贝母、夏枯草：清肝热散结，对妇人甲状腺结节、乳腺增生常用之。加牡蛎、炮山甲：破血散结，治疗一些肿瘤包块。加香附、郁金、丹参：入血分，适用于舌质偏红、肝郁有热者。加蒲黄炭、生地炭、小蓟炭：适用于肝热致小便尿血者。加升麻、党参、黄芪：逍遥散合用补中益气汤，肝脾同调，疏肝为主。加厚朴、半夏、苏梗：逍遥散合半夏厚朴汤治疗梅核气。加桂枝、牡丹皮、桃仁：逍遥散合桂枝茯苓丸治疗子宫肌瘤。加黄柏、砂仁、甘草：逍遥散合封髓丹治疗肝肾阴虚火旺，口疮反复发作。加郁金、金钱草、海金沙、鸡内金：逍遥散合四金汤治疗胆囊炎、胆石症等。

（七）葛根芩连汤如何运用

答：葛根芩连汤，中医方剂名。为表里双解剂，具有解表清里之功效。主治协热下利。症见身热下利，胸脘烦热，口干作渴，喘而汗出，舌红苔黄，脉数或促。临床常用于治疗急性肠炎、细菌性痢疾、肠伤寒、胃肠型感冒等属表证未解，里热甚者。本证多由伤寒表证未解，邪陷阳明所致，治疗以解表清里为主。表证未解，里热已炽，故见身热口渴，胸闷烦热，口干作渴；里热上蒸于肺则作喘，外蒸于肌表则汗出；热邪内迫，大肠传导失司，故下利臭秽，肛门有灼热感；舌红苔黄，脉数皆为里热偏盛之象。方中葛根辛甘而凉，入脾、胃经，既能解表退热，又能升脾胃清阳之气而治下利，故为君药。黄连、黄芩清热燥湿、厚肠止利，故为臣药；甘草甘缓和中，调和诸药，为佐使药。

本方治疗协热下利，临证运用不可拘泥字句意义，应细审仲景原意，临证运用方能有的放矢。仲景制本方是为实热泄泻而设，病机属阳明里实热证，辨证属肠胃湿热之下利，都可放胆用之。尤宜于酒客湿热俱盛者。用葛根能解酒清热，芩、连清热燥湿，甘草解毒和中。

（八）乙字汤出处及如何运用

答：乙字汤乃日本汉方，据说乃日本原南阳氏治疗各种痔疮的良效验方，主治各种痔疮、大便燥结、便秘、痔核疼痛、痔出血、肛门裂伤、脱肛等症，具有消炎、清热、通便功效。

乙字汤组成：柴胡 4g，升麻 1.5g，甘草、黄芩、大黄各 3g，当归 5g。方中柴胡、升麻可升清阳以降浊，升提举陷，使脱出的痔核内收；当归和血兼止痛；生大黄泄热通便，保持大便通畅，避免便秘加重出血。愈后忌食辛辣、饮酒，避免久立、过劳，防止复发。此乃日本汉方，主痔疮出血，临床加减如下。便秘：加大大黄用量，再加枳实；痔痛：加大甘草用量；痔核：合桂枝茯苓丸；脱肛便血：加牡丹皮、生地黄；如出血多时：加地榆、槐花；湿热郁毒严重：加金银花、连翘等。

（九）选奇汤出处及如何运用

答：选奇汤出自李东垣《兰室秘藏》，为治眉棱骨痛不可忍所创之方。此方从 20 世纪 60 年代某中医杂志中看到，开始用于临床。

选奇汤：炙甘草（夏月生用）、羌活、防风各 9g，酒黄芩 3g（冬月不用。如能食是热痛，倍加之）风热上犯，眉棱骨痛不可忍，或头目眩晕。选奇汤药味配伍严谨，临证辨治只要切中病机，便彰显功效。方中羌活辛温芳香，上行发散，除在表之风寒湿邪最宜，是为君药；防风辛温发散，祛风胜湿，通络解痉，是为臣药；黄芩清泄气分之热，又制辛温之燥，是为佐药；甘草和中缓急，调和诸药，是为使药。四药相合，有发表祛风、胜湿止痛、解表清里、和中补虚之妙。

（十）龙胆泻肝汤如何运用

答： 方中龙胆草善泻肝胆之实火，并能清下焦之湿热为君，黄芩、栀子苦寒泻火，车前子、木通、泽泻清利湿热，使湿热从小便而解，均为臣药；肝为藏血之脏，肝经有热则易伤阴血，故佐以生地黄、当归养血益阴；柴胡引药入肝，甘草调和诸药为使。配合成方，共奏泻肝胆实火、清肝经湿热之功。

方中应用木通，因龙胆泻肝汤组成中有导赤散（生地黄、木通、甘草），所谓实则泻其子，肝旺要泻心，木通归心经。此处不能用通草代替，通草仅有利水之性，而无泻肝火之功。

（十一）左金丸如何理解与运用

答： 左金丸由黄连与吴茱萸按 6∶1 的比例组成。其中黄连味苦性寒为主药，功能泻肝胃火，吴茱萸性热为反佐药，功能制酸止痛止呕。二味药物按比例配合，相反相成，有疏肝泻火、制酸止痛、和胃止呕的功效。主要用于治疗肝火犯胃，肝胃不和等症。其症状多表现为胃脘灼热疼痛，或者牵及胁肋疼痛，嗳气吞酸，呕吐酸水，口苦口酸，舌质红、舌苔黄，心烦急躁等。食管炎、胃炎、消化道溃疡等疾病，如果属于中医之肝火犯胃，肝胃不和，表现出以上症状者，可用左金丸治疗。

本方可主肝胃不和之胃痛，其中黄连可清木。苦寒的黄连剂量要多于辛温的吴茱萸的药量。另外容易混淆的还有香连丸。香连丸：主肠鸣而腹泻。肠鸣为有气，故用木香。腹泻基本方为香连丸。

（十二）越鞠保和丸与资生丸如何区别

答： 保和丸药物组成：山楂（焦）、六神曲（炒）、半夏（制）、茯苓、陈皮、连翘、莱菔子（炒）、麦芽（炒）。辅料：蜂蜜。保和丸适应证为食滞实证，资生丸适应证为久病，既有脾虚并有湿热食滞。随着现代社会压力增大，饮食的不规律和营养过剩，临床使用保和丸和越鞠丸合方也很常见。

越鞠保和丸，由越鞠丸合保和丸加减而成。方中香附、木香行气解郁，以治气郁；当归、川芎活血化瘀，以治血郁；栀子、连翘、黄连清热泻火，以治火郁；苍术、白术、枳实、半夏、陈皮、茯苓理气化痰，燥湿运脾，以治痰郁、湿郁；神曲、山楂、莱菔子消食导滞，以治食郁。诸药合用，则气、血、痰、火、湿、食诸郁随之而解。

资生丸药物组成：党参（炒）、茯苓、甘草（制）、山药、白术（炒）、白扁豆（炒）、芡实、莲子、山楂（炭）、六神曲、麦芽（焦）、薏苡仁、陈皮、黄连、泽泻、豆蔻、广藿香、桔梗；辅料：炼蜜。资生丸味甘、苦。功能：健脾开胃，消食止泻。用于脾胃不适，胃虚不纳，神倦力乏，腹满泄泻。

（十三）二丹桃红四物汤主治何证

答： 此方属于个人经验方。主瘀血有热。在桃红四物汤基础上，本人加上牡丹皮、丹参，故名二丹桃仁四物汤。桃红四物汤偏热，但有瘀血者往往会有郁热，因此加丹参、牡丹皮清血热。临床上还应加理气药：香附、郁金，加引血下行药：牛膝、益母草（尤其是月经不来）等。

（十四）桑麻丸出处及如何运用

答：桑麻丸，出自《寿世保元》卷四引胡僧方。功用：滋养肝肾，祛风明目。用于肝肾不足，头晕眼花，视物不清，迎风流泪。嫩桑叶一斤，巨胜子（即黑芝麻，淘净）四两，白蜜一斤（用量根据《医方集解》补入）。桑叶、黑芝麻明目养血，清热补虚。可降三高。

明代严嵩当丞相时，有一胡僧来访，传此方与彼，曰有延年之功。后来严嵩失势，体差，才找出此方服用，后来活到近90岁。黑芝麻养阴润肠，含维生素E；冬桑叶在霜降以后才采，得天地之完气（要长时间在天地间生长，才有足够的营养），能平肝息风。

（十五）如何理解消瘰丸及其临床运用

答：消瘰丸主治痰火凝结之瘰疬痰核，具有清润化痰、软坚散结之功效。《中医方剂临床手册》载：方用玄参滋阴降火，苦咸消瘰；贝母化痰消肿，解郁散结；牡蛎咸寒，育阴潜阳，软坚消瘰。合而用之，对瘰疬早期有消散之功；病久溃烂者，亦可应用。《许履和外科医案医话集》云：生牡蛎、玄参、川贝、夏枯草四味药组成。功用：滋阴降火，化痰软坚。

本方中牡蛎清肝，化痰软坚，主治肝胆郁火与痰涎凝结而成之瘰疬。原方中川贝多用浙贝母，考虑价格问题。浙贝母、牡蛎，亦主乳腺结节。原方中有玄参，但用量较少，因恐腹泻，除非舌质红者。

（十六）王清任的五张逐瘀汤如何运用

答：血府逐瘀汤，组成：当归、生地黄各9g，桃仁12g，红花9g，枳壳、赤芍各6g，柴胡3g，甘草3g，桔梗4.5g，川芎4.5g，牛膝10g。临床运用较为广泛，为活血方之基本方。患者平素工作操劳，谋虑太过，易致肝气郁滞不畅。气滞日久，则血瘀不行。瘀阻胸中，气机升降失常，则胸闷不舒，心神被扰，则夜寐不宁；肝气郁滞，横犯及胃，引动胃气上逆，故常呃逆；肝气郁滞，则性情易怒。左关脉弦，右脉沉涩，舌边紫，乃肝气滞，瘀血停留之征象。法当行气活血化瘀，投以血府逐瘀汤加味。方中四逆散（柴胡、赤芍、枳壳、甘草）疏肝理气解郁，桃红四物汤合牛膝活血化瘀，枳壳、桔梗升降气机。《医林改错》中谓血府逐瘀汤能治“胸痛、夜睡梦多、不眠、呃逆、夜不安”等十九证。临床用于肝郁血瘀所导致的顽固性失眠、瘀血胸痛证较多。

身痛逐瘀汤，由秦艽3g，川芎6g，桃仁9g，红花9g，甘草6g，羌活3g，没药6g，当归9g，五灵脂6g，香附3g，牛膝9g，地龙6g等组成。《医林改错注释》：活血祛瘀，通经止痛，祛风除湿。临床常用来治疗痹症，加桂枝、桑枝、姜黄、独活、威灵仙等药以增其效。主身体、手、肩、膝、腰等疼痛，入夜为甚，右关脉实大，左关脉弦。20年前，曾治某老人，周身痛得在床上翻滚，本人用原方1周即效。

少腹逐瘀汤，组成：小茴香（炒）7粒，干姜（炒）3g，延胡索3g，没药（研）6g，当归9g，川芎6g，官桂3g，赤芍6g，蒲黄9g，五灵脂（炒）6g。为瘀血结于下焦少腹。下焦包括肝肾在内，由肝肾等脏功能失调，寒凝气滞，疏泄不畅，血瘀不适，结于少腹，故症见少腹积块作痛，或月经不调等杂病。治以逐瘀活血、温阳理气。故方用小茴香、肉桂、干姜味辛而性温热，入肝肾而归脾，理气活血，温通血脉；当归、赤芍入肝，行瘀活血；蒲黄、五灵脂、川芎、延胡索、没药入肝，活血理气，使气行则血活，气血活畅故能止痛。共成温逐少腹瘀血之剂。王清任曾谓少腹逐瘀汤："此方治少腹积块疼痛，或有积块而不疼痛，或疼痛而无积块，或少腹胀满，或经血见时……兼少腹疼痛……皆能治之。"并称此方为"种子安胎第一方"。

通窍活血汤，组成：赤芍3g，川芎3g，桃仁9g（研泥），红枣7个（去核），红花9g，老葱（切碎）3根，鲜姜（切碎）9g，麝香0.15g(绢包)。用黄酒250mL，将前七味煎至150mL，去滓，将麝香入酒内，再煎二沸，临卧服。功用：活血化瘀，通窍活络。用于血瘀所致的斑秃，酒渣鼻，荨麻疹，白癜风，油风等，亦可用于顽固性偏头痛，日久不愈，头面瘀血，头发脱落，眼疼白珠红，酒渣鼻，久聋，紫白癜风，牙疳，妇女干血劳，小儿疳证等。

补阳还五汤，组成：生黄芪四两（125g），当归尾二钱（6g），赤芍一钱半（5g），地龙一钱（3g），川芎一钱（3g），红花一钱（3g），桃仁一钱（3g）。为理血剂，具有补气、活血、通络之功效。主治中风之气虚血瘀证。半身不遂，口眼㖞斜，语言謇涩，口角流涎，小便频数或遗尿失禁，舌暗淡，苔白，脉缓无力。临床常用于治疗脑血管意外后遗症、冠心病、小儿麻痹后遗症，以及其他原因引起的偏瘫、截瘫，或单侧上肢或下肢痿软等属气虚血瘀者。临床初得中风，半身不遂，即服此方，疗效较好。本方与上四则活血方不同，以强调补气以活血，补气为本，活血为佐使。

（十七）白虎汤如何理解与运用

答：白虎汤方用石膏、知母、粳米、甘草以退热。本方临床常用于：①治伤寒脉浮滑，表里有热。②治三阳合病，脉浮大，腹满身重，难以转侧，口不仁，面垢，谵语遗尿，发汗则谵语，下之则额上生汗，手足逆冷，自汗出者。③通治阳明病脉洪大而长，不恶寒，反恶热，头痛自汗，口渴，目痛鼻干，不得卧，心烦躁乱，日晡潮热。④或阳毒发斑，胃热诸病。归经：此足阳明胃和手太阴肺药也。

方义：①热淫于内，以苦寒发之，故以知母苦寒为君。②热则伤气，必以甘寒为助，故以石膏为臣。③津液内烁，故以甘草、粳米甘平益气缓之为使，不致伤胃也。④又烦出于肺，躁出于肾，石膏清肺而泻胃火，知母清肺而泻肾火，甘草和中而泻心脾之火。或泻其子，或泻其母，不专治阳明气分热也。治小儿伤寒，热渴不已，症见患儿（近1岁）高热，但不咳（故不用桑菊饮)，临床用白虎汤合金银花、连翘、芦根、竹叶治之。用白虎汤清热，用金银花、连翘、竹叶、芦根透热，石膏用10g，汤用粳米，米熟汤成！

（十八）越鞠丸与柴胡疏肝散的区别

答：越鞠丸，由苍术、香附、川芎、神曲、栀子各等份（各6g）组成。具有理气解郁、宽中除满的功效。用于治疗六部胸脘痞闷，腹中胀满，饮食停滞，嗳气吞酸。

柴胡疏肝散，组成：陈皮6g（醋炒），柴胡6g，川芎6g，香附6g，枳壳6g（麸炒），芍药9g，甘草3g（炙）。为理气剂，具有疏肝理气、活血止痛之功效。主治肝气郁滞证。症见胁肋疼痛，胸闷善太息，情志抑郁易怒，或嗳气，脘腹胀满，脉弦。临床常用于治疗慢性肝炎、慢性胃炎、肋间神经痛等属肝气郁滞者。

凡郁病必先气病，气得流通，郁于何有。越鞠丸有化火有湿，故用栀子以祛湿清火；柴胡疏肝散虽有郁但未化火。便溏之人不用栀子，盖仲景有言久微溏者，不用栀子豉汤。若气郁化热，可用郁金、丹参，不用苦寒之品。

（十九）如何理解三黄泻心汤及运用

答：泻心汤由黄芩、黄连、大黄组成。味之苦者可降火，黄芩味苦而质枯，黄连味夺而气燥，大黄苦寒而味厚。质枯则上浮，可泻火于膈；气燥则就火，故能泻火于心；味厚则喜降，故能荡邪攻实。

“诸痛痒疮，皆属于心”，此方用之主口秽、麦粒肿，有阳明胃热者，常加上银花甘草汤。以阳明为多气多血之经，故加用养阴血药，可制亢阳（如清胃散），临证可加入当归、生地黄。

三黄泻心汤不宜久煎，用开水煮成麻沸汤（滚烫开水冲烫浸出即可），治疗胃脘、食道，乃至牙龈、鼻腔等胃、肺系血热，病位以上焦为主，三黄泻心汤以麻沸汤煎煮法，取“治上焦如羽，非轻不举”。

（二十）清肺六二汤出处及临床运用

答：本方见于魏长春《名医特色经验精华》。组方：桑白皮、地骨皮、桑叶、枇杷叶各9g，鲜芦根、白茅根各30g，知母、浙贝母、苦杏仁、冬瓜仁各9g，北沙参、南沙参各15g。功用：轻清宣泄，祛邪保津，化痰利肺。主治：风温，冬温，肺热咳喘。适用于元虚邪实，阴虚气弱，风热犯肺，肺气上逆，发热咳喘，痰中带血，神志清楚，大小便通调，舌红燥，苔薄白，脉滑数。

本方系从千金苇茎汤、泻白散、清燥救肺汤化裁而来。方药因含有六个药对而出名。本方专为阴虚而设（若体实、证实或出现营、血分证候时，则须另选他方）。故方用桑白皮、地骨皮清泄肺热；桑叶解表；枇杷叶下气止咳；浙贝母清化痰热；知母泻火润燥；芦根、茅根清热润肺，生津止渴，兼能凉血止血；杏仁宣肺平喘；冬瓜仁涤痰排脓；北沙参、南沙参清润养肺，止咳祛痰。诸药随证加减，灵活变通，可使方证合拍，药中病所，故而用之多效。

若舌苔黄腻者，可去二参，加黄芩、焦山栀各9g，以清降肺火；痰中带血者，可去二叶、加二草（仙鹤草、旱莲草各9g）；津亏舌绛者、可用玄参易南沙参，去二叶加二冬（天冬、麦冬各9g），生地黄12g，石斛9g；大便干结者，可去杏仁，加瓜蒌子9g或生大黄6g。

临床常用，收效甚佳。又1988年《浙江中医杂志》报道：用本方治疗小儿肺炎，热甚者，加生石膏、黄芩，痰中带血或鼻衄者，去桑叶、枇杷叶，加藕节、旱莲草；大便不通兼高热者，加生大黄；喘甚者，加葶苈子。

（二十一）如何理解乌梅丸及临床运用

答：乌梅丸温脏安蛔，泻肝和胃，集酸甘苦辛、大寒大热等品于一体，为土木同调、清上温下之法，后世医家广泛用其辨治诸种杂病。正如蒲辅周先生所云："外感陷入厥阴，七情伤及厥阴，虽临床表现不一，谨守病机，皆可用乌梅丸或循其法而达异病同治。"乌梅丸虽为治厥阴病之主方，因其配伍以寒热并用、攻补兼施为则，故不仅主厥阴上热中虚下寒、寒热错杂之证，又主蛔厥及久利。连师常以此治疗溃疡性结肠炎、肠易激综合征等病。厥阴风木上升，伐耗胃津而发消渴；风木夹冲脉之气上逆，气上撞心发心悸；肝气横逆犯胃，心中疼热，胃脘灼痛似饥；木克脾土，脾虚失运而饥不欲食；肝风内扰，下揎脾土可见久利；肝风内扰，上逆胃口，蛔为风动，可见吐蛔。厥阴风木上扰阳明，风火相煽，或见伤津等均以乌梅丸治之。蒲辅周云：“肝藏血，内寄相火，体阴而用阳，乃春生之脏，用药既不可纯寒，苦寒太过则伤中阳，克伐生发之气；亦不可用纯热之药，乙癸同源，温热太过则灼血耗阴。”乌梅丸为寒热刚柔并用之剂。酸者乌梅、苦酒；苦者黄连、黄柏；甘者人参、当归、蜂蜜；辛者干姜、细辛、川椒、附子。又连、柏苦寒；姜、辛、椒、附辛热。乌梅酸敛，重用补肝、泻肝、和肝安胃，敛阴止渴以安蛔。以辛热之姜、辛、椒、附、桂温经散寒，宣通阴浊；苦寒之连、柏泄热燥湿；甘缓之参、归、蜜和中益气养血，更佐桂枝，通血脉、和阴阳。因人参价高，劣质者多，连师临证常用太子参、党参等品代之，太子参体润性和、补气生津，适用于气阴两虚、舌质偏红者；党参滋养胃气，中气微弱、食少便溏、体倦易疲者尤宜。纵览全方，酸者主之，苦辛甘参之，为寒温并用、补泻并施、气血两调、扶正祛邪和法之典范。

叁

学术传承

一、连师脾胃学术思想探源及分析

连建伟教授治疗中医内科多种常见病及疑难杂病，尤其擅长肝胆脾胃疾病之治疗。故深入学习连师脾胃病之治疗经验，是跟师学习的切入口。脾胃疾病是临床的常见病和多发病，连师在辨证立法上，远溯张仲景、李东垣、叶天士等医中圣贤，近师岳美中著名中医学家，尊古而不泥；在遣方用药上，擅用经方，兼用时方，结合江浙地理、气候、人文环境，融会贯通而有创新。

（一）对《伤寒论》脾胃学术思想之吸收与发挥

脾胃学说以《内经》《难经》发其端，《伤寒论》《金匮要略》引其绪。《伤寒论》三大学说之一就是“保胃气、存津液”，可以从具体的治法及方药中得以体现。

1. 基本治则与治法

基本治则与治法主要体现在以下三个方面：

一是伤寒法。救阳在脾胃病治疗上的反映。太阴表证，由外感风寒直接引起太阴发病所出现的一系列症状。其主要症状是恶寒、身不发热而手足自温，脉浮兼见脉缓。宜以桂枝汤微汗解肌。太阴里证的苓桂术甘汤、厚朴生姜半夏甘草人参汤、理中汤证，以及茯苓甘草汤治脾胃阳虚等。提纲中所说的腹满而吐、食不下、自利益甚、时腹自痛等症。这些症状可以由外证进一步发展的，也可由因误治传变而成，故作为太阴病的辨证提纲。内证的病机主要是脾阳不振，寒湿停滞，所以宜用温化寒湿的四逆辈。

二是《伤寒论》三急下法。阳明三急下和少阴三急下不同，阳明三急下为保胃液，少阴三急下为保肾精，同样用的都是大承气汤。峻下的大承气汤，轻下的小承气汤，缓下的调胃承气汤，以及治疗脾约的麻子仁丸等具体的方剂与方法。白虎汤中的粳米，竹叶石膏汤中的人参等具体用药，皆是“保胃气，存津液”的反映。

三是《金匮要略》肝脾同调，注重实脾法。仲景提出：“上工治未病……见肝之病，知肝传脾，当先实脾”，重申了《难经·七十七难》治未病的观点。并补充了《难经》未病先防的内容。如“四季脾旺不受邪”，认为脾不主时而分旺四季，脾胃不虚，则心、肝、肺、肾气旺，不为外邪所伤，可以免生疾病，这为李东垣“内伤脾胃，百病由生”的观点提供了理论依据。仲景不仅重视脾胃在肝病治疗中的预防作用，而且在《伤寒论》中亦指出“知胃气尚在，必愈”（332条）与“四季脾旺不受邪”互发，要知仲景所指胃气，在很大程度上是正气的代名词，胃气存在则正气存，正气存则机体自身调节机能旺盛，或者已病不变，或者缩短疗程而易于自愈，此上工治未病之旨也。

2.“保胃气、存津液”

《伤寒论》113方，用药97味，有3/4药物涉及脾胃，用甘草者70方；用人参者22方；用大枣者40方。上药皆具有扶助人体正气、调理脾胃之功。服桂枝汤啜热粥，助汗以安胃。桂枝汤本身就是“建中气，和营卫”的祖方之一；白虎汤加粳米清热以和中。柴胡、泻心不离参草姜枣；调胃、理中，寒温仍在缓和。探胃气之存亡，恐“除中”而试以索饼。病后虚羸少气，则以参草米麦养其胃阴。后人读之，一部《伤寒论》，保胃气、存津液是其精微所在。仲景在《金匮要略》中，运用“保胃气、存津液”的原则，如“火逆上气，咽喉不利，止逆下气，麦门冬汤主之”。方中麦冬生津润燥，半夏和胃降逆，而人参、甘草、粳米、大枣补益脾胃以资肺金，实开后世培土生金之法门。《金匮要略》对五脏俱损，气血阴阳俱虚者，常以健运脾胃为主，如“虚劳里急，悸，衄，腹中痛，梦失精，四肢酸痛，手足烦热，咽干口燥，小建中汤主之”。程云来释曰：“手足烦热，脾虚也；悸，心虚也；衄血，肝虚也；失精，肾虚也，此五脏皆虚，主小建中汤，以健脾胃治其根本。”仲景“虚劳里急诸不足，黄芪建中汤主之”，尤怡云：“中者，脾胃也，营卫生成于水谷，而水谷转输于脾胃，故中气立，则营卫流行而不失其和，故求阴阳之和者，必在于中气，求中气之立者，必以建中也。”诸不足者，阴阳诸脉，并俱不足，急者缓之必以甘，不足者补之必以温，而充虚塞空，则黄芪尤有专长。《千金》《外台》共载建中方24首，多在此方的基础上衍化而成。

3. 针灸阳明经与辅助胃气

伤寒中有杂病，杂病中有伤寒，而阳明、太阴有专篇，“大便结”“秽腐留”，以辨脾胃的虚实，所谓“实则阳明，虚则太阴”是也，并以此御邪防变，如“针足阳明”以断太阳之邪。

4. 向愈上从正反两方面说明存胃气的重要性

如《伤寒论》“知胃气尚在，必愈”（第332条）与“能食不呕，乃胃和则愈之兆（第270条）。这些是从正面讲述之，厥阴病篇之“除中”证是从反面说明胃气衰败与阴阳离决之关系。

可见上溯到《伤寒论》《金匮要略》的学术思想，仲景本人堪称中医脾胃学说的祖师。仲景之“保胃气、存津液”学说及临床运用，对脾胃学说的形成和发展起了重要作用。连师认为，进一步研究仲景学术思想，对于学习和掌握中医脾胃学说，提高临床疗效是非常必要的。

连师在治疗脾胃本脏腑病常用治疗法中有甘温建中法（小建中、黄芪建中、当归建中汤）、温中散寒法（理中汤、附子理中汤）、温阳摄血法（黄土汤）、清热止泻法（葛根黄芩黄连汤）、益气降逆法（旋覆代赭汤）等，遣方用药直接脱胎于仲景之《伤寒论》《金匮要略》。

（二）对李东垣系统脾胃学术思想之吸收与发挥

李东垣为“补土派”的创始人，晚期作品《脾胃论》较为系统地论述了脾胃疾病的病因、病机、治疗原则与方法、脾胃疾病之预防调护与保健等知识，主要阐发了“人以脾胃中元气为本”的观点。连师守“医中之王道”，对东垣之学说，烂熟于胸，并活用之，发展之，因此理解李东垣较为系统的脾胃学术思想和治则治法，是连师脾胃学术思想探源中极为重要的部分。

1. 对李东垣补中益气汤总结

理解李东垣补中益气汤及其加减是理解补中益气法运用的关键所在。按照《脾胃论》所云，在辨明内外伤基础上，“伤其内为不足，不足当温之”。治疗原则“唯当以辛甘温之剂，补其中而升其阳，甘寒以泻其火”。此原则立论依据出于《内经》“劳者温之，损者益之”。

（1）关于补中益气汤

主方补中益气汤由下列药物组成：黄芪（病甚劳役，热甚者一钱），炙甘草以上各五分，人参（去芦，有嗽去之）三分（以上三味，除湿热烦热之圣药也），当归身（酒焙干以和血脉）二分，橘皮（不去白以导气，又能益元，得诸甘药乃可，盖独用，泻脾胃）二分或三分，升麻（引胃气上腾，而复其本位。便是行春升之令）二分或三分，柴胡（引清气行少阳之气上升）二分或三分，白术（除胃中热，利腰脊（脐）间血）三分。本方要旨：①参、黄芪、炙甘草益气；白术健脾；当归和血；陈皮导气；升麻、柴胡升阳。合而用之，则补中益气，甘温除热。上药……都作一服，水二盏，煎至一盏，量气弱、气盛，临病斟酌水盏大小，去渣，食远稍热服，如伤之重者，不过二服而愈。若病日久者，从权立加减法治之。(《脾胃论·饮食劳倦所伤始为热中论》)

补中益气汤是甘温建中，益气升阳以泻“阴火”的代表方剂。方中黄芪、人参、炙甘草三味药，是甘温除大热的要药。脾胃一虚，肺气先绝，故用黄芪益卫气而固腠理，人参补益脾气，炙甘草以泻火热而助元气；白术甘温以健脾，当归辛温入血分以配参芪，气为血帅，血为气母，当归质润以济白术之燥，陈皮行气以反佐参、芪。升、柴二味味之薄者，一以升举下陷之清气以还于脾胃，一以升少阳生发之气以上煦心肺。方中主药应是参芪，而黄芪更是主药中的主药，但如不用升、柴，其升提之力便大为逊色。这就是本方组成的意义。以上是东垣补中益气汤原方剂量及用药自述，东垣原方取轻清上升之黄芪最多只用一钱，其余各二三分。

本方有二十四种加减法，可以治疗多种虚实相兼的疾病，如腹痛加芍药、炙甘草；如恶寒冷痛者加桂心；如能食而心下痞者加黄连；如大便秘塞不行者，煎成正药（指补中益气汤），先用一口调玄明粉五分至一钱，得行则止，此病不宜下，下之恐变凶证也。可见本方适应范围广，而东垣运用非常灵活。这种补气与行气的结合，使补而不壅，是互相促进的积极疗法。近年来不少药理实验证明，此方对子宫、胃肠、肛门的脱垂有显著提高张力的兴奋作用。尤其是气虚便秘，常被误诊为实证。屡用攻下，虽可获效一时，但时日稍久，脾胃中气受克伐，反致便秘益甚，症见头晕乏力，脘腹胀满，里急后重，欲便不畅，肠鸣转矢气，嗳气反胃等。用此方加减可收良效。李东垣活用补中益气法给后世树立了典范，在后面连师之病案中，处处可见。

东垣用药特点是药味多而用量轻，主次分明，立法严谨，很有可取之处。对于脾胃病，东垣还提倡食养，他说：“美食以助药力，益升浮之气而滋胃气。”若有积食，则主张控制饮食，“损其谷（使胃气得修养），此为妙法”。

然而东垣郑重指出：补中益气汤加减，是饮食、劳倦、喜怒不节，始病热中，则可用之。若未传为寒中，（阴盛生内寒，故为寒中）则不可用也。盖甘酸适足以益其病尔。如黄芪、人参、甘草、芍药、五味子之类是也。东垣所说的补中益气汤加减治疗的“内热”即《内经》所云“有所劳倦，形气衰少，谷气不盛，上焦不行，下脘不通，胃气热，热气熏胸中，故曰内热”。

（2）补中益气汤与《脾胃论》其他代表方之关系

东垣在补中益气汤的基础上进一步创制了“补脾胃泻阴火升阳汤”（令阳气升浮，阴火下降）“升阳益胃汤”（主要在升阳，阳气升则脾胃受益）“黄芪人参汤”（肺金为热所乘，当先助元气）“调中益气汤”（治嗜卧无力，不思饮食）“清暑益气汤”（治暑湿偏盛，元气亏虚）“升阳散火汤”（冷物抑遏阳气，火郁则发之）“清燥汤”（以清理湿热化燥的根源）“升阳除湿汤”（治泄泻无度，四肢困倦）“益胃汤”（方名益胃，旨在健脾）。

九个方证共同针对“倦怠嗜卧，四肢不收”之症。方名虽异，立方的原则没有离开“益气、泻火、升阳”，但每立一方有它的侧重面。如“清暑益气汤”“黄芪人参汤”“升阳散火汤”无不是以升为主，寓降于升之中，并且升阳的同时，还用陈皮、半夏、茯苓、泽泻以降浊阴之邪；补气的同时，也用当归、芍药、五味子、麦冬以兼顾阴血。可见东垣治“阴火”，又非纯用甘温之剂。

2. 对李东垣“阴火”理论总结

“阴火”理论系东垣首创，东垣所生活的年代兵荒马乱，民不聊生，发热性疾病普遍流行，医从外感着手，一般称为“阳火”。遣方用药，辛散苦泄。但通过临床观察，东垣认为病由饥疲，热从内发，这些火都由饮食劳倦、七情所伤而引起，乃机体本身自病，实属内伤而非外感。故提出“阴火”之名，与外感发热病证所产生的“阳火”，有着本质上的区别。特以纠正当时昧于病因，忽于病机，盲于治疗之失。

（1）“阴火”形成的因素

东垣引证《内经》“阴虚则生内热……有所劳倦，形气衰少，谷气不盛，上焦不行，下脘不通，胃气热，热气熏胸中，故内热”。细译经文，结合实践所得，认为“有所劳倦”言其因；“形衰气少”言其果；“谷气不盛”是致病因素的外部条件；“上焦不行，下脘不通”指病机，其症结所在属气机不利，郁遏不升，致“热气熏胸中”，是一种自觉的“内热”表现。东垣称这种“内热”为“阴火”，与“阳火”是相对而言的。他反复说明“外感六淫致病，属阳；饮食劳倦内伤为病，属阴”。阴火的形成因素，是“有所劳倦，形气衰少，谷气不盛”，与“其生于阴者，得之饮食居处，阴阳喜怒”（《素问·调经论》）有着内在联系。东垣借鉴古人，沿用“阴虚生内热”一词，实为“阴火”之本。

（2）“阴火”的发病机理

东垣认为“阴火”是内伤之火，《脾胃论》云：“若饮食不节，寒温不适，则脾胃乃伤；喜、怒、忧、愁，损耗精气。既脾胃气衰，元气不足，而心火独盛，心火者，阴火也，起于下焦，其系系于心，心不主令，相火代之，相火，下焦包络之火，元气之贼也。火与元气不两立，一胜则一负。脾胃气虚，则下流于肾，阴火得以乘土位。”此段文字，乃东垣阐述“阴火”形成的病因病机，是较难理解的。

今将核心部分归纳如下：一、饮食不节，寒温不适则脾胃乃伤是病因。二、脾胃气衰，元气不足，则阳气下降，心火独盛。心火者，阴火也，起于下焦，其系系于心，心不主令，相火代之，下焦包络之火，病则阴火上升是病机。三、相火元气之贼成壮火而食气。火与元气不两立，气升则火降，气降则火升是转归。

“阴火论”是东垣从《素问·调经论》中“阴虚则内热”之文引申而来，而“阴火”犹言“内热”。有时又作离位的“相火”解释。“心火者，阴火也”，此句是“插笔”，解释上文“心火独盛”的。意即这里所讲的心火，并不是指心经本身的阳气，而是下焦冲脉之火郁而上逆，仍属内热的阴火。起于下焦（肾），其系系于心，指肾与心在经络上的联系。《灵枢·经脉》云：“肾足少阴之脉……其直者，从肾上贯肝膈，入肺中，循喉咙，夹舌本，其支者，从肺出络心，注胸中。”又“足少阴之别……其别者，并经上走于心包下”“心不主令，相火代之”。源于王冰注《素问·天元纪大论》之“君火以明，相火以位”。包络之火，即冲脉之火，因为冲脉起于胞中，所以又称相火为“包络之火”。

东垣提出的“阴火”，无疑是一个病理学名词，后世见仁见智，特别是关于“火与元气不两立”纷争不已。因此，将《脾胃论》中对阴火的记载，做一简单的综合，以便进一步分析。

东垣提出：“火与元气不两立”。这是什么火？此火绝不是温养脾胃生长元气的“少火”。少火发源于命门，又名“肾阳”或“元阳”。这种火与元气是互相资生的。此火“秉位则有益，离位则有害”。因此，肝肾离位之火，东垣从阳外阴内的经义认为火自内生，名为“阴火”，即是“生气”的“少火”离根而变为食（蚀）气的“壮火”，既助心火上盛，又损脾胃元气。阴火越升，元气越陷，谷气下流（营养的精华不能上达），这是产生脾胃病的原因，又是产生脾胃病的结果。东垣认为这种“食气”的“壮火”是“元气之贼”，说明这种火，不戢将自焚，所以称元气之贼。“治当从阴引阳，先于地中升举阳气，次泻阴火，乃导气同精之法”。

（3）“阴火”表现的征象

“阴火”一词，在东垣主要著作《脾胃论》《内外伤辨惑论》《兰室秘藏》《医学发明》四书中共出现 43 处（内容重复者未计）。一般皆指心、肝、脾、肺、肾等内脏之火及五志所化、七情所伤、经脉所郁，皆由于饮食劳倦，喜怒忧恐，内伤脾胃，中气不足所引起的内伤发热，自然就是由“气虚”所致的“发热”了，也就是东垣所说的“阴火”。其症状表现虽是散在的，但也有其内部联系，它常以脾胃气虚和火热亢盛两大证候交错互见为特征。

阴火所表现的热象，常因人而异，有发热、恶热、烦渴、肌热如燎、扪之烙手，手足心热、倏热来去。虽热，其人宁静，舌淡口和，虽渴不多饮，二便无特殊，但应与“阴虚发热”“湿遏热伏”“阴盛格阳”“外感发热”等相鉴别。

（4）“阴火”反映出来的特殊证候

①气虚发热类白虎证

东垣指出：“故脾证始得，则气高而喘，身热而烦，其脉洪大而头痛，或渴不止，其皮肤不任风寒而生寒热。盖阴火上冲，则气高而喘，为烦热，为头痛，为渴，而脉洪。脾胃之气下流，使谷气不得升浮，是春生之令不行，则无阳以护其营卫，则不任风寒，乃生寒热，此皆脾胃之气不足所致也。”（《脾胃论·饮食劳倦所伤始为热中论》）主补中益气汤，益气升阳，甘温除热则自愈。更要说明的是，脾胃是元气生发之根本，又是内伏阴火的关键所在。补中益气汤健脾胃，升阳气，既是甘温除热法，又是气机调整法。或配合朱砂安神丸补益与泻阴火，调脾胃与养心神统一起来，“脾胃和则万化安”，这是东垣独特的见解。

②血虚发热类白虎证

东垣曰："如发热，恶热，烦躁，大渴不止，肌热不欲近衣，其脉洪大，按之无力者，或兼目痛、鼻干者，非白虎汤证也，此血虚发躁，当以黄芪一两，当归二钱，水煎服。"此证类似白虎证，但白虎证得之外感，实热内盛，故脉洪大而长，按之有力；此证得之内伤，血虚发热，脉必洪大无力，即《内经》所谓"脉虚血虚也"。黄芪是补气药，何以五倍于当归而云补血汤？盖有形之血生于无形之气，即《内经》"阳生阴长"之义（方见《内外伤辨惑论》)。阴火上升于脾胃，损伤胃中元气，火与元气不两立。因此，"身热而烦，其脉洪大而渴不止"虽很像白虎证所见，但探索病的实质，"皆脾胃之气不足所致"。

此外，湿温发热，多见于夏秋之交，面色淡黄，身重体痛，胸闷不饥，午后发热，状若阴虚，汗黏腻，热持续，便溏尿黄，苔白不渴，脉弦濡而滑，属湿遏热伏，治宜清宣温化，如三仁汤、甘露消毒丹之类。如果误认为阴火，予以甘温除热，则无异火上添油。更有真寒假热，表现为"下利清谷，里寒外热，手足厥寒（与手心烦热者异)，脉微欲绝（与脉大为劳，脉极虚为劳者异)，身反不恶寒（假热)，其人面色赤（戴阳）宜通脉四逆汤"。此与气虚发热的"阴火'除"末传寒中"的变化外，其实质是根本不同的。

这样可以将发热类疾病总结为外感和内伤两大类：外感发热有伤寒、风温、暑温、湿温；内伤有阳明胃热、气虚发热、血虚发热、阴虚发热。

“甘温除热法”多运用于“阳气者，烦劳则张”，阳气外浮而引起发热的一种病理变化。《灵枢·终始》云：“阴阳俱不足，补阳则阴竭，泻阴则阳脱，如是者可将以甘药，不可饮以至剂。”《素问·阴阳应象大论》指出“因其衰而彰之”“形不足者温之以气”。《素问·至真要大论》更明确提出“劳者温之，损者益之”，至东垣根据临床实践，融会贯通，《内外伤辨惑论》中的当归补血汤，《脾胃论》中的补中益气汤均属此类。

有人认为“阴火是寒”，是“血虚有火”“阴虚有火”“实火”等，都是值得商榷的。基于“阴火”的本质是气虚有火。气虚是主要矛盾方面，“阴火”是在气虚的基础上产生的；“阴火”的治法是以甘温建中、益气升阳为主。因此，认为“阴火是寒”是“血虚有火”等都非东垣“阴火”的本意。还有从东垣用黄连、黄芩、黄柏等泻火之剂治“阴火”而立论，认为“阴火”是实火，这种观点更是值得商榷的。虽然东垣在一些方剂中用少量芩、连之属，但常与甘温之剂同用，这是泻“阴火”为升发阳气创造条件。且多数情况下是以甘温为主，其略佐苦寒则是从权用之。故东垣云：“如见肾火旺及督、任、冲三脉盛，则用黄柏、知母、酒洗讫，火炒加之，若分量则临证斟酌，不可久服，恐助阴气而为害也。”

（5）脾胃气衰与“阴火”的关系

脾胃居于中焦，是升降运动的枢纽，升则上而至心肺，降则下而至肝肾，升降和调则体健无病。若脾胃因饮食、劳倦、情志所伤，则升降悖逆。脾气下陷则“阴火”上升而乘土位，东垣谓:“脾胃气虚，则下流于肾，阴火得以乘其土位。”“脾胃既为阴火所乘，谷气闭塞而下流。即清气不升，九窍为之不利，胃之一腑病，则十二经气皆不足也。”(《脾胃论·脾胃虚则九窍不通论》) 这说明脾胃气衰，元气不足，则“心火独炽，阴火乘其土位，便为内伤发热之病。阴火如何发生？是由于“脾胃水谷之气虚，郁而生热，便为阴火。阴火犹言内热，属于内伤病变。这些论述，反复说明了元气与“阴火”的矛盾，是升降失调，气虚下陷所致。从下面五脏和合图（图 1-1），更能看出脾胃气衰导致其他四脏系统失调最终形成“阴火”。

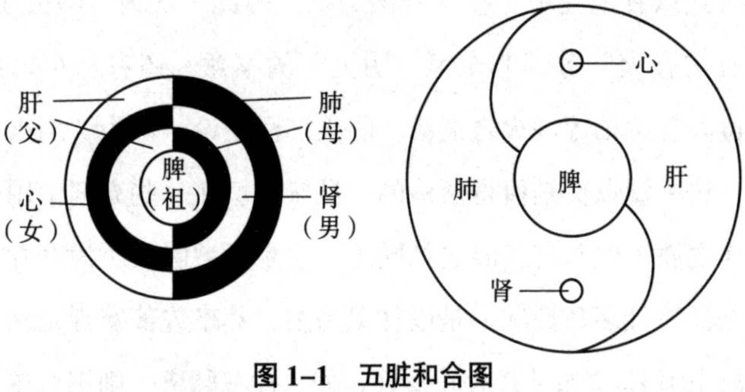

图 1-1　五脏和合图

3. 李东垣脾胃养生学思想总结

从体质角度看，李东垣是金元四大家中脾胃相对比较弱的一位。李氏著《脾胃论》已在晚年，照元遗山序文的年代推算，《脾胃论》成书于《内外伤辨惑论》之后。当时东垣年近七十，本已衰病交并，精力不济，因受昆仑范尊师的鼓励说:“精力衰竭，书成而死，不愈于无益而生乎？”所以继续著《脾胃论》，进一步阐发“人以脾胃中元气为本”的观点。故《脾胃论》中李氏以现身说法论述了一些养生的原则与方法，具体体现在安养心神调治脾胃论、脾胃将理法、摄养、远欲、省言箴等几个篇章。

（1）养生重养脾胃

李东垣重视脾胃调养是从自身得来的。《脾胃论》卷下调理脾胃经验一节云：“予病脾胃久衰，视听半失，此阴盛乘阳，加之气短精神不足，此由弦脉令虚，多言之过，皆阳气衰弱不得舒伸，伏匿于阴中耳。”正由于李氏后天不足，所以自己非常重视调养脾胃，主要体现在以下两个方面：

①安养心神调治脾胃

李氏认为七情易动阴火，阴火有损元气。《素问·灵兰秘典论》云：“心者，君主之官，神明出焉。”凡怒忿、悲、思、恐惧皆损元气。李氏精辟论述云：“夫阴火炽盛，由心生凝滞，七情不安故也。心脉者，神之舍。心君不宁，化而为火，火者，七神之贼也。故曰阴火太盛，经营之气不能颐养于神，乃脉病也。神无所养，津液不行，不能生血脉也。心之神，真气之别名也，得血则生，血生则脉旺。脉者，神之舍。若心生凝滞，七神（情）离形，而脉中唯有火矣。”强调安养心神与脾胃之关系，与现代疾病认识精神因素导致脾胃疾病相一致。同时李氏也进一步强调脾胃强则气血足，气血足则心神易安的道理“善治斯疾者，唯在调和脾胃。使心无凝滞，或生欢欣，或逢喜事，或天气暖和，居温和之处，或食滋味，或眼前见欲爱事，则慧然如无病矣。盖胃中元气得舒伸之故也”。养心安神重在调心，若身即脾胃不足而影响心，导致心乱而烦、烦闷不安的时候，李氏根据《内经》“热淫所胜，治以甘寒，以苦泄之”。常用补中益气汤配合朱砂安神丸养心安神，把益元气与泻阴火，调治脾胃与安养心神的治疗统一起来，是富有临床经验的方法。

②脾胃将理法

人以后天脾胃为本，“胃气壮则五脏六腑皆壮”，然终药补不如食补，故脾胃之将养尤为重要。东垣描述如下：

“白粥、粳米、绿豆、小豆、盐豉之类，皆淡渗利小便，且小便数不可更利，况大泻阳气，反行阴道。切禁湿面，如食之觉快，勿禁。”

“药中不可服泽泻、猪苓、茯苓、灯心、琥珀、通草、木通、滑石之类，皆行阴道而泻阳道也；如渴，如小便不利，或闭塞不通则服，得利勿再服。”

“忌大咸，助火邪而泻肾水真阴；及大辛味，蒜、韭、五辣、醋、大料物、官桂、干姜之类皆伤元气。”

“若服升沉之药，先一日将理，次日腹空服，服毕更宜将理十日；先三日尤甚，不然则反害也。”

“夫诸病四时用药之法，不问所病，或温或凉，或热或寒，如春时有疾，于所用药内加清凉风药；夏月有疾加大寒之药；秋月有疾加温气药；冬月有疾加大热之药，是不绝生化之源也。钱仲阳医小儿深得此理。《内经》曰：“必先岁气，毋伐天和，是为至治。又曰：无违时，无伐化。”又曰：“无伐生生之气。”皆此常道也。用药之法，若反其常道，而变生异证，则当从权施治。假令病患饮酒或过食寒，或过食热，皆可以增病。如此则以权衡应变治之。权变之药，岂可常用乎。”

东垣此处引用《内经》“必先岁气，毋伐天和，是为至治。又曰：无违时，无伐化”“无伐生生之气”。不仅为调护脾胃之所需，以为调节人之性情，治理国家方略之必需，一理而含摄诸理。

连师认为：仲景、东垣所在年代可能物质条件不丰富、营养状况差，脾胃病多见是比较容易理解的。另外，外感引起内伤，脾胃受到影响是常见的事。所以大家印象中似乎脾胃病更容易出现在古代，而忽视了现代人生活压力大，饮食不规律，使单独脾胃病、肝胃不和病、胆胃不和病、肝胆脾胃不和病较古代有过之无不及，故连师也非常强调养生重养脾胃。

③摄养

连师认为除了饮食过于肥腻、饮食偏食、饮食不规律容易引起脾胃病之外，饮食起居也极为重要。如下列语言可参：

“忌浴当风汗，当风须以手摩汗孔合，方许见风，必无中风中寒之疾。”

“遇卒风暴寒衣服不能御者，则宜争努周身之气以当之。气弱不能御者病。”

“如衣薄而气短，则添衣，于无风处居止。气尚短，则以沸汤一碗熏其口鼻，即不短也。”

“如衣厚于不通风处居止，而气短，则宜减衣摩汗孔合。于漫风处居止。”

“如久居高屋，或天寒阴湿所遏，令气短者亦如前法熏之。”

“如居周密小屋，或大热而处寒凉气短，则出就风日。凡气短，皆宜食滋味汤饮，令胃调和。”

“或大热能食而渴，喜寒饮，当从权以饮之，然不可耽嗜。如冬寒喜热物，亦依时暂食。”

“夜不安寝，衾厚热壅故也，当急去之，仍拭汗，或薄而不安，即加之，睡自稳也。饥而睡不安，则宜少食，饱而睡不安，则少行坐。”

“遇天气变更，风寒阴晦，宜预避之，大抵宜温暖，避风寒，省语，少劳逸为上。”

这些行住坐卧、穿衣吃饭等日常起居中出现的细节不可不知，连师每与减肥患者，多体贴到细微处，劝患者规律饮食，举例繁体字的“气”字、精气神的“精”字，很贴心地于细微处讲出大道理，很多患者深得其益。

④ 远欲

佛典《佛说四十二章经》开篇就言“离欲寂静是最为胜”强调“无乐之乐是为最乐”；老子《道德经》五千言以“至虚极，守静笃”为清净无为归根之法;《太上老君说常清静经》有“夫人神好清而心扰之，人心好静而欲牵之”之告诫，皆是从较大的范围论述远离五欲六尘之重要性，但五欲六尘中色欲为第一，故远欲是远离五欲六尘之关键。“争名于朝，争利于市”古今一如，无有终时，东垣对此亦留肺腑之言：

“名与身孰亲，身与货孰多？以隋侯之珠，弹千仞之雀，世必笑之，何取之轻而弃之重耶！”

“残躯六十有五，耳目半失于视听，百脉沸腾而烦心，身如众派漂流，瞑目则魂如浪去，神气衰于前日，饮食减于曩时，但应人事，病皆弥甚，以己之所有，岂止隋侯之珠哉！安于淡薄，少思寡欲，省语以养气，不妄作劳以养形，虚心以维神，寿夭得失，安之于数，得丧既轻，血气自然谐和，邪无所容，病安增剧？苟能持此，亦庶几于道，可谓得其真趣矣。”

东垣昔日之相貌，真心之言表，何不让后来者读之有“悲欣交集”感也。

连师诵持《金刚经》几十年如一日，门诊午餐结束，中间半小时默诵《心经》三遍，退休之后常持《药师经》，将作苍生大医精尽入世与淡然出世超然物外结合起来，每从患者情志不遂出发，规劝患者常能“遣其欲而心自静，澄其心而神自清”，对很多患者起到示范和鼓励作用。

⑤省言箴

“精气神”是人体内的“三宝”，“精”是基础，“气”是活力，“神”是主导。由气以生精，“气至则精随”，由精以生神，“精足则神旺”。所以说积气以生精，积精以全神，李东垣认为固气的方法之一在于“省言”，故作为规谏提出。临床每见老年妇人善于多言者，气阴两伤表现明显者，劝之以“省言”配合药物调理，常常达到更好效果。今原文参考如下：

“气乃神之祖，精乃气之子。气者精神之根蒂也。大矣哉，积气以成精，积精以全神，必清必静，御之以道，可以为天人矣。有道者能之，予何人哉，切宜省言而已。”

以上从四个方面论述，金元四大家之一的李东垣养生的总原则和具体方法，多为其自警之语，预防脾胃疾病之经验，多有肺腑之言，值得深思之，借鉴之。

连师认为，李东垣以内伤劳倦立论，创制了补中、调中、升阳益胃等法，创立和奠定了脾胃学说，功不唐捐。在脾胃本脏腑之常见治法中：益气升提法（代表方补中益气汤）、清暑益气法（代表方李氏清暑益气汤）、益气开窍法（代表方益气聪明汤）、甘温除热法（代表方补中益气汤）等多从李东垣方直接或间接化裁而来。连师结合现代人生活节奏偏快、快餐饮食、不规律饮食等，认为这些是现代意义上的“饮食劳倦”，并常和患者聊天，临床善于开导患者，劝导患者饮食以粗茶淡饭、清淡饮食为主等保养精神和脾胃的方法也是李东垣养生思想和方法的传承和发展。

（三）对以叶天士为代表的脾胃分治学说之吸收与发挥

1. 脾胃分治之开端

在李东垣以前，刘完素论脾胃之阴，分开胃阴脾阳之先河，“脾阳不运则不能推陈，胃阴不降则不能纳新”，是脾胃分治之开端。刘完素在治疗热性病的过程中，很注意顾护人的胃气，创立了三一承气汤，重用炙甘草以克服苦寒伤胃之弊。

在调脾胃中，凡脾胃湿气自甚，以温燥药祛其湿，如平胃散之类，脾胃干涸，直以寒润之药补阴泻阳，如麦门冬饮子之属。即所谓除湿润燥，而土气得其平。“胃中干涸烦渴者，急下之，以救胃气”。此仲景之法而完素得之。他反对当时流行的“当以温补脾胃令其土实”“或云脾为中州而当温者亦误也”（《金元四大家学术思想之研究》）。刘完素的中心思想是“五脏六腑、四肢百骸受气皆在脾胃，土湿润而已”（《素问玄机原病式·火类》）。食物经过胃的消磨腐熟，脾的吸收运化，才能发挥营养脏腑、肢骸、五官、九窍的作用，胃中既不可太湿，又不可过干，一定要保持润泽的程度，他把胃中润泽放到重要位置，揭示脾阳不运，则不能推陈，胃阴不降则不能纳新，“常令润泽”，则湿而不滥，“无使干涸”，则润而不枯。由此可以发现，东垣受刘完素启发健脾以升阳，是针对“湿气自甚”者。

2. 叶天士创胃阴学说使胃阴理论充分用于临床

清代叶天士特别强调养脾胃之阴，他创制的养胃汤和“土燥水竭，急以咸苦下之”，都是从脾胃论治的，可谓对脾胃学说的重大发展。叶氏明确提出“胃易燥”“胃为阳明之土，非阴不肯协和”的论点，并总结出导致胃阴不足的4种因素：①素体阴虚或年老津亏，复加外邪，温燥劫耗胃阴；②禀质肝火偏胜，因烦劳郁怒，五志过极，阳升火燥，燔灼胃津，或失血后阴伤生热；③五味偏胜，过食辛辣温热之品；④误用辛散劫阴，致燥热如火等。在胃阴不足的治法上，他创用了以下4种：①甘凉濡润法，如沙参、麦冬、石斛、天花粉、生地黄、玉竹；②甘缓益胃法，如扁豆、薏苡仁、山药、茯苓、莲肉；③酸甘敛阴法，如乌梅、五味子、木瓜、生甘草；④清养悦胃法，如荷叶、香豉、广皮、生麦芽等。此外，如芳香化浊法，药用佩兰、藿香、鸡内金等，对阴虚纳呆，苔浊不化，也是不可少的（叶天士《临证指南医案·脾胃》）。以上都是叶天士对脾胃学说的重大发挥。叶天士得刘完素启发，养胃以生津，是针对“干涸而气衰”者。而这些具体而微的方法，在连师的医案中常常有所体现。

连师生活在江南，即环太湖生态区，江苏、上海、浙江虽有地域差异，但环太湖流域地理气候环境相对相似，这也为连师学习和运用叶天士之相关学术思想和经验创造了条件，连师曾深研《临证指南医案》，潜心体会，用于临床，这些对学生学习江浙一带地方特色方药和治法意义非凡。

如连师之理脾养阴法与滋养胃阴法确实吸收了历代脾胃学说之精华而简单明了加以叙述。连师认为脾阴虚证的治疗首推张仲景。《伤寒论》247 条云：“趺阳脉浮而涩，浮则胃气强，涩则小便数，浮涩相搏，其脾为约，麻子仁丸主之。”方中以甘平的麻子仁为君药，滋养脾阴，润肠通便，即是开创了脾阴证治的先河。脾阴不足，则见纳食减少，时或腹胀，口干不欲饮，肌肉瘦削，神疲乏力，手足烦热，舌淡红，无苔或少苔。连师指出，当今临床脾阴虚证常被忽略，或与胃阴虚相混淆，或只注重脾阳、脾气的虚衰，采用滋养胃阴或温中健脾益气之法，往往不能应手而效。脾阴有别于胃阴，胃喜润恶燥，故可滋养，用麦冬、生地黄、石斛甘寒滋养胃阴；脾喜燥恶湿，故应平补，当宗《素问·刺法论》所云“欲令脾实……宜甘宜淡”之法，用甘淡甘平之药如人参、茯苓、山药、扁豆、薏苡仁、莲肉、芡实之品组药成方，常用参苓白术散去温燥之砂仁、升提之桔梗加减变化，并效法张锡纯重用山药以滋养脾阴。

滋养胃阴法，连师常选用甘寒凉润养阴之品如沙参、麦冬、玉竹、西枫斗、生地黄等组成方剂，临床以叶天士养胃方为代表。叶天士养胃方出自《临证指南医案》，方由沙参、麦冬、玉竹、石斛、扁豆、粳米、生甘草组成，功能滋阴养胃。连师认为此方系叶氏从《金匮要略》麦门冬汤化裁而来，常用以养胃阴、理虚劳、治肺病，主治胃阴亏虚而变生诸症。连师还认为，由于胃阴不足，可继发错综复杂的病理变化，常常涉及他脏同病。一是阴虚及气，气阴两伤，治当气阴双补，可加西洋参、太子参、山药等清补之品；二是胃阴不足，肝体失养，导致肝胃阴虚，且肝阴不足，燥热犯胃，又能伤及胃阴，故治当合用一贯煎以养肝阴、泄肝热；三是胃阴不足，伤及脾阴、脾气，而致脾胃气阴两伤，可加山药、生扁豆、大枣，以气阴双补；四是胃阴不足，土不生金，可致肺之气阴亏虚，可加南沙参、五味子、太子参、天花粉、冬桑叶、蜜炙枇杷叶等，肺胃同治。另外，连师强调甘寒养阴之品性多滋腻，故应同时配伍理气而不伤阴之品，如少量佛手、陈皮，以防滋腻碍胃；虚火灼胃，当以甘寒润燥之品，药味之选择，剂量之轻重，均需注意，以免苦寒伤胃。西枫斗一味，其味甘淡，性微寒，养胃生津之功极佳，但宜久煎，亦可代茶饮之。连师养胃阴之精细真得天士之旨趣。

（四）对先师岳美中脾胃病见解及治验之吸收与发展

连师师从著名中医学家岳美中先生，在吸收岳美中等近代医家脾胃病学经验的基础上加以发挥。如以资生丸为例，加以说明。

资生丸系明代缪希雍《先醒斋医学广笔记·卷之二》中健脾养胃之名方，岳美中先生认为本方为参苓白术散合健脾丸略加化裁而来。意取《易经》“至哉坤元，万物资生”而命名。方中以参、术、苓、草、炒扁豆、炒薏苡仁之甘温健脾阳，以芡、莲、山药之甘平滋脾阴，是扶阳多于护阴，用补脾元提脾气，并以陈皮、曲、楂、麦芽、砂、蔻仁、桔、藿调理脾胃，黄连清理脾胃，且用小量，是重在补而辅以调。

连师深得岳老医学之真传，善用资生丸调理脾胃，屡获奇效。连师尝云：“资生丸方中有补，四君、山药、扁豆、莲肉、芡实是也；有消，山楂、神曲、麦芽是也；有调，藿香、陈皮、砂仁、蔻仁、桔梗是也。补不足，损有余，兼调气机升降，以恢复脾胃运化之功能。”常用于脾胃虚弱兼有湿热之证，纳少便溏，乏力消瘦者。兼肝郁者，加白芍、当归以养血柔肝木；湿热重而泄泻甚者，加煨葛根、黄芩（即合仲景之葛根芩连汤），燥湿清热，厚肠止利；脾虚甚者，加黄芪增强健脾益气之力；湿甚者，加泽泻、车前子以淡渗利湿；湿阻气机，壅滞不畅，脘腹胀满者，加苏梗、木香以行气化湿；痰湿甚而泛恶，咳痰多者，加半夏（半夏合陈皮、茯苓、甘草即二陈汤）燥湿化痰，以杜生痰之源头等，大大丰富了资生丸的临床运用。

另外，连师在临床调理脾胃，注重认准病机、坚持守方，一方守用一周、两周，甚至一个月，是得益于岳美中先生之“治外感要有胆有识，治内伤要有方有守”，守方非常严谨，对青年中医临证守方有很大启发。

二、连师临床从脾胃论治方法研究

脾胃疾病是中医内科临床的常见病和多发病，中医对脾胃疾病的治疗具有独特的优势。连师治疗脾胃病，在辨证方法上，师从张仲景、李东垣、叶天士、岳美中等名家思想，尊古而不泥古；在遣方用药上，擅用经方，兼用时方，融会贯通而有创新。今总结连师从脾胃论治的常用方法和方剂，分为“从脾胃本脏腑治法”“从脾胃调治其他脏腑法”两部分论述。其中“从脾胃本脏腑治法”若按临床细分当有脾病为主、胃病为主、脾胃同病等三方面；“从脾胃调治其他脏腑法”主要体现在斡旋中焦与肺、心、肝、肾系统之间的关系，（图 1–1）为五脏和合图，更能体现脾胃为祖，五脏相生的和谐关系，显然肝胆脾胃之间特殊位置与关系，成为五脏六腑气机升降初入之主轴。这也是《金匮要略·脏腑经络先后病脉证》首提肝脾的原因所在。

（一）从脾胃本脏腑治法

脾与胃均位于中焦，同在膈之下，脏腑相为表里，经络相互络属，功能上主要体现在胃纳与脾化、脾升与胃降的不和谐上。“饮入于胃……五经（五脏之经脉）并行”之旨。故王纶说：“人之一身，脾胃为主。胃阳主气，脾阴主血，胃司受纳，脾司运化，一纳一运，化生精气，津液上升，糟粕下降。斯无病矣。”（《明医杂著·卷一》）脾胃本脏腑疾病细分为脾病为主、胃病为主、脾胃同病。从脾胃本脏腑治法是治疗脾胃病证最基本、最常见的方法。

脾为湿土，胃为燥土，脾湿胃燥，燥湿相得，意味着水谷进入胃肠，在一定温度和湿度下进行腐熟、消化，以利于吸收分布、转输和排泄。由于脾湿胃燥的特性，故对外界的燥湿之邪，感应最敏，燥归阳明，湿归太阴。燥热之邪伤胃，可形成结胸、便秘、肠燥、脾约之证；湿浊之邪害脾，可出现胸闷、脘痞、体倦、肢困等证。内伤杂病中，如脾胃阳虚则病湿，见纳呆、腹满、泄泻、痰饮、水肿等证；脾胃阴虚则病燥，见消谷、善饥、消瘅、噎膈、便难等证。东垣以温燥之剂治脾湿，天士以清润之剂治胃燥。(《临证指南医案·脾胃》)

连师继承了张仲景、李东垣、叶天士三家脾胃学说思想，认为脾胃本脏腑的治疗原则：凡能纳而不能化者，其治在脾；能化而不能纳者，其治在胃。虚者补之，实者泻之。热者清之，寒者温之。清气不升者，宜陷者举之；浊气不降者，宜降而和之；湿困脾胃者，或燥湿，或芳香，或淡渗，或温运而主之；气虚而统血无权者，宜补脾气以摄血；脾阴虚者，宜甘淡、甘平扶养之；胃阴不足，宜甘凉、甘寒柔润之。连师强调，临床治疗脾胃病不能以一法概论，各法不能截然分开。这些治法既是对古代医家脾胃病理论的继承，又是新的理论发展，对当今脾胃病的临床治疗具有重要的指导意义。

1. 以调补脾气为主

脾乃后天之本，气血生化之源。脾气虚弱，中气不足，则倦怠乏力，少气懒言，言语低微，饮食不香，面色无华，形体消瘦，便溏泄泻，舌淡苔白，右关脉象虚弱。连师指出，面色苍白无华者，则望而知之脾气虚弱，气血化生无源，不能上荣于面；少气懒言，言语低微，闻而知之中气不足，土不生金，肺气亦不足；四肢无力，则问而知之脾气虚衰，清阳不实四肢；右关脉来虚弱，则切而知之脾气虚弱。

（1）补脾益气法

脾气虚弱，治用补益脾气。常用人参、党参、太子参、炒白术、茯苓、炙甘草之类药物组成方剂，临床以四君子汤、五味异功散为代表方。

据连师考证，四君子汤出自《鸡峰普济方》，方由党参、茯苓、炒白术、炙甘草组成，具有益气健脾之功。方中人参（临床常用党参）甘苦温大补元气，益气健脾，为君药；脾虚不运则易生湿，而脾喜燥恶湿，故以苦甘温之白术健脾益气，燥湿和中，为臣药；茯苓甘淡平，健脾补中渗湿，为佐药；炙甘草甘温益气补中，为使药。药仅四味，然配伍精当，药性平和，体现了补脾益气之大法，不仅是补脾益气的基本方，也是补气的常用方。连师治疗脾气虚证，常以此方化裁。

四君子汤加陈皮为异功散，主治脾气虚弱之纳食减少，脘腹胀满等。气贵流通，本方之妙在于加入了一味陈皮，使补气之剂补而不滞，更好地发挥补气药的作用。

四君子汤加陈皮、半夏，为六君子汤，主治脾虚失运，痰湿内停所致的饮食不思，胸膈不利，呕吐腹泻或咳嗽痰多色白，舌苔白腻者。脾为生痰之源，脾虚则津液运化失常，停而聚湿生痰。方中四君子汤健脾益气，脾能健运则痰湿自化，更得陈皮理气化痰，半夏燥湿化痰，标本兼治，相得益彰。

六君子汤加木香、砂仁，为香砂六君子汤，主治脾胃气虚兼有痰、湿、寒、气所致的呕吐痞满，或脾胃虚弱的妊娠呕吐。连师在此方基础上，加以演化变通。如六君子汤加藿香、砂仁，治疗脾胃虚弱，中焦以痰湿盛为著，呕吐泄泻者；六君子汤加制香附、砂仁，治疗脾虚而以气滞为主，痞塞胀满者。三方虽同名“香砂六君子汤”，然治疗重点各异。

案1：中脘胀痛案

杨某，女，50岁，2013年5月8日初诊。

患者中脘胀痛，以入夜为甚，右脉缓，舌苔腻边暗，3年前于某医院行胃镜检查示胃窦中度慢性浅表性胃炎伴肠化，拟香砂六君子汤合丹参饮法：

处方：党参20g，炒白术10g，茯苓15g，炙甘草5g，陈皮6g，制半夏10g，煨木香6g，砂仁6g（杵，后入），丹参30g，降香片6g（后入），炒薏苡仁30g。14剂，每日1剂，水煎服。

学习体会：患者中脘胀痛，右脉缓，苔腻，知其脾胃虚弱，水湿不化，痰阻气滞，不通则痛，拟香砂六君子汤。以四君子汤益气健脾，半夏、陈皮、木香、砂仁行气化痰。患者又有舌边暗、脘痛以入夜为甚，为瘀血阻滞之征，予丹参饮活血化瘀。用丹参饮时，连师用降香换檀香。丹参饮用于血分病，瘀血胃痛，降香能入血分又能理气，但檀香虽理气却不活血。檀香入气分，偏上焦；降香入血分，入肝胃（主舌有瘀点，且比檀香价格便宜）。

（2）燥湿健脾法

案2：下肢水肿案

米某，女，40岁，2015年5月10日初诊。

患者于2014年11月3日在某医院体检，结果显示血脂偏高，谷丙转氨酶升高。患者双下肢水肿2年余，右关脉大，左脉缓，舌苔腻边有瘀点，拟胃苓汤法：

处方：制苍术12g，制川朴6g，陈皮10g，猪苓20g，茯苓20g，泽泻15g，桂枝6g，薏苡仁30g。21剂，每日1剂，水煎服。

学习体会：胃苓汤出自《丹溪心法》卷四，由平胃散合五苓散而成。五苓散具有温阳化气、利湿行水之功，用于膀胱气化不利，水湿内聚引起的小便不利，水肿腹胀，呕逆泄泻，渴不思饮。平胃散出自宋代《太平惠民和剂局方》，由苍术、厚朴、陈皮、甘草加姜枣组成，具有燥湿运脾、行气和胃之功效，主治湿滞脾胃。患者诉2年余每到夏天，即出现双下肢水肿，行尿常规、肾功能及双肾B超检查均无异常。右关脉大，左脉缓，舌苔腻边有瘀点，乃湿滞脾胃，水湿内聚而致双下肢水肿，故以胃苓汤燥湿运脾、温阳化气、利湿行水而治。

（3）益气升提法

益气升提法，是针对脾虚气陷病机而制定的法则。脾为阴土，主升；胃为阳土，主降，乃一身气机升降之枢纽，故《医门棒喝》指出："升降之机者，在乎脾胃之健运。"

案3：疝气案

陈某，男，62岁，2014年3月16日初诊。

诊得患者右关脉大有力，左关脉平，舌苔腻，有疝气，夜寐欠安，拟内经方，半夏秫米汤。

处方：制半夏15g，薏苡仁50g。14剂。

2014年3月30复诊：患者夜寐已较安，右关脉虚大，舌苔薄白边紫暗，拟补气法。

处方：党参30g，生黄芪30g，炒白术12g，炙甘草5g，陈皮6g，炒当归10g，升麻6g，葛根10g，荔枝核15g，橘核12g。14剂。

学习体会：初诊右关脉大而有力，右关属胃，结合舌苔腻，可知为胃中痰湿内停。胃不和则卧不安，故夜寐欠安。方选半夏秫米汤以薏苡仁代秫米，一来可和胃化湿，二来可治疗疝气。用前方后邪去正虚，故二诊夜寐已较安但右关脉虚大。此时主要解决疝气这一问题，结合脉象可知为中气下陷所致，故处方以补中益气汤为主，将柴胡换成葛根因右关脉虚大，左关脉不弦之故。患者舌苔薄白边紫暗，可知疝气已久，影响气血运行，则在处方中加入荔枝核、橘核，理气止痛。

案4：脱肛案

罗某，女，82岁，2014年4月3日二诊。

患者服药后（补中益气汤加减）脱肛已上收，然近日骨折，守上方，将当归改为炒当归12g，加三七粉3g吞服。

处方：太子参25g，生黄芪30g，炒白术12g，甘草5g，陈皮6g，炒当归12g，升麻6g，柴胡5g，炒枳壳10g，三七粉3g（吞服），丹参15g，仙鹤草30g。7剂，水煎服，每日1剂。

学习体会：患者原有脱肛症状，辨证为中气下陷，是脾胃气虚，清阳下陷，故见脱肛。连师拟补中益气汤升阳举陷，主方以四君子汤为本，健脾益气；清阳下陷，不宜用下渗的茯苓，而应用升提的黄芪、升麻、柴胡；补气要理气，故用陈皮、枳壳；气不足则血也不足，故用当归、丹参；因近日骨折，故加三七粉吞服，合丹参一起活血化瘀；患者年纪较大，加仙鹤草补虚强壮。

案5：子宫下垂案

蒋某，女，65岁，2014年4月21日初诊。

患者子宫下垂，时有脘胀，右关脉虚大，左关脉弦，舌苔薄质红。

处方：太子参30g，生黄芪30g，炒白术12g，炙甘草5g，陈皮6g，炒当归6g，升麻6g，柴胡6g，炒枳壳6g，仙鹤草30g，大枣15g。7剂，水煎服，日1剂。

学习体会：患者子宫下垂，时有脘胀，右关脉虚大，是脾胃气虚，中气下陷，脾虚运化无力，气机阻滞，故见脘胀，左关脉弦，拟补中益气汤升阳举陷。因舌质红，故用太子参补而不燥；入枳壳加强理气之力，加仙鹤草、大枣补虚。连师分析补中益气汤云：四君子汤为本；清阳下陷，不宜用下渗的茯苓，而应用升提的黄芪；补气要理气，故用陈皮；气不足则血也不足，故用当归；清阳下陷要升提，故用升麻、柴胡。

（4）健脾止泻法

案6：痛泻案

林某，女，73岁，2012年7月7日初诊。

患者近三四日有痛泻，日三行，左关脉弦，右脉缓，舌苔厚腻，拟痛泻要方。

处方：炒白术10g，炒白芍10g，炒陈皮6g，炒防风6g，淡吴茱萸2g，川黄连5g，焦神曲12g，煨木香6g，黄芩6g，茯苓15g，炙鸡内金10g，山药20g。14剂。

学习体会：患者痛泻，左关脉弦，右脉缓，乃土虚木乘，肝脾不和，脾运失常所致，治宜补脾柔肝，渗湿止泻，拟痛泻要方。合戊己丸疏肝理脾，清热和胃；加煨木香行气导滞，理气止痛（煨木香多用于腹泻、便溏）。

案7：久痛泻案

王某，女，73岁，2012年10月20日初诊。

患者痛泻，日三四行，左关脉弦，右脉缓，舌苔白腻，拟丹溪法。

处方：炒白术12g，炒白芍15g，炒陈皮6g，炒防风6g，煨木香6g，川黄连3g，淡吴茱萸3g，木瓜12g，茯苓15g，佛手片6g，焦神曲12g。14剂，水煎服，日1剂。

学习体会：本例患者左关脉弦，右脉缓，乃脾虚肝旺之痛泻。师用丹溪法：痛泻要方加左金丸化裁，临床辨证以脉左弦而右缓为要点。连师自拟之丹溪法小结：痛泻要方加吴茱萸、川黄连为左金丸（对脉弦、苔黄腻者黄连用5g，其他情况一般用3g，若脾胃脉大，量可大点。）；加焦神曲，拟越鞠丸意（宗丹溪法），主苔腻，且可解郁，又能和胃。若郁甚加麦芽。加黄芩（一般6g）可清肝、止泻，加木瓜则入肝脾，可调和肝脾。木瓜味酸，入肝，尚可止泻。如加车前子可平肝、止泻（利小便而实大便）。加苏叶可调畅气机、安神、芳香化寒湿。

案8：久痛泻案

楼某，男，25岁，2014年5月2日初诊。

患者大便溏，日一行，脉缓，舌苔黄腻尖红，拟局方参苓白术散主之。

处方：党参20g，炒白术12g，茯苓15g，甘草5g，陈皮6g，山药20g，扁豆12g，生薏苡仁15g，熟薏苡仁15g，砂仁6g（杵，后入），桔梗5g，芡实12g，煨木香6g，川黄连2g。14剂。

学习体会：患者大便溏，脉缓，苔腻，是脾虚湿盛之证，脾胃虚弱，纳运乏力，水谷不化，清浊不分，故见大便溏。故拟局方参苓白术散法补中气，渗湿浊，行气滞，使脾气健运，湿邪得去。本方在四君子汤的基础上加了山药、扁豆、薏苡仁、砂仁、桔梗，既可治疗脾虚湿盛，又体现“培土生金”。《古今医鉴》中所载参苓白术散，较局方多陈皮一味，适用于脾胃气虚兼有湿阻气滞者。入芡实可补脾止泻；因舌苔黄腻尖红，用煨木香、川黄连组成香连丸，清热化湿，行气止泻。

（5）健脾止带法

案 9：带下案

马某，女，40 岁，2013 年 1 月 13 日初诊。

患者带下量多色白，右关脉略虚大，左关脉小弦，舌苔薄白，拟傅氏法。

处方：山药 30g，炒白术 30g，苍术 12g，太子参 15g，炒白芍 15g，荆芥炭 6g，柴胡 3g，车前子 10g（包），炙甘草 5g，陈皮 5g。28 剂。

2013 年 3 月 17 日复诊：带下量多，左胁不适，左关脉小弦，右脉缓，舌苔薄白，拟傅氏法。

处方：守 2013 年 1 月 13 日方，苍术改为 10g。28 剂。

学习体会：连师将带下病分为以下三型。一是脾虚肝郁：完带汤。完带汤可补脾疏肝，化湿止带，主带下由脾虚肝郁，带脉失约，湿浊下注所致。本方寓补于散，寄消于升，培土抑木，肝脾同治。二是湿热：易黄汤。易黄汤主肾虚湿热带下，故带下色黄，黏稠腥秽。三是脾虚：参苓白术散。参苓白术散是在四君子汤的基础上加味而成，兼有渗湿行气保肺之效，治疗脾虚湿盛所致带下为宜。

本案患者右关脉略虚大，左关脉小弦，带下色白，苔薄白，为脾虚肝郁，与完带汤不谋而合。连师曰有肝郁（左关弦）者用柴芍，无肝郁则不用。

（6）补中益气法（举益气清暑、益气敛汗、益气摄血、益气活血四法）

案10：暑湿案（益气清暑法）

黄某，女，25岁，2014年7月22日初诊。

患者1个月前时有腹痛泄泻，近2周偶有腹胀，纳食、睡眠可，经健脾化湿治疗后，症状缓解。现近暑期，天气炎热，患者时常感头昏重伴乏力，动则汗出，舌质红，舌根略腻，右关脉略虚大。中医辨证属于元气不足，暑湿内蕴。拟健脾化湿，益气解暑，以李东垣清暑益气汤加减。

处方：太子参20g，生黄芪25g，炒白术10g，炙甘草5g，陈皮6g，炒当归10g，升麻6g，煨葛根10g，麦冬10g，五味子5g，制苍术6g，川黄柏5g，焦神曲12g，广藿香10g，泽泻10g。21剂，每日1剂，水煎400mL，分早晚两次餐后温服。

2014年8月10日复诊：患者脘胀已消失，大便已成形，然偶有中暑，右关脉略虚大，舌红，舌根略腻，仍守李氏法。

处方：太子参20g，生黄芪25g，炒白术10g，炙甘草5g，陈皮6g，炒当归10g，升麻6g，煨葛根10g，麦冬10g，五味子5g，制苍术6g，川黄柏5g，焦神曲12g，广藿香10g，泽泻10g。14剂，每日1剂，水煎400mL，分早晚两次餐后温服。

学习体会：李氏清暑益气汤亦从补中益气汤化裁而来。对应病证皆由饮食劳倦，损其脾胃，乘天暑而病作也，若长夏湿土客邪大旺，可从权加苍术、白术、泽泻，上下分消其湿热之气也。湿气内盛，主食不消化，故食减，不知谷味，加炒曲以消之。复加五味子、麦门冬、人参，泻火益肺气，助秋损也，此三伏中长夏正旺之时药也。

此方当与王孟英氏之清暑益气汤相鉴别，王氏清暑益气汤见于《温热经纬》卷中。因本方有清暑热、益元气之功。王孟英说："暑伤气阴，以清暑热而益元气，无不应手而效。方药由西洋参5g，石斛15g，麦冬9g，黄连3g，竹叶6g，荷梗6g，知母6g，甘草3g，粳米15g，西瓜翠衣30g组成。王氏方更重在清暑热、补元气，适用于体倦少气，口渴汗多，脉虚数。南方或暑热、伤津更明显时用之。李氏清暑益气汤更侧重健脾胃，补元气清湿热，其健运之功过之，清暑之力不足，更适合于虚人暑湿类疾病。连师改党参为太子参概以取两者之长，考虑夏季使用党参偏于温热，或患者气阴虚表现明显者，每见连师夏季用补中益气汤往往合用生脉散，概多考虑夏季暑热耗气伤津。

案11：自汗案（益气敛汗法）

朱某，男，10岁，2014年2月7日初诊。

诊得患者右关脉虚大，舌红苔薄，有自汗、盗汗，拟李氏法。

处方：太子参15g，生黄芪15g，炒白术6g，炙甘草5g，陈皮3g，当归6g，升麻5g，柴胡3g，糯稻根15g，大枣15g。21剂。

学习体会：患儿有自汗、盗汗，又诊得右关脉虚大，舌红为有热之象，是为气虚发热，气虚腠理不固，阴液外泄则自汗，拟李氏补中益气汤，以甘温除热。东垣以“阴火”立论，提出“盖温能除大热，大忌苦寒之药泻胃土耳”。加甘平之糯稻根固表止汗，退虚热，大枣加强补中益气之功。

案 12：小便隐血案（益气摄血法）

王某，女，41 岁，2014 年 2 月 20 初诊。

患者实验室检查示小便潜血（+），经水淋漓不净，右关脉虚大，舌苔薄白，拟李氏法。

处方：党参 30g，生黄芪 30g，炒白术 12g，炙甘草 6g，陈皮 6g，当归炭 6g，升麻 6g，煨葛根 6g，仙鹤草 20g，大枣 20g，山药 30g，芡实 15g。15 剂。

学习体会：患者小便潜血（+），经水淋漓不净，右关脉虚大，是脾虚无以摄血，拟李氏补中益气法。大枣益气健脾养血，使气血生化有源；升麻协同参、芪升举清阳，仙鹤草收敛止血，可达止血之功；加之补中益气汤健益脾气，可恢复脾的统血功能以止小便隐血。因患者无左关脉弦，为肝木平和，故去柴胡，用葛根升提阳明胃气。

案 13：中风案（益气活血法）

张某，女，60 岁，2012 年 11 月 20 日初诊。

患者患高血压 3 年余，现左手足活动欠利，夜不安寐，脉缓无力，舌苔薄白，舌歪斜有瘀点，拟王氏法。

处方：生黄芪 100g，当归 10g，赤芍 6g，川芎 3g，桃仁 3g，红花 3g，广地龙 5g，丹参 15g。21 剂。

学习体会：本证属中风之气虚血瘀证，乃中风后正气亏虚，气虚血滞，瘀阻脉络所致。师选用王清任的补阳还五汤化裁，此方是治疗中风后遗症的代表方。本方特点是重用补气药与少量活血药相配伍，意在气旺而血行，祛瘀以通络，标本兼顾。

本案以气虚为本，血瘀为标，重用生黄芪，补益元气，意在气旺血行以治本，祛瘀络通以治标。丹参助活血养血，清心安神。在活血药的剂量使用上，总结连师用法如下。丹参：补血用 12g，活血用 15 ～ 20g；红花：补血用 3g，活血用 6g；当归：补血用 6g，活血用 10 ～ 12g。

（7）益元气泻阴火法

案 14：口腔溃疡案

陈某，女，47 岁，2013 年 11 月 29 日初诊。

患者口腔溃疡，倦怠乏力，带下多，色黄，脉缓，舌苔薄腻，舌尖红，拟局方主之。

处方：太子参 20g，炒白术 12g，茯苓 15g，生甘草 5g，陈皮 6g，山药 30g，炒扁豆 12g，炒薏苡仁 30g，砂仁 6g（杵，后入），桔梗 5g，芡实 15g，川黄柏 5g。21 剂，水煎服，日 1 剂。

学习体会：由脉缓、倦怠乏力可知本证以脾胃气虚为主。脾胃气虚，虚火上炎则口腔溃疡；脾虚湿盛，湿郁化热而下注，故带下多、色黄。舌苔薄腻、舌尖红亦主湿热。方选参苓白术散加减，参则选用太子参以其补气但不助热，用生甘草取其清热解毒之功。上为治本之法，再加芡实补脾止带，川黄柏清下焦湿热。本案含参苓白术散健脾益元气合封髓丹补土伏火之意。

案15：口腔溃疡伴腹泻案

徐某，男，45岁，2015年7月2日初诊。

患者体质一般，现近暑期，半月来患者时常感乏力，食少腹胀，大便溏，偶腹泻，口腔溃疡，诊得右关脉虚大，舌红，苔根部略腻，治拟健脾化湿，补元气，泻阴火。李氏补中益气汤加减。

处方：党参20g，生黄芪25g，炒白术12g，炙甘草5g，陈皮6g，当归炭6g，升麻6g，煨葛根10g，砂仁6g（杵，后入），焦神曲12g。7剂，每日1剂，水煎400mL，分早晚两次餐后温服。

2015年7月10日复诊：患者脘胀已消失，大便已成形，口腔溃疡也好转，右关脉略虚大，舌红，苔根部略腻，拟守李氏法再进7剂。

学习体会：此案连师主要靠脉诊即患者右关脉虚大来遣方用药，上焦有火，患者却无发热，故不能以“甘温除大热”论之。本案不属于内伤发热。故患者之口腔溃疡只能从“阴火论”探讨，“阴火论”是东垣从《素问·调经论》中“阴虚则内热”之文引申而来，而“阴火”犹言“内热”。有时又作离位的“相火”解释。

东垣所论之“阴火”，系由于饮食、劳倦失于调节致伤脾胃，脾胃中元气下陷所导致肾肝的相火离位，上乘脾胃，干扰心包，所以谓之阴火；手足厥阴经脉上下相连，故又称“包络之火”。连师曰：此属于“阴火”，用煨葛根升阳止泻，合砂仁醒脾胃，对口腔溃疡效果特别好，亦含有封髓丹之意。

总结连师治疗急慢性口腔溃疡的经验，不管是外感还是内伤引起，从实火和虚火两端辨证是比较常用的：如血热引起的实热火毒，清热凉血解毒为治疗大法，连师的二丹四物汤较之生四物汤凉血活血力更胜，赤小豆、金银花等物加强解毒之功；肝气郁结化火也属临床常见，如《内经》病机十九条之“诸逆冲上，皆属于火”，结合具体病案连师认为肝郁化火者居多。虚火有肾阴虚火旺者，代表方为六味地黄汤，天王补心丹为心气阴、心阴血俱不足；“阴火”比较特殊，在元气不足的基础上又有相火妄动之象，常见于一些慢性口腔溃疡，正如东垣所说“火与元气不两立”。

案16：甘温除热案

邬某，女，28岁，2013年1月30日初诊。

患者自2012年11月份起发热，自汗出，脘胀，右关脉虚大，重按则弱，左脉缓，舌苔薄腻边有瘀点，拟李氏法。

处方：太子参25g，生黄芪25g，炒白术10g，炙甘草5g，陈皮6g，当归10g，升麻6g，葛根10g，丹参20g，川芎6g。20剂。

学习体会：患者发热自汗2月余，右关脉虚大，重按则弱，是脾气虚的征象。因脾虚，脾失健运，水谷难化，故脘胀、舌苔薄腻；因气虚，卫外不固，汗孔开合失司，故自汗。《脾胃论》载：

“脾胃气虚，则下流于肾，阴火得以乘其土位”，故而气虚发热，“唯当以辛温之剂，补其中而升其阳，甘寒以泻火则愈矣”，拟补中益气汤加减。患者左脉缓，因其左关脉不弦，连师用葛根而去柴胡。患者舌边瘀点，故加味丹参、川芎，寒温并用，活血行气。

2. 以温补脾阳为主

本法应用于脾阳不足、食入不化、大便稀溏、腹泻、甚则下利完谷不化，或寒从内生而恶寒，脘胀疼痛，喜温喜按，脉沉迟，舌苔白滑润等。常用方剂如附子理中汤等。在发病机制上，气虚和阳虚是有其内在联系的，一般来说，轻者为气虚，重者为阳虚，故有气虚之甚则阳虚之说。也可以说，“气虚乃阳虚之渐，阳虚乃气虚之甚”。必须注意的是，气虚未必阳虚，而阳虚者其气必虚。气虚和阳虚的鉴别，可用一句话来说明，就是“阳虚者必生寒”。因此，有无寒象——恶寒和脉迟，是二者的鉴别点。

在用药上，补气药的药性大都是甘温的，而温阳药则大都是苦温大热或温燥之品。甘温药如黄芪、党参；苦温乃至温燥药，则如附片、肉桂、干姜等；气虚而阳未虚者，不可用温阳药，若用之不仅不能补气，反能伤气，《内经》所谓“壮火食气”亦与此有关。若阳虚者，则在温阳药之外，再加入补气药，相得益彰，这是因为“阳虚者其气必虚”之故。

（1）温阳益气法

案17：胸腹痛案

黄某，男，20岁，2012年7月29日初诊。

患者胸痛，大便日四五行，右胁腹有隐痛，脉沉，拟理中人参汤加味。

处方：党参20g，炒白术15g，炮姜6g，炙甘草5g，肉桂3g，茯苓15g。7剂，水煎服，日1剂。

学习体会：患者脾胃虚寒，寒性收引，主痛，因而右胁腹隐痛；上焦阳气不足，阴寒之邪上乘，胸中之气痹阻不通发为胸痛；脾主运化升清，胃主受纳降浊，今脾胃虚寒，纳运升降失常，水谷下趋而泄泻；脉沉为阳气虚，不能鼓动于外之象。故拟理中人参汤加味温中祛寒，补气健脾，寒去痛止，脾健泻停。

（2）温阳摄血法

案18：胸腹痛案

钟某，男，40岁，2013年4月2日初诊。

患者于2009年5月份因十二指肠球部溃疡伴出血行胃大部分切除术，后反复因“鞍部溃疡伴出血”住院治疗，迄今已出血6次，均为黑便及呕血，右脉沉，左关脉小弦，左尺脉略虚浮，舌苔薄腻，舌质略红，拟仲师黄土汤出入。

处方：赤石脂20g（包），生地黄炭20g，制附子6g（先煎），炒白术12g，阿胶珠12g，黄芩炭10g，炙甘草6g，当归炭6g，炒白芍12g，仙鹤草20g，大枣20g。14剂。

学习体会：脾统血，肝藏血，患者近4年内6次呕血、黑便，右脉沉，左关脉小弦，知其脾阳不足，统摄无权，肝不藏血，肝失所养。又因左尺脉略虚浮，知其肾阴亦亏，虚阳鼓动于外。此属脾不统血、肝不藏血，肾阴亦亏，故拟仲师黄土汤出入。《神农本草经》记载赤石脂“主肠澼脓血，阴蚀下血赤白”，陈修园云其“每用此方，以赤石脂一斤，代黄土如神”。故连师用黄土汤时，以赤石脂代替灶心黄土。失血者必有血虚，加炒白芍补脾养血柔肝，炒白芍偏补脾，生白芍偏平肝，本方脾虚甚于肝郁，故用炒者。当归炭补血调血，又取炒炭收涩性以止血。仙鹤草止血补虚，大枣健脾养心安神。

（3）温阳化水法

案 19：肛周皮下组织水肿案

王某，男，40 岁，2015 年 8 月 13 日初诊。

患者肛周皮下组织水肿，但自觉不适，脉缓，舌苔薄腻，再守方出入，用温阳化水法。

处方：党参 20g，白术 12g，茯苓 15g，炙甘草 3g，陈皮 6g，生薏苡仁 20g，熟薏苡仁 20g，山药 20g，炒扁豆 12g，炒砂仁 6g，桔梗 5g，芡实 12g，桂枝 6g，炒当归 10g。7 剂，每日 1 剂，水煎服。

学习体会：患者右下腹疼痛，伴肛周皮下组织水肿，初诊时在某医师处予薏苡附子败酱散方未愈，今到连师处就诊，结合脉证认为是寒湿所致，故在参苓白术散健脾胃扶正的同时，予苓桂术甘汤主之，温阳化水。肛周皮下组织水肿，无流脓现象，故取赤小豆当归散之一部分，温润活血以助水消。

3. 以理脾养阴为主

理脾养阴法，是针对脾阴亏虚的病机而制定的法则。导致脾阴虚证的病因颇多，如饮食偏嗜，汗吐下利，湿热燥邪，忧思伤脾，五脏虚损等，皆可引起脾阴虚证。连师认为，脾阴虚证的治疗首推张仲景。《伤寒论》247条云："趺阳脉浮而涩，浮则胃气强，涩则小便数，浮涩相搏，其脾为约，麻子仁丸主之。"方中以甘平的麻子仁为君药，滋养脾阴，润肠通便，即是开创了脾阴证治的先河。

脾阴不足，则见纳食减少，时或腹胀，口干不欲饮，肌肉消瘦，神疲乏力，手足烦热，舌淡红，无苔或少苔。连师指出，当今临床脾阴虚证常被忽视，或与胃阴虚相混淆，或只注重脾阳、脾气的虚衰，采用滋养胃阴或温中健脾益气之法，往往不能应手而效。脾阴有别于胃阴。胃喜润恶燥，故可滋养，用麦冬、生地黄、石斛甘寒滋养胃阴；脾喜燥恶湿，故应平补，当宗《素问·刺法论》所云"欲令脾实，宜甘宜淡"之法，用甘淡、甘平之法如人参、茯苓、山药、扁豆、薏苡仁、莲肉、芡实之品组药成方，常用参苓白术散去温燥之砂仁、升提之桔梗加减变化，并效法张锡纯重用山药，以滋养脾阴。

案20：便秘案

缪某，女，11岁，2012年7月3初诊。

患者纳食佳，大便一周一行，小溲多，右关脉大，左关脉弦，舌苔黄腻，舌边红，拟麻子仁丸出入。

处方：制川朴5g，炒枳壳6g，制大黄5g，杏仁10g，火麻仁12g（研碎），炒白芍10g，当归5g，生地黄10g，麦冬10g。

7剂。

学习体会：本案患者纳食佳，小溲多，左关脉弦，右关脉大，其大便秘结病机为肠胃燥热、脾津不足，当选仲景麻子仁丸以润肠泄热，行气通便。又因患者舌质红，属阴血亦不足，故又配当归、生地黄，合四物汤意，使下不伤正，润不滋腻。

案21：便秘案

刘某，女，26岁，2014年2月21日初诊。

患者大便干结，小溲多，右关脉大，舌干，舌尖红，拟仲师法。

处方：制大黄6g，制川朴6g，炒枳壳6g，炒白芍12g，杏仁10g，火麻仁15g（研），当归10g，丹参15g。7剂。

2014年2月28日复诊：大便隔二天一行，身上起荨麻疹瘙痒，右关脉大，左关脉弦，舌干，舌尖红，再守方合四物汤主之。

处方：制大黄6g，制川朴6g，炒枳壳6g，炒白芍12g，杏仁10g，火麻仁15g（研），当归10g，丹参15g，生地黄20g，川芎5g。7剂。

学习体会：患者大便干结，右关脉大，舌干，舌尖红是肠燥津亏之证。方选麻子仁丸以润肠泄热行气。方中大黄攻下泄热，厚朴、枳壳下气，推动大便排出，芍药可养阴血，火麻仁补脾润肠，杏仁降气润肠。此外，加当归，以加强养阴血、润肠的作用，丹参凉血；复诊时出现荨麻疹瘙痒，为血虚生风，“治风先治血”，故在前方基础上合四物汤。

4. 以和胃为主

（1）养胃阴法

案22：胃阴不足案

吴某，男，76岁，2014年4月25日初诊。

患者舌尖红而裂，疼痛，不能辨口味，左关脉弦，右寸关脉大，拟养阴法。

处方：北沙参15g，麦冬20g，生地黄20g，玉竹15g，枸杞子12g，上等鲜铁皮石斛12g，生白芍20g，生甘草6g。21剂，水煎服，日1剂。

学习体会：患者舌尖红而裂，又不能辨口味，是胃阴损伤证，胃阴虚弱，拟益胃汤益胃养阴生津；并有疼痛现象，左关脉弦，右寸关脉大，连师加芍药甘草汤调和肝脾，缓急止痛。枸杞子养肝滋肾，石斛能入胃、肾经，可助益胃汤益胃生津，滋阴清热。

《成方便读》云："阳明主津液，胃者五脏六腑之海。凡人之常气，皆禀于胃，胃中津液一枯，则脏腑皆失其润泽。故以一派甘寒润泽之品，使之饮入胃中，以复其阴，自然输精于脾，脾气散精，上输于肺，通调水道，下输膀胱，五经并行，津自生而形自复耳。"

（2）消食和胃法

案23：胃肠积滞案

李某，男，40岁，2013年1月22日初诊。

患者有脂肪肝，胃纳佳，寐可，大小便无殊，右关脉大，左关脉弦，舌边红，苔薄腻，此属土壅木郁，拟保和丸加味。

处方：制半夏 10g，陈皮 10g，茯苓 15g，焦山楂 12g，焦神曲 12g，炒莱菔子 12g，炒大麦芽 15g，连翘 12g，炒当归 10g，赤芍 12g，广郁金 10g，丹参 20g。14 剂。

学习体会：保和丸、资生丸，都主胃纳佳而饮食过多导致的肥胖、高血脂、脂肪肝等问题。然保和丸主实证，资生丸主久病、脾胃虚者。此患者右关脉大、左关脉弦，可知为土壅木郁之实证，拟保和丸加味治之。患者右关脉大，左关脉弦，舌边红可知其土壅木郁，且郁而化热，故加郁金、丹参、赤芍清热凉血，配当归共奏活血之功。连师曰：若左关脉不弦，用保和丸时则去连翘，因连翘有清肝热之功用，故本方不可去之。

（3）清泻胃肠法

案 24：热痢案

周某，女，58 岁，2014 年 7 月 25 日初诊。

患者近 1 周来因外感引起腹痛、腹泻，日二行，便后肛周有灼热感，睡眠可，小便可，右关脉大，舌苔黄腻，拟仲景法。西医诊断：急性肠炎？中医诊断：泄泻。证型：太阳阳明合病兼大肠湿热。拟清热坚阴，理气止痛，敛肠止泻。予葛根黄芩黄连汤加减。

处方：煨葛根 12g，黄芩 10g，川黄连 5g，生甘草 5g，煨木香 6g，焦神曲 12g，焦山楂 12g，砂仁 6g（杵，后入）。7 剂，每日1剂，水煎400mL，分早晚两次餐后温服。

2014年8月2日复诊：腹痛、泄泻基本痊愈，舌苔黄腻，右关脉大，守方主之。

处方：煨葛根12g，黄芩10g，川黄连5g，生甘草5g，煨木香6g，焦神曲12g，焦山楂12g，砂仁6g（杵，后入）。7剂，每日1剂，水煎400mL，分早晚两次餐后温服。

学习体会：葛根芩连汤是《伤寒论》太阳阳明合病（太阳之邪内陷阳明入肠化热）典型代表方。主治表证未解，邪热入里。症见身热，下利臭秽，胸脘烦热，口干作渴，喘而汗出，舌红苔黄，脉数或促等。方药组成：葛根30g，黄连5g，黄芩20g，炙甘草5g，其中葛根的剂量要大。

《汉方简义》云："本方以甘平之葛根，能散阳邪，兼能起阴气者，用至半斤，且先煮之，奉以为君。更以甘平之甘草，能缓中，以解风热之搏结；苦平之黄芩，能疗胃中热，且以清肺止喘；苦寒之黄连，取其形之生成相连属，而名之曰连者，以清其自胃及小肠与大肠三腑，亦生成相连属者之热。得胃调肠厚，以止其利，更清心以止汗。且三物平配，胥听令于既入胃又解肌、既散阳又起阴之葛根，不但误入阳明之腑邪二解，而太阳之经邪亦解。立方者圣乎而至于神矣！"

本方运用于现代疾病中之急性肠炎、细菌性痢疾、肠伤寒、胃肠型感冒等证属阳明里热甚者。对于小儿热性痢疾或外感兼宿食化热性痢疾效如桴鼓。案中连师之加减法尤为精细，其变葛根、木香为煨葛根、煨木香加强止泻之功，加焦神曲12g，焦山楂 12g 健胃消食，砂仁芳香醒脾，理气和胃，尤适合脾胃偏弱而外感之协热利及小儿急性热痢。故消食和胃不失为治疗小儿诸病之基本法则，笔者临床用之深得其益。

5. 脾胃同调

脾胃同病是临床常见病之一，脾病运化失常，久而影响胃纳；胃病腐纳失常，久而影响脾运。脾胃受纳、腐熟能力下降，导致寒湿化热或湿热停滞。

（1）甘温建中法

案 25：虚劳案

邱某，男，28 岁，2015 年 8 月 13 日初诊。

患者脐下隐隐作痛，得按则舒，纳少，脉缓，舌苔薄白，舌质偏红，拟黄芪建中汤。

处方：生黄芪 30g，桂枝 10g，炒白芍 20g，炙甘草 6g，大枣 20g，太子参 20g，茯苓 10g，陈皮 6g，鲜生姜 3 片自备。7 剂，每日 1 剂，水煎服。

学习体会：患者表现的是虚寒痛，方拟黄芪建中汤，黄芪为君药补气，桂枝通阳气，炒白芍健脾益阴血；生姜、大枣温胃补脾，合而升中焦之气以行津液，调营卫。太子参气阴双补，茯苓健脾渗湿，陈皮理气，补气而防壅。诸药合用，共具温中补虚、和里缓急之功。整首方精巧灵验。方中芍药之剂量大于桂枝，取桂枝汤倍芍药，即有合芍药甘草汤以缓急止痛之意。因中药店中无饴糖，故未能用之。

案26：虚劳案

余某，男，34岁，2013年5月19日初诊。

患者矢气多，大便欠畅，右关脉虚大，左关脉弦，舌苔薄腻，此升清降浊失司也。

处方：党参20g，生黄芪20g，炒白术12g，炙甘草5g，陈皮6g，当归10g，升麻6g，柴胡6g，炒枳壳10g，制川朴6g。14剂。

学习体会：患者矢气多，大便欠畅，左关脉弦，知其气机不畅；右关脉虚大，苔薄腻，为脾不升清，胃不降浊。脾胃为气机升降的枢纽，治应恢复气机升降之职，拟补中益气汤升脾气以降胃气，升降相因，气机得畅。加枳壳、川朴下气除满，使升中有降。此案寓消于补之中，应对气机不利，气机壅滞，脾虚腹胀者非常合拍。案中少量柴胡配枳壳助气机升降，即又合四逆散之意。

（2）清化湿热法

案27：皮肤红斑案

吴某，男，41岁，2012年8月18日初诊。

患者1个月来四肢皮肤现出红斑，时隐时现，右脉大，舌苔黄腻，平素纳食多，小溲黄，考虑中焦湿热治之。

处方：制苍术12g，制川朴6g，陈皮10g，生甘草3g，黄芩10g，川黄连5g，猪苓15g，茯苓15g，泽泻15g，车前子12g

（包），薏苡仁 30g，焦山楂 12g，焦神曲 12g。21 剂。

学习体会：患者平素纳食多，伤及脾胃，脾胃内伤，水湿内生，湿郁化热，热灼津液，故而右脉大、苔黄腻、小溲黄。湿热之邪，郁于阳明，从肌肉发出则为红斑，故治从中焦湿热。以平胃散燥湿运脾、行气和胃为基础方，加芩、连清热燥湿，猪苓、茯苓、泽泻、车前子、薏苡仁渗利水湿，焦山楂、焦神曲消食化积。

案 28：湿热下注案

鲁某，女，76 岁，2013 年 5 月 5 日初诊。

患者近来双膝以下又发肿痒，左关脉弦，右关脉大，舌苔根部黄腻，从湿热下注论治。

处方：苍术 12g，黄柏 10g，川牛膝 12g，生薏苡仁 40g，当归 10g，赤芍 15g，茯苓 15g，车前子 15g（包），泽泻 15g，丹参 20g。7 剂。

学习体会：患者左关脉弦，右关脉大，舌苔根部黄腻，知其下焦湿热，湿热下注而致双膝以下肿痒，治以四妙丸。黄柏性沉降，长于清下焦湿热；苍术长于健脾燥湿；牛膝引药下行；薏苡仁淡渗利湿，舒筋缓急，共达清热利湿、舒筋壮骨之效。加当归、赤芍、丹参凉血活血；车前子、泽泻、茯苓助四妙丸清利湿热。车前子与泽泻应用辨析：车前子清肝、肺热。肝火旺时用之，并有清肺中痰热的作用，作用部位偏上、下焦，治疗高血压效佳。泽泻不清肝，偏于祛湿，作用部位偏于下焦。车前草与车前子辨析：车前草偏清热利湿，主长疮流脓，解毒之力胜；车前子则偏于利尿清肝，解毒作用不胜。

（二）从脾胃调治其他脏腑法

脾胃为后天之本，位居中焦，乃气血生化之源、气机升降之枢纽，与其他脏腑关系密切。《素问·玉机真脏论》云："五脏者，皆禀气于胃。"书中又云："夫子言脾为孤脏……中央土以灌四傍。"所以脾胃有病，不但会导致自身功能失调，而且往往也导致其他脏腑功能失调，发生种种病证。正如李东垣所言："百病皆由脾胃衰而生。"如脾与肺失调之培土生金法；胆与胃同病湿热之分消走泄法；肝与脾不调之培土柔木土法；脾肾阳虚之温补脾肾法；心脾两虚之补脾养心法等。

连师认为，人体是一个有机的整体，调整脾胃不仅可以治疗本脏腑疾病，而且还可治疗其他脏腑病证。正如《金匮要略》所云"见肝之病，知肝传脾，当先实脾"是仲景首创的从脾治肝的法则。张景岳云："善治肝者，能调五脏，即所以治脾胃也，能治脾胃，使食进胃强，即所以安五脏也。"此论深中肯綮。在临床实践中，连师从调理脾胃入手，治疗其他脏腑病证，收到良好效果。从脾胃调治其他脏腑之法，也是连师脾胃病学术思想的一个重要组成部分。

1. 培土生金法

案 29：咳嗽案

郭某，男，26 岁，2013 年 4 月 1 日初诊。

诊得患者脉缓，舌苔薄质偏红，便溏，咳嗽经久，拟培土生金法。

处方：太子参 20g，炒白术 10g，茯苓 12g，炙甘草 5g，陈皮 6g，山药 30g，扁豆 12g，炒薏苡仁 30g，砂仁 6g（杵，后入），桔梗 5g，芡实 15g，大枣 20g，仙鹤草 20g。14 剂。

学习体会：患者脉缓，便溏，知为脾虚湿盛，而咳嗽日久，土不生金，致肺气虚衰，本案乃肺脾两虚证。脾为一身气血生化之源，且脾为肺母，虚则补其母，故虽为肺脾两虚证，从脾论治，拟参苓白术散加减益气健脾，渗湿止泻，培土生金。

2. 培土柔木法

案 30：便干口苦案

韩某，男，68 岁，2015 年 8 月 9 日初诊。

患者大便偏干，口苦，右关脉虚大，左关脉弦，舌苔腻，尖红。守方出入。

处方：党参 25g，生黄芪 25g，炒白术 12g，炙甘草 5g，陈皮 6g，炒当归 10g，升麻 6g，柴胡 5g，赤芍 12g，炒白芍 12g，茯苓 15g，制半夏 10g，丹参 20g，生薏苡仁 15g，熟薏苡仁 15g，炒枳壳 10g。7 剂，每日 1 剂，水煎服。

学习体会：左关脉弦乃肝有变故，肝居胁下，肝气郁结，化而为火，肝火中扰则胆汁上溢故口苦，右关脉虚大乃脾弱，胃肠蠕动无力，故大便偏干难解。故方拟补中益气汤合逍遥散，补气健脾，疏肝解郁。生白芍偏于平肝，赤芍用于血瘀、血热，二者合用则平肝清热。本案药味不多，但有补中益气汤、逍遥散、六君子汤、四逆散等四张方剂，其中要妙需细品。

案31：胃癌术后便血案

胡某，男，47岁，2015年3月22日初诊。

患者胃癌术后4个月，现大便色黑，兼有痔疮出血，右关脉虚大，左关脉弦，舌苔薄白，拟李氏法出入。

处方：太子参25g，生黄芪30g，炒白术12g，炙甘草5g，陈皮6g，当归炭6g，升麻6g，柴胡6g，炒白芍12g，茯苓15g，生薏苡仁15g，熟薏苡仁15g，猪苓20g，仙鹤草30g，大枣20g。21剂。

学习体会：培土柔木汤乃连师在补中益气汤基础上加炒白芍、茯苓而成，实乃补中益气汤合逍遥散化裁而来。因脾虚易致气虚，进而气虚肝郁，故合逍遥散疏泄肝胆之气。肝胆互为表里，其气相通，均主甲木春气，肝主疏泄，但肝胆在升发疏泄的功能上是共同作用的。李东垣在《脾胃论》中云："胆者，少阳春升之气，春气生则万化安。故胆气春生，则余脏从之。"方中柴胡配芍药柔肝作用强，若胃痛者则合甘草成芍药甘草汤以缓急止痛。茯苓合太子参、炒白术、炙甘草为四君子汤健脾益气。全方共奏补脾柔肝之功。

3. 柔木培土法

案32：脘胀案

凌某，男，60岁，2013年10月10日初诊。

患者脘胀，嗳气，矢气，左关脉弦，右脉缓，舌苔薄，拟调和法。

处方：柴胡 5g，炒当归 6g，炒白芍 12g，炒白术 10g，茯苓 15g，炙甘草 5g，薄荷 5g，陈皮 6g，制香附 6g，广郁金 10g，太子参 15g，佛手片 6g，焦神曲 12g。7 剂。

2013 年 11 月 21 日复诊：脘胀嗳气已瘥，左脉已缓，右关脉虚大，舌苔薄，中有裂纹，拟补气法。

处方：太子参 20g，生黄芪 25g，炒白术 10g，炙甘草 5g，当归炭 6g，陈皮 6g，升麻 6g，柴胡 5g，仙鹤草 20g，大枣 15g。7 剂。

学习体会：左关脉弦，右脉缓，肝失疏泄而脾气虚弱，选用逍遥散加味。加佛手片、陈皮、香附、郁金疏肝行气。有脘胀，嗳气，矢气，可知肝气犯胃，用焦神曲消酒食，太子参补气养胃。加入太子参有五味异功散之意。

二诊时左脉已缓，右关脉虚大，可知此时以脾胃气虚为主。苔有裂纹为中气虚弱的表现。故选用补中益气汤为主方，加入仙鹤草、大枣可治疗脱力劳伤，对于脾虚之人恰到好处。本案先柔肝疏肝再调补脾胃，以疏肝为主，故曰柔木补土法。

4. 补脾养心法

案 33：停经案

章某，女，41 岁，2012 年 10 月 6 日初诊。

患者 2012 年 7 月 17 日经行，至今未再行。诊得脉缓，面色萎黄，乏力，夜寐欠安，舌苔薄，根部腻，拟归脾汤法。

处方：党参30g，生黄芪30g，白术10g，生甘草6g，当归炭6g，茯苓15g，炙远志6g，炒枣仁15g，煨木香6g，大枣15g，姜半夏12g，生薏苡仁15g，熟薏苡仁15g，砂仁6g（杵，后入），肉桂5g，野生灵芝20g。14剂。

学习体会：患者停经2月余，面黄、乏力、睡眠质量差，乃心脾气血两虚所致。师用归脾汤化裁以健脾养心，补益气血。脾主信，月经古称月信、信水。当脾不守信（不按时吃饭），则经水亦乱。因此师主用归脾汤补脾气，养心神。舌苔根部腻，加用姜半夏、薏苡仁化湿；脾气虚脉缓加用熟薏苡仁、灵芝健脾。

5. 温补脾肾法

案34：五更泻案

方某，女，49岁，2012年11月10日复诊。

患者晨泻。原本停经14个月，服上方后月事即按月畅行，晨泻即瘥。然近半月来又出现晨泻，两尺脉沉，舌苔薄腻，再守四神四君法。

处方：补骨脂12g，五味子6g，淡吴茱萸6g，煨肉豆蔻6g，党参20g，炒白术12g，茯苓15g，炙甘草5g，山药30g，炙鸡内金10g，芡实15g，炮姜炭6g，大枣15g，肉桂5g。21剂。

学习体会：本证当属脾肾阳虚之五更泻。尺脉沉乃肾阳不足，阳虚阴寒重，师在四神丸温肾固涩、四君子汤健脾扶正的基础上再加上山药20～30g，芡实12～15g（此两味组成神仙粥，乃敦煌石窟出土之方），可补脾肾，兼有纳气归肾作用。取少量肉桂者（3～5g为益），引火归原，炮姜炭温脾止泻，治疗火不生土证。

6. 清胆和胃法

案35：嗜睡案

盛某，男，13岁，2012年7月16日初诊。

患者时有早搏，嗜睡，左关脉弦，右关脉大，舌苔薄白腻，舌尖红，拟温胆法。

处方：制半夏12g，陈皮6g，茯苓20g，炙甘草6g，炒枳壳10g，竹茹10g，川黄连5g，广郁金10g，丹参20g，远志6g，石菖蒲3g，荷叶12g。14剂。

学习体会：患者左关脉弦，右关脉大，舌尖红，苔薄白腻，知其肝胆失疏，气郁生痰，痰浊内扰，蒙蔽清窍发为嗜睡；痰郁化火，内扰于心，痹阻心脉，发为早搏。治以温胆汤加减，清利肝胆湿热，加郁金、丹参清心热（舌尖红），远志、石菖蒲化痰开窍（嗜睡）。

案36：失眠案

沈某，女，77岁，2012年11月6日初诊。

患者于今年5月25日起突发脑梗死，高血压3级（极高危组），现彻夜不眠，心烦，左关脉弦，右关脉大，舌苔黄腻，边有朱点，拟温胆汤法。

处方：竹沥半夏12g，陈皮10g，茯苓15g，生甘草5g，炒枳壳12g，竹茹12g，胆南星10g，薏苡仁30g，丹参30g，广郁金12g，川黄连3g，黄芩6g，制大黄6g。7剂。

2012年11月17日复诊：患者现夜能安寐四五个小时，右侧手足胀痛，右关脉大，左关脉弦，舌苔薄腻、边上紫气均减退，再守方出入，守上方加桃仁6g，地鳖虫6g。14剂

学习体会：患者初诊左关脉弦、右关脉大，心烦不眠，胆怯易惊，舌红苔腻，乃胆郁痰扰，胆欲其宁谧，为邪所扰，导致心神不宁、胃中不和。师在温胆汤原方的基础上，加用郁金、黄连、黄芩清热除烦；薏苡仁清热利湿；丹参、大黄活血祛瘀，且大黄可使瘀热下行。

复诊患者睡眠质量已大为改善，气血瘀滞也较前减轻。师在前方上又加入桃仁、地鳖虫，合大黄为仲景下瘀血汤，以加大活血化瘀的力量。

小结：失眠一证病因众多，本证失眠由瘀引起，瘀非一日可致，治疗上应遵循久病从瘀论治的原则。

案37：咳嗽胸痛案（胆胃肺同调）

庞某，男，27岁，2013年10月25日初诊。

患者前纵隔精原细胞瘤化疗、放疗已7个月，现咳嗽，胸痛，左关脉弦，右关脉大，舌苔薄腻，舌尖红，其形丰，拟清化痰热法。

处方：芦根30g，薏苡仁40g，杏仁12g，冬瓜子15g，桃

仁 10g，竹沥半夏 10g，陈皮 6g，茯苓 15g，生甘草 6g，炒枳壳 10g，竹茹 10g，广郁金 15g，白花蛇舌草 30g，半枝莲 30g，丹参 20g，当归 10g，赤芍 15g。28 剂。

学习体会：处方以温胆汤合千金苇茎汤，左关脉弦，右关脉大，舌苔薄腻，舌尖红，知其胆郁痰扰，用温胆汤；又伴有咳嗽，则有痰热扰肺，加用千金苇茎汤（连师用此方加杏仁降肺气）。另外，阻滞气机则胸痛，加用郁金。而白花蛇舌草、半枝莲则是抗肿瘤药对，肿瘤患者往往多瘀多虚，故用丹参、当归、赤芍活血、养血、凉血。

7. 肝胃同治法

案 38：阴道出血案

朱某，女，25 岁，2013 年 5 月 21 日初诊。

患者产后已半月，阴道有少许出血，色暗，左关脉小弦，右脉缓，舌苔薄腻边红，拟归芍异功汤出入。

处方：当归炭 6g，赤芍 12g，炒白芍 12g，太子参 15g，炒白术 10g，茯苓 15g，炙甘草 5g，陈皮 6g，川芎 5g，生地黄炭 15g。14 剂。

学习体会：患者产子半月余，阴道仍少许出血，可见患者产后失血，虽左关脉小弦，右脉缓，其弦为虚弦，是肝血不足的表现，故不用逍遥散。血虚日久而致血瘀，又有脾虚不运，水湿内生而苔腻，拟归芍异功汤出入。当归炭、生地黄炭滋阴补血又化瘀止血。因本案患者舌苔腻而不甚，故不用半夏，舍归芍六君汤而取归芍异功汤。

案 39：脘胀案

李某，女，44 岁，2012 年 10 月 27 日初诊。

患者近来脘胀，右脉缓，左关脉虚弦，舌苔薄腻，尖有朱点，拟归芍六君法。

处方：党参 20g，炒白术 10g，茯苓 15g，炙甘草 3g，陈皮 6g，制半夏 10g，炒当归 10g，赤芍 10g，炒白芍 10g，丹参 15g，制香附 6g，广郁金 10g，佛手片 6g。14 剂。

学习体会：本案选用归芍六君子汤，主治肝血虚而土弱（气血虚、脾虚甚），脉更虚了，但是脉反而不太弦。此证不用柴胡，恐其劫肝阴。归芍六君子汤小结：苔腻，右关脉缓弱无力，属于脾虚夹湿，六君子汤主之。左关脉虚弦提示肝血虚，予归、芍养肝血；脘胁隐痛不是肝气郁结，是血不养肝，故不用逍遥散。舌有朱点，属于血分有郁热，故加丹参、制香附、广郁金、佛手等理气活血凉血。

8. 滋补胃肾法

案 40：剥苔案

韩某，男，62 岁，2012 年 11 月 24 日初诊。

诊得患者两尺脉虚浮大，舌苔薄，中部剥脱，腰酸，头部有红斑，拟补肾水以退虚热。

处方：生地黄 25g，山药 30g，山茱萸 12g，牡丹皮 10g，茯苓 10g，泽泻 10g，上等鲜铁皮石斛 12g，枸杞子 15g。14 剂。

学习体会：患者尺脉虚浮，舌苔中部剥脱，乃肾中真水不足，真阴亏虚。阴不敛阳，则虚阳浮越，头部现红斑。师用六味地黄填补真阴不足以退虚热，兼以石斛、枸杞子滋阴益精。此法是治疗肝肾阴虚的基础方，根据兼夹症不同，随症加减。虚火上炎、头晕耳鸣者，加知母、黄柏、玄参；兼虚烦劳热、咳嗽盗汗者，加麦冬、五味子。

9. 疑难杂病久病转治脾胃法

案 41：肿瘤升白案

王某，女，46 岁，2010 年 10 月 21 日。

患者行肿瘤化疗已 5 个疗程，右关脉虚大，左关脉弦，舌苔黄腻，边有齿痕，现白细胞降低，拟李氏法出入。

处方：太子参 20g，生黄芪 20g，炒白术 10g，炙甘草 5g，陈皮 6g，炒当归 10g，升麻 6g，柴胡 5g，炒白芍 12g，茯苓 15g，广郁金 10g，制半夏 10g，炒薏苡仁 30g，白花蛇舌草 30g，半枝莲 30g。21 剂。

2013 年 3 月 17 日复诊：白细胞已升至 5.7×10^9/L，右关脉虚大，左关脉虚弦，舌苔浊黄腻，再守方出入。处方：守 2010 年 10 月 21 日方，加制川朴 6g，川黄连 2g。21 剂。

学习体会：白细胞减少者，连师用补中益气汤，因补气能生血。肝藏血，脾统血，肝脾得养，血自得生。患者左关脉弦，右关脉虚大，舌边有齿痕，脾虚肝木旺，治以补土柔木，以补中益气汤益气健脾生血，炒白芍、郁金补土柔木。因患者苔黄腻，以茯苓、薏苡仁、半夏渗湿燥湿。后因舌苔浊黄腻，续加厚朴、川黄连，以增行气燥湿之力。薏苡仁、白花蛇舌草、半枝莲俱为抗肿瘤药。有热（如肝火旺、热毒重、脉弦大、口很苦），加白花蛇舌草、半枝莲清热解毒。有湿（舌苔腻），加猪苓、薏苡仁利湿排毒。（舌红少苔，阴伤者不用）

10. 四肢清窍病转调脾胃法

案 42：脑转耳鸣案

姜某，女，74 岁，2010 年 12 月 5 日初诊。

患者耳鸣，尿频，夜梦多。诊得右关脉虚大，左关脉虚弦，舌苔薄腻，拟益其脾气，柔其肝木。

处方：太子参 25g，生黄芪 25g，炒白术 10g，炙甘草 5g，炒陈皮 6g，炒当归 10g，升麻 6g，柴胡 5g，炒白芍 15g，茯苓 15g，制半夏 10g，北秫米 20g（包），丹参 20g。14 剂。水煎服，日 1 剂，分两次温服。

2010 年 12 月 18 日二诊：耳鸣减，夜梦已少，精神好转，右关脉虚大，左关脉虚弦，舌苔薄腻，边有瘀点，拟再守方治之。上方将炒白术改为 12g。14 剂，水煎服，日 1 剂，分两次温服。

2011 年 1 月 8 日三诊：诊得右关脉虚大，左关脉弦，舌苔薄腻，尖有瘀点，耳鸣、眠差诸症好转，守方治之。守 2010 年 12

月5日方，将制半夏改为6g。14剂，水煎服，日1剂，分两次温服。

学习体会：本案为老年患者，年岁已高，耳鸣从肾肝论治多为常例，而连师处方以补中益气汤为主，重视气血辨证，暗合《灵枢·海论》“髓海不足，则脑转耳鸣，胫酸眩冒”补气涩精之理。主方中参、芪、术之甘温于升浮药内，使上升于阳分，而运行气血，通利九窍，诚如东垣之论“且饮食入胃，先行阳道，阳气升浮……升者，充塞头顶，则九窍通利也”；加白芍、茯苓即合逍遥散，再合半夏秫米汤兼治其肝血不足、胃气不和、眠差多梦等，疗效颇佳。

案43：鼻衄案

黄某，女，59岁，2011年1月27日初诊。

患者鼻衄，右关脉虚大，舌苔薄白，拟李氏法补气摄血。守上方14剂。水煎服，日1剂，分两次温服。

处方：太子参25g，生黄芪25g，炒白术10g，炙甘草5g，炒陈皮6g，炒当归10g，升麻6g，柴胡5g，仙鹤草30g，大枣25g。14剂，水煎服，日1剂，分两次温服。

2011年3月17日复诊：鼻衄已止，右关脉虚大，舌苔薄白，再守方治之。

学习体会：鼻属肺系，本案为肺系疾病。“头为诸阳之会”“高颠之上唯风可及”，鼻衄出血多属于风热之证，唯《伤寒论》红汗之麻黄汤证属寒另当别论，然其属于偶然出血，且衄量少而脉实有力。今连师“观其脉证、知犯何逆”，以脉虚大符合内伤虚劳病机，除外浮数、浮紧属风热、风寒之脉而明辨外感内伤。右关脉虚大乃脾胃后天虚衰之征，治疗暗合东垣“元气不足则阴火盛”“元气升则阴火降”的道理，主方加大枣补气血，仙鹤草益气收敛止血。连师认为，若有肺热尚可加黄芩炭合当归炭加强止血之功，鼻部山根发青者主肝郁，当合养血柔肝之品如逍遥散等，临床另开一门，值得效法。

案44：大便秘涩不畅案

孙某，男，66岁，2011年12月18日初诊。

患者2009年2月行胆囊结石切除手术，现大便不畅，用泻药方行，右关脉虚大，左关脉虚弦，舌苔薄腻，拟李氏法调其升降。

处方：党参20g，生黄芪25g，炒白术12g，炙甘草5g，陈皮6g，当归10g，升麻6g，柴胡5g，炒白芍12g，茯苓12g，炒枳壳10g，制川朴6g，桃仁6g。14剂。

学习体会：本案患者2年前有胆结石切除手术病史。“现大便不畅，用泻药方行”，暗含予泻药方行后大便仍复归不畅之征，此用泻药仅求其标。连师以“右关脉虚大，左关脉虚弦”提示本病病机为中气虚弱，肝脾不调，以“舌苔薄腻”提示腑气不畅，湿浊食滞，故拟“塞因塞用”法为根本治法，方中兼用逍遥法加炒白芍、茯苓柔肝健脾，加炒枳壳、制川朴、桃仁，为厚朴三物汤变枳实为炒枳壳，大黄为桃仁，使理气通腑之力适中不致太过，桃仁活血润肠通便与病证甚合。本案虽未复诊，然连师从脾胃辨证用药之法度可见一斑，故录于此。

总之，诚如《中藏经》云：“胃者，人之根本也，胃气壮，则五脏六腑皆壮。”重视后天脾胃是先生中医治疗观中尤为突出的特点，其病案中不乏九窍疾病发于“元气不足、清阳不布”之实际案例者，寓“清阳出于胃气”之理，活用补益脾胃之法，使胃气强健，阳气升举，中焦脾胃本气归其原位，“胃者，十二经之源，水谷之海也，平则万化安，病则万化危”，九窍已在其中矣。

以目前44例为法，其中脾胃本脏腑病治疗15法，15法中主要以调补脾气为主者7法，主要以温补脾阳为主者3法，以和胃为主者3法，脾胃同调为主者2法；从脾胃论治其他脏腑10法，仅为连师临床常用方法之体现，更多的病案有待以后挖掘。在抽取病案时，参照《临证指南医案》之收录法，以能真实反映先生门诊诊疗特点为主，突出其法之灵活性，而未着重选多次就诊，疗效特别显著者，即完善疗效确凿病历。

其中以调补脾气为主7法中，连师常用方如四君子汤、六君子汤、香砂六君子汤、参苓白术散、痛泻要方、完带汤等皆有体现；补中益气汤活用四法即益气清暑、益气收汗、益气摄血、益气活血法，为连师圆机活法、加减进退精微之表现，连师为方剂之师，当之无愧；益元气泻阴火甘温除热法，临床运用灵活者较少，一般实火、虚火比较容易掌握，关于阴火之理论及运用，连师给学生很多启迪。

从脾胃调治其他脏腑疾病10法，体现了《内经》《难经》以脾胃为中主思想到李东垣“人以脾胃元气为本”之一脉相承和灵活运用关系，这种思想渊源于《内经》五行生克制化的理论，《难经》进一步阐明其证治。“其病，腹胀满，食不消，体重节痛，怠惰嗜卧，四肢不收，有是者脾也，无是者非也。”（《难经·十六难》）这是平脉辨证的典型记述，至今仍为临床医家所重视。一损损于皮毛，皮聚而毛落；二损损于血脉，血脉虚少，不能营于五脏六腑；三损损于肌肉，肌肉消瘦，饮食不能为肌肤；四损损于筋，筋缓不能自收持；五损损于骨，骨痿不能起于床”。此内损疾病的病情证候，描写得非常准确。特别是以脾胃为核心的治损之法是值得研究的，如“损其肺者益其气；损其心者，调其营卫；损其脾者，调其饮食，适其寒温；损其肝者，缓其中；损其肾者，益其精”“上下俱损，当健其中”。可见健脾胃，助消化，执中央以运四旁，此乃治而不治，不治而治之真谛。

连师认为脾胃有病，应该考虑到心、肺、肝、肾的有余不足，或补或泻，应抓住脾胃这个重点，并通过调理脾胃法治疗心、肺、肝、肾，“胃气壮则五脏六腑皆壮”“胃气一败则百药难施”。其中疑难杂病久病转治脾胃法等对今天之肿瘤等重大疾病经中西医长期治疗，脾胃大伤，生存质量严重下降者意义极大。

连师治疗脾胃病遣方用药特点：脾胃病辨证尤其精细；遣方用药极其精简；从脾胃调治其他脏腑法极其灵活多样（四肢清窍

及肿瘤）；扶正为主，祛邪为辅，扶正与祛邪分寸把握灵活。

本人通过学习收获最大的是从哲学层面理解了脾胃在五脏中的重要位置；了解了脾胃病学形成与发展脉络；“阴火”问题及临床运用；脾阴虚与胃阴虚之区别；脾胃养生理论及方法。

三、连师临证经验采菁

（一）痤疮治验

痤疮是一种毛囊皮脂腺慢性炎症性皮肤疾病，又称“青春痘”“粉刺”或“面疮”，好发于男女青春期之面部及胸背部。其起病为初起在毛囊口呈现小米粒大小红色丘疹，亦可演变为脓疱，此后可形成硬结样白头粉刺、黑头粉刺，严重病例可形成硬结性囊肿。痤疮常突然发作，其皮损大小不一，形状不一，常伴有皮脂溢出。病程缠绵，青春期过后，多数可自然减轻，妇女多伴月经不调。西医学认为，本病与皮脂分泌过多、毛囊口过度角化、痤疮丙酸杆菌增殖、过度的免疫反应，以及锌、硒缺乏、个性情绪特征、遗传因素等有关。《诸病源候论·卷二十七》云：“面疮者，谓面上有风热气生疮，头如米大亦如谷大，色白者是。”《医宗金鉴·外科心法要诀》云：“肺风粉刺肺经热，面鼻疙瘩赤肿痛，破出粉汁或结屑……”同时也说明了痤疮的病机为肺经郁热。吾师连建伟教授认为，本病当责之热、湿、痰、瘀等，并从肺、脾胃、肝等着手，辨证论治，见解独到。现将其治疗痤疮验案数则总结于下，以飨同道。

1. 化滞清热法——保和丸加减

谭某，男，16岁，2012年8月23日初诊。

患者头额部可见痤疮，右关脉大，舌苔厚腻，边有瘀点，拟保和法，以头额属阳明也。

处方：竹沥半夏 10g，陈皮 10g，茯苓 12g，焦山楂 12g，焦神曲 12g，炒麦芽 15g，炒莱菔子（打）10g，连翘 15g，金银花 20g，忍冬藤 20g，生甘草 5g。21 剂。

2012 年 10 月 4 日二诊：头额部痤疮好转，右关脉大，右尺脉虚浮，舌苔厚腻，再守方合知柏地黄丸，以上旺足以尅水也。守上方去焦神曲。21 剂，加知柏地黄丸 3 瓶分服。

2012 年 12 月 9 日三诊：其母谓服上药后，头额部痤疮好转，近段时间因吃煎炸辛辣食物，头额部痤疮又作，右关脉大，舌苔黄腻尖有瘀点，再守保和法。守初诊方加丹参 20g。21 剂。嘱其饮食清淡为宜。

按：保和丸为消食导滞治法的代表方，出自金元四大家之朱震亨的《丹溪心法》。其药力平和，临床常用于脘腹痞满胀痛，嗳腐吞酸，恶食呕逆，舌苔厚腻，脉滑等症。患者正值青春发育期，加上喜食油腻煎炸之物，饮食积滞于胃肠，化热循经上扰，故见头额部痤疮，舌苔厚腻。右关候脾胃，右关脉大，正是六经辨证中所谓“阳明之为病，胃家实是也”。由于阳明热盛，热毒蕴积于肌肤，故加银花甘草汤清热解毒为治。银花甘草汤由金银花和甘草两药调制而成。金银花味甘，性寒，归肺、心、胃经，清热解毒之力颇强，长于清气分热邪，解毒，消痈肿，为疮疡要药，且清热而不伤气，化毒而不伤阴，为治疗温热火毒之佳品。甘草甘而和缓，能散邪泻火，消除积热，解毒消痈，尤宜疮疡肿毒。《本草纲目》谓忍冬藤“治一切风湿气及诸肿毒，痈疽疥癣，杨梅恶疮，散热解毒”。尺脉候肾，二诊时右尺虚浮，乃土旺尅水之象，故加知柏地黄丸以清热养阴。痤疮乃慢性病，易反复发作，故饮食宜清淡。三诊时，患者因吃煎炸辛辣食物，头额部痤疮又作且舌有瘀点，故守初诊方加丹参，以凉血化瘀。此案在辨证的基础上选择保和丸加味施治，更是遵循治病必求于本的要旨，诸药配伍，使食积得化，胃气得和，热清毒去，则诸症自除。

2. 调和清木法——逍遥散加减

成某，女，28岁，2012年6月24日初诊。

患者产后3个月余，目睛干痛，面部痤疮，左关脉弦，右脉缓，舌苔薄黄腻，拟调和清木法。处方：柴胡5g，炒当归10g，赤芍12g，炒白芍12g，炒白术10g，茯苓15g，生甘草5g，薄荷6g，陈皮6g，制香附6g，广郁金10g，丹参15g，连翘12g，夏枯草15g。7剂。

2012年7月1日二诊：目睛干痛及面部痤疮均减，左关脉弦，右脉缓，舌苔薄腻，舌尖红，再守前方将丹参改为20g，加牡丹皮10g。7剂。

2012年7月8日三诊：目睛干痛及面部痤疮已好转，左关脉弦，右脉缓，舌苔薄，舌尖红，再守前方去牡丹皮。7剂。

2012年7月22日四诊：面部痤疮已大为好转，然目睛干痛，经行淋漓不净，左关脉弦，右脉缓，舌苔薄腻边暗，守方加味。三诊方加牡丹皮10g，黑山栀10g。7剂。

2012年8月12日五诊：面部痤疮明显好转，然目睛干痛，耳鸣，左关脉弦，右脉缓，舌苔薄黄有瘀点，守调和清木法。

处方：柴胡5g，炒当归10g，赤芍12g，炒白芍12g，炒白术10g，茯苓15g，生甘草5g，薄荷6g，陈皮6g，制香附6g，广郁金10g，丹参15g，连翘12g，夏枯草15g，牡丹皮10g。7剂。

按：以经络辨证而言，痤疮的发生发展与肝密切相关。足厥阴肝经一分支从目系分出，下行于颊里，环绕在口唇的里边。又一分支从肝分出，穿过膈肌，向上注入肺，交于手太阴肺经。肺经之热与肝经之热相合，热郁化生痤疮，散见于面颊、口周、前额等处，女性往往伴见月经不调。患者面部痤疮，伴目睛干痛，舌苔薄黄腻，为肝气郁滞，日久化热。左关脉属于肝，右关脉属于脾，左关脉弦，右脉缓，且患者产后仅3个月余，气血未复，四诊合参，其病机是肝郁有热，血虚脾弱，然其本在肝。治当调和清木为要，药用逍遥散加味。逍遥散是宋代《太平惠民和剂局方》中的名方，有疏肝解郁、健脾和营之功。本案方中当归、白芍养血柔肝，茯苓、白术健脾益气，陈皮、制香附理气，广郁金、丹参凉血活血，连翘、夏枯草清肝胃郁热、泻肝火，柴胡入肝、胆经，疏肝解郁而升清，配薄荷辛凉开郁，张锡纯谓其“一切风火郁热之疾，皆能治之”。此仿“火郁发之”之义。诸药合用，能清肝火，养肝血，解肝郁，化瘀血。二诊见舌苔薄腻尖红为心经有热，故守前方加牡丹皮，增丹参量以清心凉血。四诊见目睛干痛未愈，且经行淋漓不净，舌苔薄腻边暗，为肝郁血虚，化火生热，而致月经不调，加牡丹皮、黑山栀，合为丹栀逍遥散。因肝郁血虚日久，则生热化火，此时逍遥散已不足以平其火热，故加牡丹皮以清血中之伏火，黑山栀善清肝热，并导热下行。此后随症加减，共服2个月余，并以丹栀逍遥丸以善后。

3. 养血解毒法—温清饮加减

韩某，女，25岁，2011年8月21日初诊。

患者面部发丘疹，左关脉小弦，右关脉大，舌苔薄腻，边有朱点，拟温清饮法。

处方：当归10g，赤芍12g，川芎5g，生地黄12g，黄芩6g，川黄连3g，川黄柏5g，黑山栀6g，炒金银花20g，连翘12g，生甘草6g。14剂。

2011年9月4日二诊：面部丘疹好转，大便偏溏，左关脉小弦，右脉缓，舌苔薄黄腻，尖红。守前方主之，当归、生地黄改为炒当归、炒生地黄，加丹参20g。14剂。

2011年9月18日三诊：适值经期，面部丘疹又发，左关脉弦，右脉缓，舌苔薄腻，舌尖红，拟调和之。

处方：柴胡5g，炒当归6g，赤芍12g，炒白芍12g，炒白术10g，茯苓15g，生甘草5g，薄荷6g，陈皮6g，制香附6g，广郁金10g，丹参20g。14剂。

2011年10月23日四诊：面部丘疹已大为好转，左关脉小弦，右关脉实大，舌苔薄腻，舌尖红，再守温清饮法。守初诊方，将当归、生地黄改为炒当归、炒生地黄。14剂。

按：温清饮出自明代龚廷贤所著《万病回春》，又名解毒四物汤，是四物汤与黄连解毒汤的合方，具有养血清火、调营解毒之功。其中黄连、黄芩、黄柏、栀子清热泻火，解毒燥湿，清血中之热；生地黄、白芍清热凉血，当归、川芎补血活血而润燥。全方温补清热共用，滋阴润燥并调，养血凉血相合，使清而不燥，补而不腻，补泻寒热一体，扶正祛邪兼施。本案患者素有月经不调，且左关脉小弦，右关脉大，舌苔薄腻，边有朱点，其病机当为冲任失调，血虚肝热，脾胃热毒内蕴，故而选用温清饮合银花甘草汤加味治疗。方中四物汤滋阴养血、活血化瘀以调冲任血分，黄连解毒汤合银花甘草汤加连翘以清脾胃热毒。二诊因大便偏溏，舌苔薄黄腻，舌尖红，改用炒当归、炒生地黄减其滋腻之性，加丹参凉血清热。三诊因适值经期，面部痤疮又发，改逍遥散加减调和之。四诊面部痤疮大见好转，然右关脉实大，舌苔薄腻，舌尖红，故再守温清饮法。嘱其调节情志，多进清淡饮食，少食辛辣厚味，少用外用药及化妆品。

4. 调补中州法——资生丸加减

张某，女，28岁，2011年8月25日初诊。

患者大便干不易解，面部痤疮，脉缓，舌苔腻，舌尖红，资生丸出入。

处方：太子参15g，炒白术6g，茯苓15g，生甘草6g，陈皮6g，山药15g，扁豆12g，薏苡仁30g，砂仁5g（杵，后入），桔梗5g，芡实12g，广藿香10g，川黄连2g，丹参20g，焦山楂

10g，焦神曲12g，炙鸡内金6g。7剂。

2011年9月8日二诊：大便尚正常，面部痤疮亦好转，时有咽痛，脉缓，舌苔腻，舌尖红，守方主之。改广藿香为6g，川黄连为3g。14剂。

2011年12月15日三诊：面部痤疮已瘥，脉缓，舌苔薄腻，舌边红，守方主之。守初诊方加大枣15g，改炙鸡内金为10g。14剂。

2012年3月18日四诊：面部痤疮已瘥，经行量少，脉缓无力，舌苔后半部分腻，舌尖红，守方加味。守前方，太子参改为20g。21剂。

按：周慎斋有云："诸病不愈，必寻到脾胃之中，方无一失。"张景岳云："凡先天有不足者，但得后天培养之功，亦可居其强半。"脾胃大家李东垣则有"胃虚则脏腑经络无以受气而俱病"之说。岳美中老先生也认为，"面对顽疾束手之际，懂得'培土'常可峰回路转"。由上可知，五脏有病，当治脾胃。资生丸系明代缪希雍《先醒斋医学广笔记·卷之二》中健脾养胃之名方，以参苓白术散合健脾丸略加化裁而来。方以参、术、苓、山药、白扁豆健脾益胃，因"脾虚生湿"，故健脾必兼祛湿，方用芡实、薏苡仁甘淡渗湿，砂仁、豆蔻、广藿香芳香化湿，黄连苦寒燥湿之祛湿三法。更有谷麦芽、山楂、神曲、陈皮消除食积，兼以开胃增食。如此，脾胃强健，湿消积化，饮食增加，则中州健运，后天得养，身体强健，诸病渐消。实乃补中有消，滋中有运，温中有清。本案患者面部痤疮，脉缓为后天脾胃不足，脾虚易生湿浊，胃虚易酿食积，脾胃升降失常，故见舌苔腻尖红，大便干不易解等症，以资生丸出入。二诊大便尚正常，面部痤疮亦好转，然时有咽痛，故加清火之川黄连剂量，减芳香温燥之藿香剂量。三诊面部痤疮已瘥，舌苔转薄腻，边红。故守初诊方加大枣健脾和胃，加炙鸡内金，加强消食之力。四诊面部痤疮已瘥，脉缓无力，为脾胃仍虚。气血化生不足则经行量少，舌苔后半部分腻，舌尖红为脾虚生湿热，治守前方，太子参改为20g以增健脾之功。本案患者前后坚持服药半年有余（数诊之间在当地转方取药），故能收到较好疗效。

痤疮治法有很多，连师在临床上多从调理肝脾、气血着手。除列举如上外，临证如见湿热内蕴，发于肌肤者，则以《丹溪心法》之胃苓汤健脾燥湿、清热利水；如见肺胃热盛，热毒蕴郁于肌肤，则以银花甘草汤加连翘、生地黄、丹参等清热解毒凉血为治；脾虚失运，湿浊不化，则以《太平惠民和剂局方》之参苓白术散益气健脾、渗湿化浊；《女科百问》有“女子以血为源”之说，如见气血不足，运化不畅，瘀血凝滞，则以八珍汤加桃仁、红花、丹参等气血双补，兼以活血凉血；若由肝胆湿热所致，则以龙胆泻肝汤清肝胆之湿热。总之，连师临证治病从不拘泥于一方一法，而主张“辨证论治，法无定法，有方有守，方能以不变应万变”。

（徐宇杰整理）

（二）保和丸应用经验举隅

保和丸汤出自朱丹溪《丹溪心法》。本方组成：山楂六两（18g），神曲二两（6g），半夏、茯苓各三两（各 9g），陈皮、连翘、莱菔子（各 6g）。常见用法：上为末，炊饼为丸，如梧子大，每服七八十丸，食远白汤下。现代用法：共为末，水泛为丸，每服 6 ～ 9g，食后温开水送下。亦可水煎服。主治：脘腹痞满胀痛，嗳腐吞酸，恶食呕恶，或大便泄泻，舌苔厚腻微黄，脉滑。即本方主要功效为消食和胃，治疗食积证。

本方主治为食积内停之证。方中重用山楂为君，能消各种饮食积滞，对肉食油腻之积，尤为适宜。神曲消食健脾，善化酒食陈腐之积；莱菔子下气消食，长于消谷面之积，二药共用为臣。君臣配伍，可消饮食积滞。半夏和胃降逆以止呕；陈皮理气和中，使气机通畅，以助消食化积；茯苓健脾渗湿以止泻；连翘清热散结以助消食，且可祛食积所生之热，四药共为佐药。全方以消食药为主，配伍行气、降逆、化湿之品，共奏消食和胃之功，使食积得消，保胃气和降。"此方虽纯用消导，毕竟是平和之剂，故特谓之保和尔。"（《成方便读·卷三》）。

连师用此法不仅治疗儿童食积，还治疗成人食积。由于现代人饮食丰富，饮食习惯趋于"膏粱厚味"，肥胖之人偏多，不管成人或小儿，食积为诱因产生的疾病也较多样，故连师常用消食和胃法治疗多种内伤杂病。今总结如下：

案 1：陈某，女，46 岁，2013 年 8 月 11 日初诊。

患者 2013 年 4 月 24 日于某院行直肠癌手术，现中脘不适，右关脉大，左关脉弦，舌苔厚黄腻，拟保和法。

处方：制半夏 12g，陈皮 10g，茯苓 20g，焦山楂 10g，焦神曲 12g，炒麦芽 15g，炒莱菔子 12g，连翘 15g，制川朴 6g，薏苡仁 40g，猪苓 20g，白花蛇舌草 30g，半枝莲 20g。21 剂，每日 1 剂，水煎 400mL，分早晚两次餐后温服。

按：本方乃保和丸加减方。右关脉大，患者脾胃不弱，是保和丸的典型脉象。舌苔厚黄腻，表明患者脾胃湿热较重。食滞中焦，酿生痰湿之邪。方中半夏燥湿消痰，辛温下气散结。陈皮味辛、苦，性温，燥湿化痰，理气和中，连师用 10g，增强理气化痰之效。茯苓味甘，性平，健脾化湿，化痰和中。山楂味酸、甘，性温，消油腻肉食。炒麦芽用于喜食面食者，加此物以助运化。莱菔子下气消面食之积。食积内停，郁久化热，连翘既能清热散结，又能理气，连翘用 15g 有助于透热，以恢复脾胃升降之气机。川朴微温，下气燥湿，用量不大，恐温热之性，影响清热消食之力。薏苡仁、猪苓、白花蛇舌草、半枝莲，是连师常用的抗肿瘤药。薏苡仁、猪苓主要针对湿热毒盛引起的肿瘤，白花蛇舌草、半枝莲主要针对火热毒盛引起的肿瘤，效果甚佳。全方以消导为主，药性平和，消化食积，和胃气。故有“保和”之名。

案 2：姚某，男，41 岁，2014 年 11 月 13 日复诊。

患者嗳气有好转，脘胀，右关脉大，舌苔腻，保和法加味。

处方：制半夏 15g，陈皮 10g，茯苓 15g，焦山楂 12g，焦神曲 12g，连翘 12g，炒莱菔子 10g，炒大麦芽 15g，生鸡内金 12g，砂仁 6g，制川朴 6g，旋覆花 12g（包煎）。7 剂，每日 1 剂，水煎400mL，分早晚两次餐后温服。

按：脘胀，嗳气，乃病位在胃，食滞中脘。右关脉大，舌苔腻乃保和丸舌脉之证。舌苔腻而黄不甚，热邪不重，故连翘用量12g。旋覆花降气，疗病人嗳气之证。用生鸡内金消食，兼以活血；砂仁增强醒脾之效。半夏配厚朴增强化痰降逆散结之功。

案3：朱某，男，68岁，2020年3月9日初诊。

患者幽门狭窄，食后脘胀，嗳气，右关脉实大，左关脉弦，舌苔根腻，拟丹溪法。

处方：制半夏10g，陈皮10g，茯苓15g，焦山楂12g，焦神曲12g，炒莱菔子12g，连翘12g，生麦芽20g，制大黄6g。7剂，每日1剂，水煎400mL，分早晚两次餐后温服。

按：食停中脘，阻遏气机，则脘闷腹胀，甚则腹痛；饮食所伤，升降失司，则嗳腐吞酸，恶食吐泻；而苔腻、脉滑则为食积征象。食停中脘，非吐、下所宜，故治宜消食化滞，理气和胃之法。患者幽门狭窄，易引起肠腑积热，制大黄有利于祛肠腑之积热。生麦芽既能消食，又能疏肝，病人左关脉弦，故以生者增强疏肝之效。

案4：陈某，男，45岁，2013年6月23复诊。

患者胆区疼痛，胁痛全无，然自觉大便不畅、量少，下午会有低热，右关脉实大而数，再拟保和法。

处方：制半夏10g，陈皮10g，茯苓15g，焦山楂12g，焦神曲12g，炒莱菔子12g，连翘15g，制川朴6g，炒枳壳12g，制大黄10g，金钱草30g，海金沙15g（包），鸡内金15g，广郁金

12g。14剂，每日1剂，水煎400mL，分早晚两次餐后温服。

按：患者右关脉实大而数，乃脾胃食积壅滞，以保和丸加减。方中加制大黄10g，增强通便之效，配合炒枳壳、川朴，增强理气功效，即保和丸加厚朴三物汤。金钱草、海金沙、鸡内金为三金汤，合广郁金，为连师常用排湿热所致胆道结石。

案5：景某，男，38岁，2014年12月28日初诊。

患者双耳、双目四周湿疹样皮炎，左关脉弦，右关脉大，舌苔腻。拟保和丸加味。

处方：制苍术15g，制川朴6g，陈皮6g，生甘草3g，焦山楂12g，焦神曲12g，炒当归10g，丹参20g，薏苡仁40g，制半夏10g，茯苓15g，黄芩10g，川黄连4g，制大黄6g。7剂，每日1剂，水煎400mL，分早晚两次餐后温服。

按：本案处方为保和丸合平胃散加大黄黄芩泻心汤合方。肝胆经、胃经湿热内蕴见舌苔腻，双耳双目四周湿疹皮炎，故以保和丸合平胃散清胃热兼以健脾燥湿，消食助运。因患者上焦及头面湿热积聚，以大黄黄芩泻心汤轻清上热，加薏苡仁淡渗利湿，健脾化湿浊，丹参活血凉血解热毒之邪。

案6：叶某，女，5岁，2013年8月11日初诊。

患者易外感，大便干，右关脉大，左关脉弦，舌苔薄根腻，拟保和法。

处方：竹沥半夏5g，陈皮5g，茯苓10g，焦山楂6g，焦神曲6g，炒麦芽12g，炒莱菔子6g，连翘6g，桑叶6g，菊花6g，当归5g，杏仁6g。14剂，每日1剂，水煎400mL，分早晚两次餐后温服。

按：本案病位涉及大肠，以保和丸为基础方，治疗食积内蕴大肠。肺与大肠相表里，故大便干引起肺热。保和丸中用竹沥半夏，增强化痰清热之效。病人易外感，大便干，杏仁化痰降气，又能润肠通便。桑叶、菊花疏风解表。当归润肠通便，又可治疗咳逆上气之症。此病案为内伤合并外感，故表里兼顾。

总结：

食积，又称伤食，多因饮食过度，或暴饮暴食，寒温不调，或恣啖酒肉油腻等所致。饮食过量，脾运不及，则停滞而为食积，故《素问·痹论》说“饮食自倍，肠胃乃伤”。连师运用保和丸经验如下。①本方为消食之剂，是治食积轻证的常用方。临床以脘腹胀满，嗳腐恶食，苔腻，脉滑为辨证要点。②如食积较重，胀满明显者，可加平胃散、厚朴三物汤、旋覆代赭汤等以增强和胃降逆、消食导滞之力；食积化热较甚，而见苔黄、脉数者，酌加黄芩、黄连等清热之品；兼脾虚者，宜加白术、党参、甘草等健脾益气。③本方单独加一味白术，名大安丸，大安丸消食之中兼有健脾之功，故适用于食积兼脾虚者，对于小儿食积尤宜。④患者体质尚可，一般脉象提示右关脉大，脾胃不虚，舌苔腻，提示脾胃有食积引起的湿热。⑤临床往往用于成人患者，并非小儿食积，内伤久病及肿瘤患者若舌脉支持者，亦常用之。

（胡正刚整理）

（三）地黄饮子应用经验撷菁

连建伟（以下尊称连师），从事中医临床、教学40余载，擅长应用经方治疗内科杂病。连师运用地黄饮子治疗蛛网膜下腔出血后遗症、中风后遗症、脑动脉硬化、病毒性脑膜炎后遗症、多动脉硬化、脑萎缩等有丰富的临床经验。笔者作为浙江省基层名中医培养对象，有幸长期跟随连师临证侍诊，不揣浅陋，现将连师运用地黄饮子经验介绍如下。

案1：中风后遗症

凌某，男，84岁，台湾省台中市人。2001年12月12日初诊。

患者脑梗死1年余，久病卧床不起，或暂坐轮椅之上，舌强不能言，足废不能行，耳聋不能听，大便干燥。舌苔薄白，脉有结代，右关脉大有力。此属喑痱病。治以滋肾阴，补肾阳，开窍化痰，佐以益心气，养心阴，给予刘河间地黄饮子合生脉散。

处方：生地黄20g，山茱萸12g，麦冬15g，五味子6g，远志6g，石菖蒲6g，西洋参6g，茯苓12g，巴戟天6g，肉苁蓉10g，肉桂2g，上等铁皮枫斗6g。10剂，常规水煎2次共200mL，分2次服用。

服药10剂后，即能在家里行走几步。服药60剂，能从家中行走几步，能说两三字，耳能听音，自己摘了助听器。

按：《素问·脉解》云："内夺而厥，则为喑痱，此肾虚也。"盖足少阴肾脉夹舌本，肾虚内夺，精气不能上承，故舌强不能言，肾虚水泛为痰，痰浊堵塞窍道，亦令舌强不能言，此为喑。肾主骨，下元虚衰，筋骨痿软，故足废不能用，此为痱。肾开窍于耳，肾精不足，故耳聋不能听，肾又主水液，司二便，故大便干燥。舌苔薄白，此阴阳俱虚之证也。脉结，乃心之气阴不足，右关脉大有力，主后天胃气壮实，可以弥补先天肾精之不足也。其饮食颇健，可见脉证相符。本案为喑痱证，由患者年高肾虚精亏所致，又有心病脉结，确属难治。然投以地黄饮子合生脉散，获效之速，又出人意料。

案2：胚胎型大脑后动脉

贺某，男，57岁，杭州人。2015年10月29日初诊。

患者因行走不稳、健忘1月余就诊。2015年10月3日于某院行头颅MRA检查提示：双侧大脑前动脉走行迂曲，双侧胚胎型大脑后动脉。症见：行走不稳，其妻搀扶，健忘，反应怠慢。两尺脉虚浮，舌苔薄，舌质红。此属肾之阴阳俱虚，髓海失养，拟地黄饮子法。

处方：熟地黄20g，山茱萸12g，麦冬12g，五味子5g，上等铁皮石斛10g，肉桂3g，制附子6g（先煎），肉苁蓉10g，巴戟天10g，石菖蒲6g，茯苓12g，远志6g，丹参20g，当归10g。7剂，常规水煎两次200mL，分两次服用。

2015年11月12日二诊：行走明显好转，尺脉虚浮，舌苔薄腻，舌质红，再补其肾精。守上方：改肉苁蓉6g，茯苓15g，当归6g。28剂。

2015年12月10日三诊：行动自如，骑自行车来就诊，然仍健忘，感乏力，两尺脉虚浮，舌苔薄腻并有齿痕，尖有瘀点，再守地黄饮子法。

处方：熟地黄 20g，山茱萸 12g，肉苁蓉 6g，巴戟天 10g，制附子 6g（先煎），肉桂 3g，上等铁皮石斛 12g，麦冬 12g，五味子 5g，石菖蒲 6g，远志 6g，茯苓 12g，丹参 20g，当归 6g，怀山药 30g。

2016 年 4 月 14 日复诊：行走自如，记忆力大为改善，乏力减轻，左关脉弦，尺脉虚浮，右关脉大，舌尖红，苔薄腻，守方加味。

处方：生地黄 12g，熟地黄 12g，山茱萸 12g，麦冬 12g，五味子 5g，上等铁皮石斛 10g，肉桂 3g，制附子 5g（先煎），肉苁蓉 10g，巴戟天 10g，茯苓 12g，石菖蒲 6g，远志 6g，丹参 30g，当归 10g。14 剂。

按：双侧胚胎型大脑后动脉均来源于颈内动脉，基底动脉尖只剩下双侧小脑上动脉，双侧基底动脉血液供应范围非常有限。在血容量不足或血压不稳定情况下，均可导致基底动脉血液供应受限，可出现一系列脑干缺血的症状，如四肢无力，意识丧失，易跌倒，记忆力减退，头晕，耳鸣，恶心呕吐等。该案患者服用西药症状无明显改善，求诊于连师。连师认为该患者是属于足废不用，行走不利的痱证。肾主骨生髓，下元虚衰，筋骨痿软，故行走不利。脑为髓海，髓海不足，脑失所养，故健忘、反应怠慢。两尺脉虚浮，此阴阳俱虚之征。舌有瘀点，为血瘀之象。本方阴阳双补，去薄荷辛通开窍之品，酌加怀山药、当归、丹参等健脾补肾活血之药而收功。连师特别强调该病病程长，起效慢，辨证要准确，治疗需长期守方。

案3：多发性硬化症

蒋某，女，65岁，金华人。2015年7月20日初诊。

患者行走不利3个月。2015年7月17日于某院于行头颅MRI检查提示：双侧脑白质缺血性脱髓鞘病变。症见：行走不利，举步沉重，大便1周1行，口干不欲饮，右尺脉虚浮，舌苔薄而干。拟刘河间法。

处方：熟地黄20g，山茱萸12g，麦冬15g，五味子5g，巴戟天10g，肉苁蓉10g，肉桂3g，石菖蒲6g，茯苓15g，远志5g。7剂，常规水煎200mL，分两次服用。

2015年8月3日二诊：服上方后，双足行走较稳，大便2日1行，右关脉乏力，左关脉弦，两尺脉虚浮，舌苔薄腻，守方加味：上方加薄荷6g，丹参15g。守方加减，至2015年8月31日复诊，行走已稳，能上下楼梯，目干，大便3日1行，左关脉小弦，右关脉大，右尺脉虚浮，舌苔薄而干，再守方主之。

处方：熟地黄20g，山茱萸1 2g，麦冬15g，五味子5g，巴戟天10g，肉苁蓉12g，肉桂3g，石菖蒲6g，茯苓15g，远志5g，薄荷6g，丹参15g，上等铁皮石斛12g。7剂，常规水煎，分两次服用。

按：多发性硬化症是以中枢神经系统白质炎性脱髓鞘病变为主要特点的自身免疫性疾病。本案患者已予抗炎、免疫抑制剂和免疫调节剂为主治疗，疗效不佳。肾主骨生髓，下元虚衰，筋骨痿软，故行走不利。肾主水液，司二便，故大便干结。下元虚衰，虚阳上浮，故口干不欲饮、舌苔薄而干。下元阴阳俱虚，故右关脉乏力，左关脉弦，两尺脉虚浮。连师认为多发性硬化症病变在早期单纯中药治疗，可获得良效。只要牢牢抓住肾中阴阳两虚这一本质，权衡阴阳，或温阳为主，或滋阴为重，或阴阳双补，全凭医者存乎一心，取效方为可期。本案以滋阴为重，去辛温之制附子，重用上等铁皮石斛 12g。连师治疗该病尤喜用上等铁皮石斛，滋肾养阴生津，强筋骨长肌肉。

小结

“地黄饮子”出自刘河间《黄帝素问宣明论方》之“主治喑痱，肾虚弱厥逆，语声不出，足废不用者”。喑痱证乃因下元虚衰，虚阳上浮，痰浊随之上泛，堵塞窍道所致，方中熟地黄、山茱萸滋补肾阴；肉苁蓉、巴戟天温壮肾阳，均为君药。附子、肉桂之辛热，以助温养真元，摄纳浮阳；麦冬、石斛、五味子滋阴敛液，使阴阳相配，均为臣药。石菖蒲、远志、茯苓交通心肾，开窍化痰，是为佐药。少用姜、枣、薄荷为引，和其营卫，均为使药。综观全方，上下并治，标本兼顾，而以治下、治本为主。舌强不能言，足废不能用，口干不欲饮，脉沉细弱者，是此方的主治要点。连师对此方的运用经验尤卓，强调在温肾阳、滋肾阴的同时，时刻不忘化痰通窍。中风后遗症、胚胎型大脑后动脉、多发性硬化症3个疾病，或是先天性疾病，或是后天性疾病，皆属于喑痱阴阳两虚证，异病同治，虽然为沉疴顽疾，但经过连师诊治，仍能取得满意的疗效。只要抓住病机，抓住主症，方能获得良效。经典永远不过时，古方能治今病，只要我们努力学习，善于继承，一定会有收获。

（陈建斌整理）

（四）连师临证言传身教点滴

连师从事临床、教学与科研40余载，熟读经典，医术精湛，擅长运用经方及后世各家医方，尤对内科脾胃病有丰富的治疗经验。现撷取本人在跟师抄方中对连师言传身教的点滴感悟，与同道分享。

1. 药逍遥，人不逍遥

连师临诊，每遇情怀不适、肝气不舒患者，在仔细诊察认真处方的同时，还常常开导患者。在现代压力重、竞争强的社会里，连师常说“药虽逍遥，而人不逍遥，终无济也”。此法合《素问·上古天真论》中“恬惔虚无，真气从之，精神内守，病安从来”之意，用中医之情志调理方法解除患者因情志改变而引起的身心不和病证。

2. 诊脉必虚静

连师精通脉学，着实下过一番苦功。他诊察疾病，必定凝神屏气不苟言笑，按脉左右双手举、按、寻，必过五十寻。《内经》有云:“持脉有道，虚静为保。”他常说三个指头脉下通神。虚，是医者的心要虚。切脉时心中不可先存一丝成见，不可使思想带有一定的倾向性，要如《诊宗三昧》所云:“切脉之法，心空如宗。”静，一是诊脉环境要安静；二是医者的心要安静，必须使自己的精神高度集中在脉诊上，不可“意遂物移，念随事乱”。因此，虚与静是切诊的重要法则，诊者当如费伯雄《医醇賸义》所云那样“虚心静气，虚则能精，静则能细，以心之灵巧通于指端，指到心到，会悟参观”。此时医生以“人人与我同体为宗”，心、手指、患者脉息三位一体，乃医者之悲心、医者之用心、医者之功夫所在。连师此号脉心悟值得学生细细体会。

3. 学书废纸，学医废人

要学好书法，就要经常、大量地临摹练习；要学好中医，就要全身心投入进去，心无杂念，达到忘我的境地，刻苦钻研，勤求精思，多拜名师，多临床，早临床，方有所获。所谓“博涉知病，多诊识脉，屡用达药”。

没有金刚钻，不揽瓷器活。人命至重，贵于千金，医者须有高度责任感，岳美中先生常告诫说“治心何日能忘我，操术随时可误人”。医事无小事，必须时时刻刻谨慎小心。此处连师用通俗易懂之语言，告诉学医要精，为医要胆大心细的道理。

4. 入门正，始终正

“法宗仲圣思常沛，医学长沙自有真。”这是师公岳美中在南阳医圣祠题的楹联，一直激励着众多学子。入门正始终正，就必须认真细致地学习四大经典。也许起步阶段会慢半拍，但经典的内涵深邃、博大精深，能让你走得更远，而不至成为一个下工。故从源至流则路漫长先难而后易，从流至源则先易而后难。

在学好《内经》及仲景学说基础上，再学各家流派，即“远宗仲圣，近法诸贤”。金元四大家学说具有鲜明的时代和地域特色，要结合贯通起来，分看则偏，合看则全。连师在平时闲聊中，尤推崇朱丹溪和张景岳，认为认真学好这两位医家，自可昂首医林。此两位医家皆属于浙江名医，一位是滋阴派之代表，一位是温补派之代表，两派出于一地而又互相纠偏。

5. 巧析方义，妙背方歌

景岳名方玉女煎，具有清胃泻火的作用。方由石膏、熟地黄、麦冬、知母、牛膝组成。本方除清胃热作用外，还有滋肾阴作用。方名玉女，出自观世音菩萨侍女，所持净瓶，内含甘露，普惠人间，说明此方滋阴清热凉血功效尤著。此说法出自师公国医大师王绵之教授之口，经连师而流传。

六味地黄丸方歌：地八山山四，丹苓泽泻三。既包括组成，又含有剂量，简明易记，朗朗上口。此方歌出自《成方便读》，老师常脱口而出，让人印象深刻。此种记录方法，有利于将君臣佐使药主次分明地记忆。

6. 学习方剂，宜熟方论

连师认为乌梅丸不全是治蛔之剂，本方酸甘辛复法，刚柔并用，为治厥阴、和少阳、护阳明之剂，与三泻心汤辛开苦泄，专作用于胃肠有别。方中重用乌梅，味酸，性平，收敛肝气，生津止渴，和胃安蛔。《神农本草经》谓其“主下气，除热烦满”，故用治厥阴病，“消渴，气上撞心，心中疼热”之证。《本草纲目》谓其“主蛔厥吐利”，其治蛔厥，尤以苦酒（醋）渍之，益增其效，为君药。臣以川椒辛温下气，温脏安蛔，黄连苦寒下蛔，清泻肝胆。其中，细辛、桂枝又能入厥阴经辛散下气，干姜、附子且能入阳明经鼓舞胃阳。黄柏苦寒，佐黄连清泻肝胆相火，且能兼制大队辛热之品，以免引动相火，消烁津液。肝主藏血，佐以当归补养肝血。佐以人参（常以党参代）甘温，调其胃气。辨证属于上热、中虚、下寒，阴阳寒热错杂，气血虚弱者，往往投之有效。叶天士常用此方治疗肝胃不和时间较久，胃阴不足之慢性胃病。现在常用本方治疗慢性胃炎、胃肠功能紊乱、慢性细菌性痢疾、慢性结肠炎、胆道蛔虫症等。

温经汤的君药是吴茱萸和桂枝，两药能入厥阴肝经，因肝主藏血，血脉凝滞跟寒有关。“血寒积结”血和寒结在一起，所以用吴茱萸和桂枝，使它“温则消而去之”。方中用了人参、半夏、麦冬，为什么用这些药？一般解释温经汤都说人参补气，麦冬养阴，半夏降逆，实际上并没有真正说到点子上。这个病主要在冲脉，因为冲为血海，瘀血阻滞，血虚有寒跟冲脉有关，而冲脉隶属于阴阳，冲脉与阳明胃的关系特别密切，因胃为水谷之海，通过胃才能化生气血，才能使冲脉得养，所以用人参补胃气，麦冬养胃阴，使得阳明气阴充足，就可以化生血液；半夏是降胃气的，降胃就可以安冲，本方证没有咳嗽、没有痰饮，半夏主要就是降胃安冲。

连师经常提到九补九泻资生丸是张好方子！岳美中教授认为资生丸是缪仲淳在《太平惠民和剂局方》的参苓白术散基础上加味而成的，临床尤善用之，以培补后天之本，治疗脾胃不足诸症。药虽平淡，用于临床，每起沉疴。此方共18味药，连师将其归纳为九补：人参、白术、茯苓、山药、莲子、甘草、芡实、扁豆、薏苡仁，九泻：陈皮、神曲、麦芽、白豆蔻、砂仁、藿香、川黄连、泽泻、山楂，便于临床记忆。具体而言，资生丸中有补，人参、茯苓、白术、生甘草、山药、白扁豆、莲肉、芡实是也；有消，山楂、神曲、麦芽是也；有调，藿香、陈皮、砂仁、蔻仁、桔梗是也。

此方补不足，损有余，兼调气机升降，以恢复脾胃运化之功，临床常用于脾胃虚弱，运化无力，兼有湿热之证，纳少便溏，乏力消瘦者，功效尤著。

总之，读书首讲门径，即方法。“将行岱岳，非径奚为，欲诣扶桑，无舟莫适”。次须勤奋，读书破万卷，下笔如有神，书到用时方恨少，书山有路勤为径，学海无涯苦作舟。三须包容，兼收并蓄，各取所长，受益惟谦，有容乃大。四须专攻，闻道有先后，术业有专攻。五须致用，学以致用，以用促学。只有立志读经典，跟名师，多临证，学国学，修道德，方能成为一代良医。

（陈建斌整理）

参考文献

[1] 黄宫绣 . 脉理求真 [M] . 北京：人民卫生出版社，1959.

[2] 李东垣 .《脾胃论》注释 [M] . 长沙：湖南省中医药研究所编，1976.

[3] 张锡纯 . 医学衷中参西录 [M] . 太原：山西科学技术出版社，2009.

[4] 余真 . 岳美中慢性病诊治特色浅析 [J] . 中国民间疗法，1998（3）：29.

[5] 吴瑭 . 温病条辨 [M] . 北京：人民卫生出版社，2015.

[6] 祝之友 . 神农本草经药物古今临床应用解读 [M] . 成都：四川科学技术出版社，2014.

[7] 林培政 . 温病学 [M] . 北京：中国中医药出版社，2016.

[8] 冯常青 . 桑菊饮加减治疗常见颜面红斑鳞屑性皮肤病的临床经验总结 [D] . 沈阳：辽宁中医药大学，2008.

[9] 陈仁智，黄炎青，邢丽菲 . 以发作性晕厥为临床表现的双侧胚胎型大脑后动脉 4 例报告 [J] . 山东医药，2013，53（16）：76–77.

[10] Poser C M. New diagnostic Criteria for multiple sclerosis: Guidelines for research protocols [J] .Ann Neurol，2012，12（13）：77.

[11] 任法融 . 道德经释义 [M] . 西安：三秦出版社，1990.

[12] 无名氏.《性命圭旨》全集 [M]. 北京：北京白云观翻印本，1989.

[13] 江永. 河洛精蕴 [M]. 徐瑞整理. 成都：四川巴蜀书社，2008.

[14] 彭子益. 圆运动的古中医学 [M]. 北京：中国中医药出版社，2007.

[15] 连暐暐. 浙江中医临床名家连建伟 [M]. 北京：科学出版社，2019.

[16] 连建伟，沈淑华. 新编历代方论 [M]. 北京：人民卫生出版社，2019.

[17] 刘炳凡. 脾胃学真诠 [M]. 北京：中医古籍出版社，1993.

[18] 湖南省中医药研究所.《脾胃论》注释 [M]. 北京：人民卫生出版社，1976.

[19] 连建伟. 连建伟中医传薪录 [M]. 北京：科学出版社，2008.